JN295905

NOBUHARA YUKIHIRO　HARA SAKU

A PERSPECTIVE ON NEUROETHICS

脳神経倫理学の展望

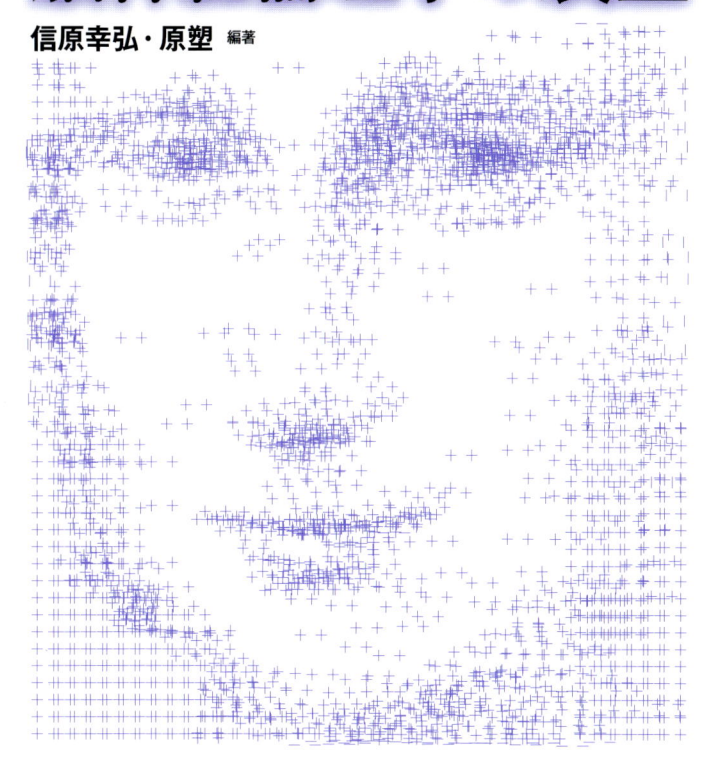

信原幸弘・原塑 編著

keiso shobo

脳神経倫理学の展望

目次

目次

目　次

目　次

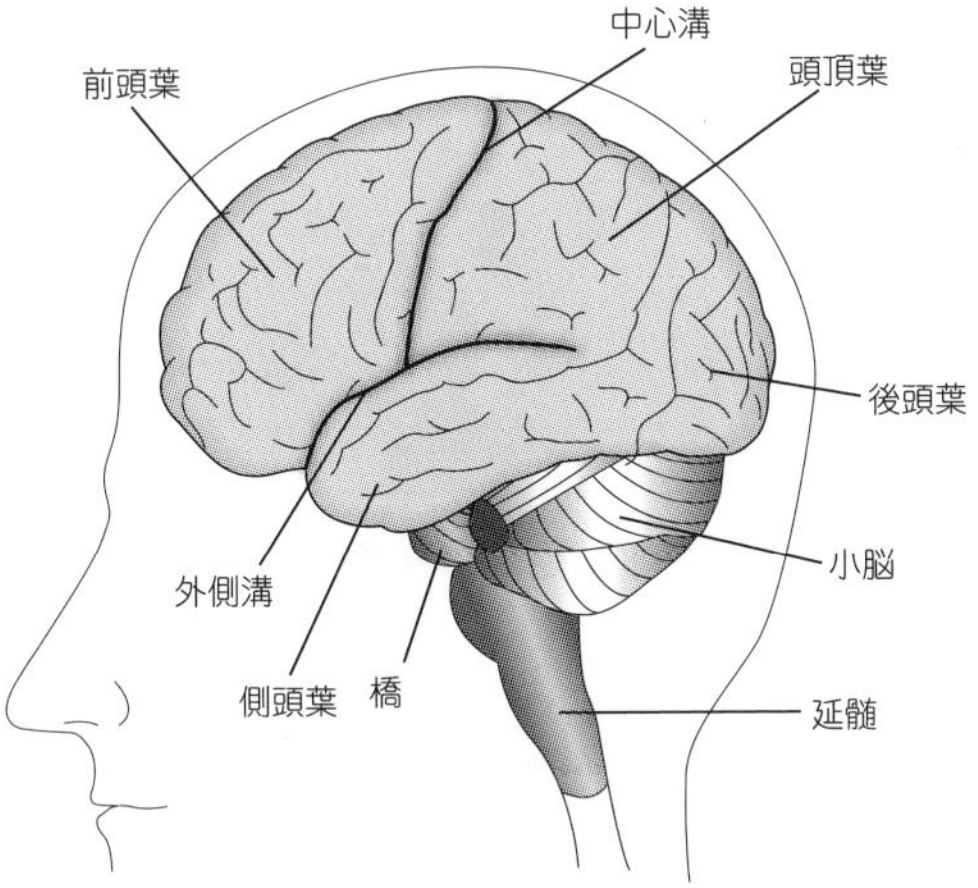

図１　脳を左側から真横に見た図

左大脳半球が見える。脳の最も目立った構造は、二つの大きな対になった左右の大脳半球である。いずれも、中心溝と外側溝により、前頭葉、頭頂葉、側頭葉に分けられ、さらに後部に後頭葉が位置している。

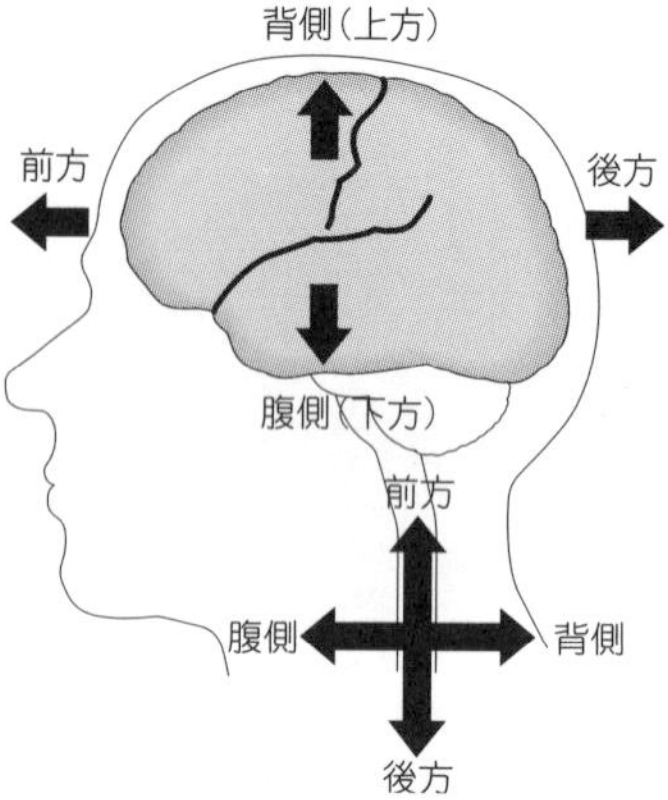

図 2−1　脳を左側から真横に見た図

「腹側（フクソク）」は腹に向かう方向で、「背側（ハイソク）」は背に向かう方向である。しかし、脳の場合は、中枢神経系の軸がほぼ体軸から直角に湾曲しているので、腹側は下方、背側は上方となる。

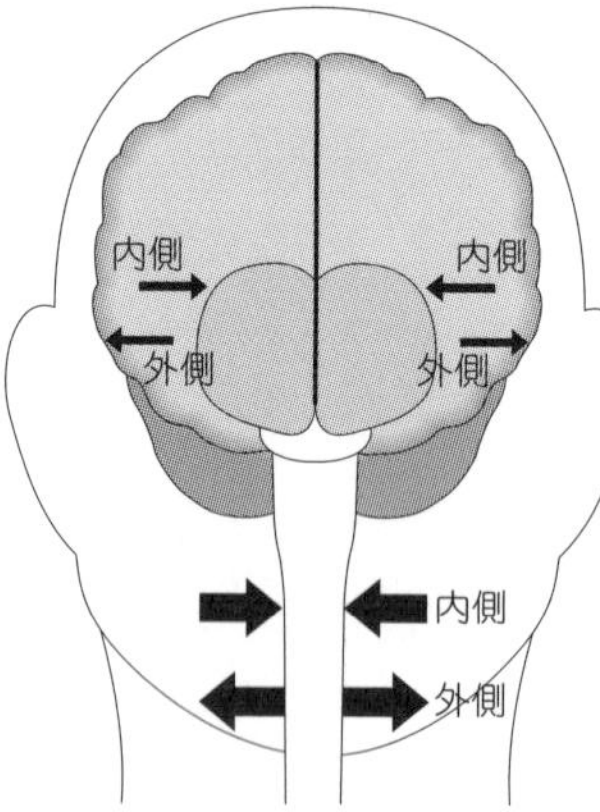

図 2−2　脳を正面から見た図

「内側（ナイソク）」は体の軸に向かう方向を、「外側（ガイソク）」は体の軸から離れる方向を示している。

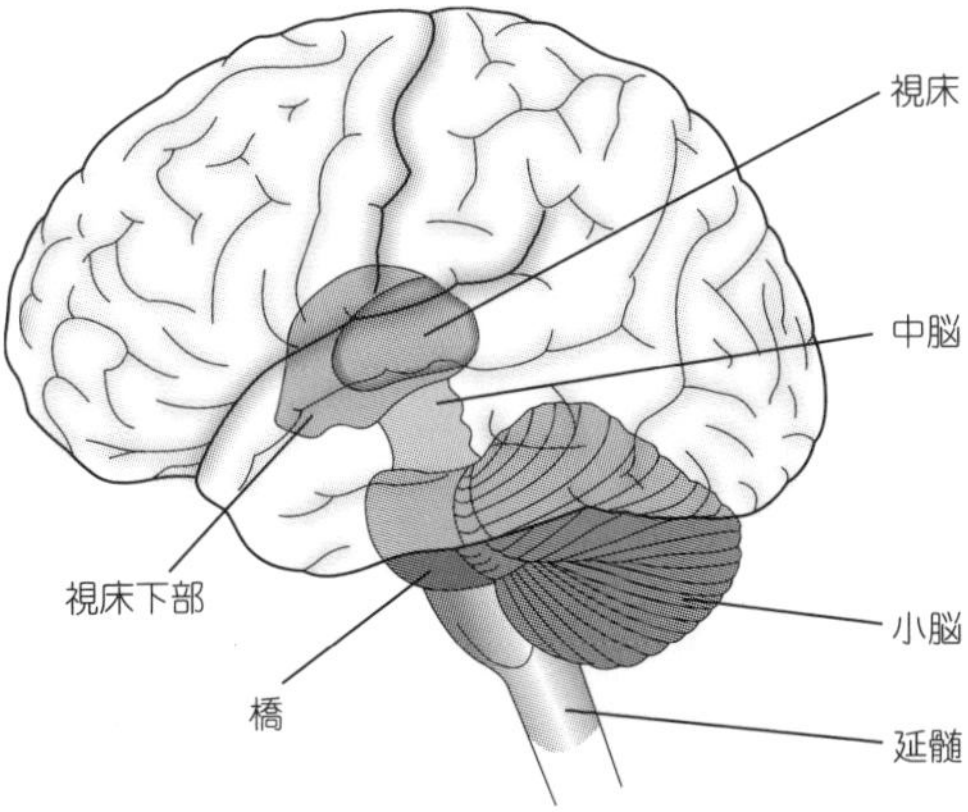

図３　脳の左半球を左側から真横に透かし見た図

視床、視床下部、脳幹（中脳、橋、小脳、延髄）の位置を示している。右半球にも同様の構造が見られる。

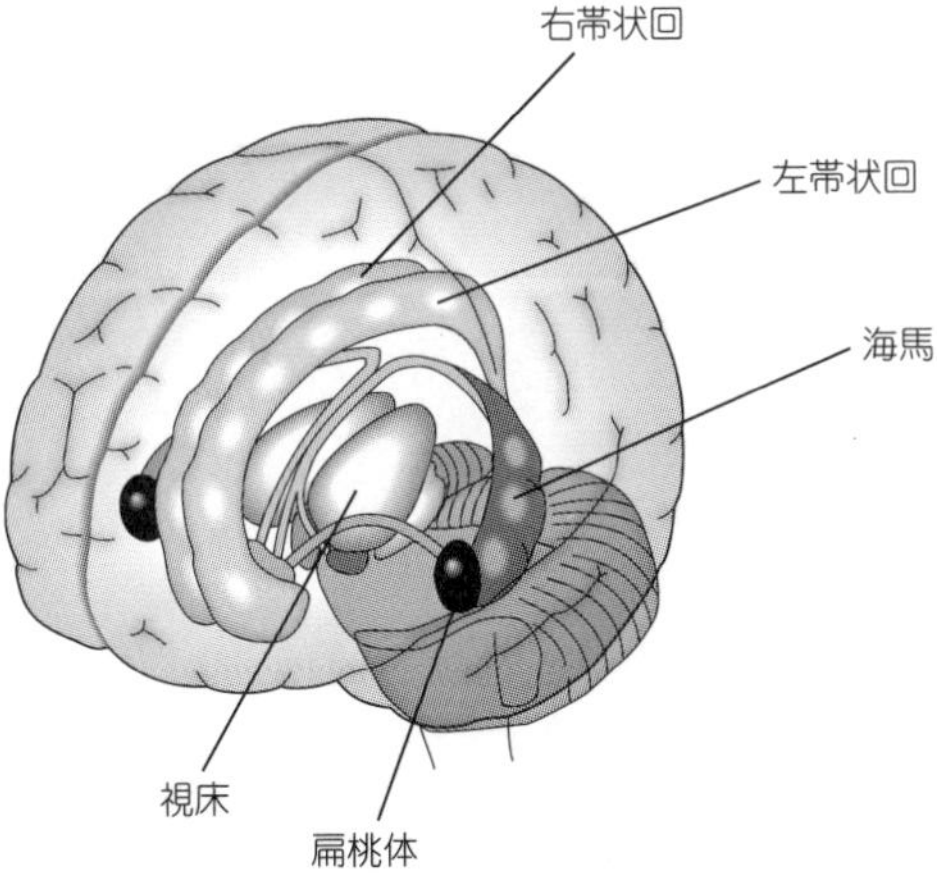

図４　脳を正面、やや左上から透かし見た図

左半球の大脳辺縁系の主要な部分（帯状回、海馬、扁桃体）と視床の位置を示している。右半球にも同様の構造がある。

序　章　脳神経科学と倫理

信原幸弘

1　技術的応用の恵みと災い

現代では、心の病はけっして例外ではなく、むしろありふれたものになりつつある。たとえば、うつ病に悩む人はかなりいる。誰しも心身ともに健康に過ごしたいと願うが、うつ病に罹るとそうはいかない。元気を出そうとしても出ないし、元気を出そうという気力もなくなってしまう。本人も苦しいが、周りの者も、どう対処してよいか分からず、困惑と心配に苛まれる。プロザックのような抗うつ剤も開発されているが、効果は限定的であり、うつ病の克服にはほど遠い。

脳神経科学がもっと発展して、脳のどのような異常からうつ病が発症するのかが解明されれば、脳に薬物を注入したり、外科的な手術を施したりすることによって、うつ病を完全に治療することもできるようになるだろう。そうなれば、うつ病の人も救われるし、周りの者も困惑と心配から解放されよう。

脳神経科学は、心の病のような医療の領域だけではなく、その他の多くの領域で、その成果が期待される。たとえば、司法の領域では、死体バラバラ殺人や無差別殺人のような凶悪な犯罪が起こるたびに、しばしば加害者に責任能力があったかどうかを調べるために、精神鑑定が行われる。しかし、加害者の言動からその精神状態を推定しようとする従来の精神鑑定の方法では、鑑定家によって鑑定結果が異なるなど、信頼できる結果が得られないことが多い。このような精神鑑定にもとづいて、加害者の責任能力や罪の大きさが決定されるということには、被害者やその関係者ならずとも、非常な割り切れなさを感じるだろう。脳神経科学によって人間の行動を産み出す脳内メカニズムが明らかにされれば、加害者の脳のあり方からその責任能力の有無を確実に判定することができるのでないかと期待される（精神鑑定の問題については第五章参照）。

医療や司法のほかにも、教育や行政、経済など、脳神経科学の成果が期待される領域は、多岐にわたる。人間の心の働きに関わるだけに、その成果が多種多様な領域で期待されるのも、むしろ当然であろう。

しかし、科学技術はわれわれの生活に多大な利便をもたらす反面、さまざまな害悪ももたらしてきた。電子メールのような技術ですら、メールのやりとりを飛躍的に便利にした反面、毎日、膨大な数のメールにさらされ、スローライフは夢のまた夢という耐え難い苦痛をもたらしている。脳神経科学も例外ではないだろう。それは広範な領域においてさまざまな恩恵をもたらすだろうが、その反面、いろいろ深刻な問題も引き起こすのではないかと懸念される。

たとえば、うつ病の有効な治療法が脳神経科学的に確立されることはたいへん喜ばしいことだが、心の働きが脳の働きから理解できるようになると、頭をよくする薬（スマートドラッグ）が開発され、それを飲んだだけで頭がよくなるというようなことも可能になるだろう。しかし、それは本当によいことなのだろうか。われわれは刻苦勉励して賢くなった人にたいして賞賛を送る。薬で頭をよくすることは、そのような刻苦勉励の価値をないがしろにすることにならないだろうか（この問題については第七章参照）。

病気の治療を超えて心の能力を増強すること（エンハンスメント）は、ただちに悪いとはいえないとしても、本当に許容できることなのかどうか、おおいに問題であろう。それは少なくとも、われわれが認めている既存の価値に深刻な打撃を与える。われわれはそのような打撃を乗り越えて、新しい価値を見出し、新たな社会秩序を築くことができるだろうか。もしできなければ、われわれはエンハンスメントを可能にするような脳神経科学の研究に何らかの歯止めをかけるべきではなかろうか。

エンハンスメント問題のほかにも、脳神経科学の発展によって懸念される問題として、心の人為的な操作や読み取りの問題がある。心の働きが脳神経科学的に理解できるようになると、脳に薬理的ないし外科的に介入することによって、心の働きを人為的に操作することが可能になるだろう。たとえば、何か悲しいことがあったときに、薬を飲んで悲しみを和らげたり、何も面白いことがないので、薬を飲んで嬉々とした気分になったりすることが可能になろう。このように自分の感情を薬で自在に制御することができるようになったとすれば、そのような制御は許されるだろうか。それはわれわれが感情をもつことの意味や価値を失わせてしまうのではなかろうか。

また、自分の心を自分で操作するだけではなく、他人の心を操ること（マインドコントロール）も可能になるだろう。たとえば、他人の脳を磁気的に刺激して、他人が望んでいないことを無理やり行わせることが可能になるかもしれない。こうした技術は操る側からすれば、夢のような技術かもしれないが、操られる側からすれば、たまったものではない。人間の自律性を侵害するこのような操作は、けっして許されないであろう。そうだとすれば、そのようなことを可能にする脳神経科学の研究は規制されるべきではなかろうか。

脳神経科学が発展すれば、心の操作だけではなく、脳から心を読み取ること（マインドリーディング）も可能になろう。われわれはときに、他人が何を考えているのか分からずに悩むことがある。他人の心を知ることは、社会生活を円満に送るうえで必須である。しかし、脳から心を読み取ることが可能になれば、われわれは他人の心をいっそうよく知ることができるようになる反面、逆に他人に知られたくないことを無理やり知られてしまう恐れも出てくる。脳神経科学はわれわれの「究極のプライバシー」である心のプライバシーまで侵害してしまうのではなかろうか（第四章参照）。

人間は嘘をつく。もし人間が嘘をつかなければ、犯罪捜査はもっと簡単であろう。しかし、ある人が嘘をついているかどうかをその人の脳の状態から確実に知ることができれば、犯罪捜査はやはり非常に簡単になるだろう。脳神経科学は脳にもとづく確実な「嘘発見器」を提供してくれるかもしれない。しかし、そのような装置は、犯罪の捜査には役立っても、われわれの心のプライバシーを大きく侵害する恐れがあるのである。

脳神経倫理学は、脳神経科学がもたらす（あるいはもたらす可能性のある）諸問題を考察し、脳神経科学の健全な発展を促そうとするものである。脳神経科学がわれわれの社会に恩恵だけではなく、害悪をもたらす恐れもある以上、脳神経科学をめぐる倫理的な考察が不可欠だと思われるのである。

2　人間観への影響

脳神経科学はその技術的応用を通じてわれわれの社会に大きな影響を与えるだけではなく、脳神経科学による心の解明そのものがわれわれの既存の人間観に根本的な変革を迫るという仕方で、社会に大きな影響を与える恐れがある。

われわれは目下、意識的で合理的な主体、自由で自律的な主体として、われわれ人間を捉えている。人間は可能な選択肢を意識的に考慮して合理的に選択を行い、自分の行動を意識的に制御して意図の実現をはかる。このような合理的で自律的なあり方からときに逸脱することもあるが、基本的には、人間はそのような合理的で自律的な存在だと考えられている。

しかし、脳神経科学がもたらしつつある成果からすると、このような既存の人間観は大きく掘り崩される恐れがある。たとえば、わたしがスーパーで洗剤を買ったとしよう。わたしは何種類かの洗剤が並んでいる棚から、その洗剤を選んで買った。なぜそれを選んだかといえば、洗浄力や漂白力の点でそれが一番よいと判断したからである。少なくとも、自分では、そのような合理的な理由からその洗剤を選んだと思っている。

ところが、洗剤を選ぶときのわたしの脳の働きを見てみると、わたしはけっしてそのような合理的な理由から洗剤を選んだわけではなさそうなのである。むしろ、わたしは自分が買った洗剤をテレビのコマーシャルで何度も見ていて、それに馴染みがあった。そのような「馴染み効果」が無意識的に働いて、わたしはその洗剤を選んだのである。洗剤力や漂白力が強いという意識的な理由は、わたしの無意識的な選択を後から正当化するための「こじつけ」にすぎない。そのような理由によって、わたしの選択が引き起こされたわけではないのである。

また、指を曲げようと思って指を曲げるとき、指を曲げようという意識的な意志が指を曲げるという行動を引き起こしたように思われる。少なくとも、われわれはふだん、そう理解して行動している。しかし、指を曲げるときの脳の働きを見てみると、そのような意識的な意志が生じるまえに、すでに指曲げの動作を引き起こすような脳状態が生じているようである。そうだとすれば、意識的な意志が指曲げを引き起こしたのではなく、それに先行するある脳状態がその動作を引き起こしたのである。意識的な意志は指曲げの動作を引き起こすというよりもむしろ、指曲げの動作とともにその脳状態から引き起こされたと考えられる。われわれはこのようにして意識的な意志が引き起こされることにより、いまから指曲げの動作が起こることを自覚できる。意識的な意志はたんにいまから起こる動作をわれわれが自覚できるようにするためのものにすぎない。しかし、そうであるにもかかわらず、われわれは意識的な意志がその動作を引き起こしたと誤って理解してしまうのである（自由意志の問題については第八章参照）。

意識的で合理的な主体、自由で自律的な主体という人間観は、脳神経科学の発展によって、法則的に決定された無意識的で機械的な存在という人間観へと大きく変革を迫られつつある。かつてダーウィンが唱えた進化論は、人間が最初から人間という種として存在していたのではなく、もっと原始的な生物から進化してきたという見方へと転換を迫った。脳神経科学による人間観の変革は、進化論によるそれに匹敵するような大規模な変革となる可能性がある。

われわれはこのような変革を受容して、新たな人間観にもとづく新しい社会制度を構築することができるだろうか。また、それができるとしても、そうすることがはたして望ましいことなのだろうか。われわれはむしろ現在の人間観を保持して、それにもとづく既存の社会制度を守ったほうがよいのではなかろうか。脳神経倫理学はこのような根源的な問いにも立ち向かうことになるのである。

3　可能性のなかでの問い

脳神経科学が社会に及ぼす影響は多岐にわたる。しかし、脳神経科学の技術的な応用による影響にせよ、また心の解明による人間観への影響にせよ、それらはまだ、たんなる可能性にとどまるものが多い。たとえば、脳から心を読み取ることによって心のプライバシーが侵されるといっても、そのようなマインドリーディングの装置がじっさいに開発され、心のプライバシーが現に侵されているというわけではない。脳神経科学が発展すれば、そのような可能性があるというにすぎない。また、意識的で合理的な主体としての人間という見方が否定されて、無意識的で機械的な人間という見方が現に立証されたというわけではない。脳神経科学によってそのような証明が行われる可能性があるというにすぎない。

そうだとすれば、ここでひとつ疑問が起こってこよう。このようなたんなる可能性にすぎない段階で、脳神経科学が社会に及ぼす影響を問題にし、それに何らかの規制を行おうとすることは、はたして正しいことなのだろうか。マインドリーディングによって心のプライバシーが侵害される可能性があるといっても、逆にいえば、そうならない可能性もあるということである。どうなるのか確実には分からないことがらについて、あたかもそうなるのが必然であるかのようにみなして、脳神経科学に規制をかけることは、脳神経科学の発展とそれによる恩恵を阻害することになるのではなかろうか。

しかし、脳神経科学がわれわれの社会にもたらす可能性のある問題は、非常に深刻である。また、いったんそのような問題が現実に生じてしまえば、それを解決することは必ずしも容易ではない。脳神経科学の発展によってマインドリーディングの装置がじっさいに開発されてしまえば、それを使用しないようにすることはきわめて困難であり、心のプライバシーは否応なく侵されるのではなかろうか。そうだとすれば、われわれは心のプライバシーのない社会、つまり相手の心が自分の心と同じくらい透明な社会を何とか築いていくしかないだろうが、そのような社会が本当に構築可能なのだろうか。可能だとしても、はたしてそれは望ましい社会なのだろうか。

脳神経科学の影響がたんなる可能性にとどまる段階でも、われわれはその影響を考察し、必要なら、何らかの予防的な措置を講じなければならないように思われる。しかし、問題が現実に生じた場合とちがって、たんなる可能性にとどまる場合は、その扱いに十分な注意が必要であろう。マインドリーディングのような装置が開発されることをあたかも確実なことであるかのようにみなして、その危険性を論じることは許されないだろう。あくまでも可能性にとどまることを考慮して、その危険性を見積もるべきだろう。

脳神経科学がどのような恩恵や害悪をもたらすかは、いまだ不確定な部分が多い。しかし、われわれはややもすると、脳神経科学への期待や不安から、その不確かな成果をあたかも確定した成果であるかのようにみなして、強引な実用的応用をはかったり、あるいは逆に、その危険性をあおったりしがちである（第四章第4節参照）。たとえば、ある種のトレーニングが知的能力の増進に効果があることが脳神経科学的に実証されたわけではないのに、あたかもそれが実証されたかのように語られ、そのトレーニングが教育現場などで用いられるというようなことが起こりうる。

脳神経科学の現状では、このような疑似科学的な言説がとくに蔓延しやすいように思われる。そのような言説を排して、脳神経科学の成果が一般の人に正しく伝わるようにすることも、脳神経倫理学のひとつの重要な課題である。脳神経倫理学はわれわれの社会にたいして、脳神経科学にかんする「知の品質保証」の役割も担っているのである。

そうだとすれば、脳神経科学がもたらす可能性のある害悪について、脳神経倫理学がその害悪をまるで確実なものであるかのように語って、脳神経科学の危険性をあおることは、とうてい許されないだろう。脳神経倫理学は、みずからが疑似科学的な言説に陥ることがないように、慎重にも慎重を重ねなければならないのである（第一二章第4節参照）。

しかし、そうだとしても、脳神経倫理学はやはり、脳神経科学の影響がたんなる可能性にとどまる段階においても、その影響を考慮して、どう対処するかを考察すべきであろう。脳神経科学の害悪が現実化してしまってからでは、手遅れになる恐れがあるのである。

4　脳神経科学からの逆襲

われわれは脳神経科学が及ぼしうる社会的な影響について、その善悪を判断して、場合によっては、脳神経科学の研究に一定の規制を設ける必要がある。しかし、じつは、脳神経科学はこのようなわれわれによる倫理的な裁きにたいして、一方的にそれに従うしかないというわけではない。脳神経科学は自分をめぐる倫理的な裁きにたいして異議申し立てをする手段を有しているのである。

脳神経科学は心の働きを脳の働きから解明しようとする学問であるが、心の働きにはわれわれの倫理的な思考や判断も含まれる。したがって、たとえば「その政治家が賄賂を受け取ったのは悪い」という倫理的判断がどのようにして形成されたかということも、脳神経科学が研究する対象となりうる。そうだとすれば、脳神経科学にかんする倫理的な考察や判断がどのように形成されるかということも、脳神経科学によって研究される対象となりうる。

じっさい、われわれの倫理的ないし道徳的な思考や判断を脳の働きから解明しようとする研究が始まっている。そのような「倫理の脳神経科学」においては、われわれが倫理的な判断を行うときに、怒りや恥、嫌悪感のような感情が不可欠の役割を果たすのではないかという問題や、利己的なリウォード（報酬）とは別に利他的な道徳行動を支える独自のリウォードがはたして存在するのかどうかという問題が、注目を集めている。

脳神経科学をめぐる倫理的な思考や判断を脳神経科学的に解明する研究はまだ始まっていないが、そのような研究が行われれば、脳神経科学にかんする倫理的な判断に影響を与えることが予想されよう。たとえば、われわれのコミュニケーションの効率を極度に高めるために、各人の脳に電極を埋めこんでお互いの情報が自動的に交換されるようにすることは、おそらく各人の自律性を奪うがゆえに悪いことだと判断されよう。それはいわば社会全体をひとつの脳にすることであり、各人の自律性は根本的に損なわれる。しかし、われわれがそのような自動的な情報交換を悪いことだと判断するのは、本当に自分の自律性が剥奪されると思うからなのだろうか。そうではなくて、じつは、たんにそのような未知の馴染みのないあり方に嫌悪を感じるからにすぎないのでなかろうか。脳神経科学はそうであるにすぎないことを脳の働きから立証する可能性がある。

脳神経科学は、「倫理の脳神経科学」を含むがゆえに、自分にたいする倫理的な裁きに一方的に服する必要はない。そのような裁きを脳神経科学的に解明することによって、その妥当性に疑問を投げかけることができる。脳神経科学は自分への倫理的な裁きにたいしていわば逆襲することができるのである。

ところで、「倫理の脳神経科学」は脳神経科学の一部門であるだけではなく、じつは脳神経倫理学の一部門でもある。脳神経倫理学は、脳神経科学をめぐる倫理的な問題を扱うだけではなく、倫理にかんする脳神経科学的な研究も行う。「脳神経科学の倫理」と「倫理の脳神経科学」は、脳神経倫理学の両輪なのである（倫理の脳神経科学については第一一章参照）。

このため、脳神経倫理学の学問的な構造はかなりユニークなものとなっている。脳神経倫理学は、脳神経科学にかんする倫理的な考察を行いつつ、その考察を脳神経科学的に解明し、さらにその成果をその考察に反映させていく、という循環的な構造をもっている。脳神経科学と倫理学が相互作用するところに、脳神経倫理学は成立する。この相互作用の存在こそ、脳神経倫理学がたんなる生命倫理学の一分野ではなく、それを超えた独自の領域である所以なのである。

本書は脳神経倫理学の諸問題を網羅的に扱うものではないが、本書の各章で扱われる問題はいずれも脳神経倫理学の代表的ないし典型的な問題である。また、本書には、脳神経倫理学の基本性格や、誕生から現在にいたる状況、さらにかつての脳神経科学が引き起こした倫理的問題を扱った章も含まれる（第一章〜第三章）。本書がまだ誕生して間もない脳神経倫理学への良き道案内となれば幸いである。

I　脳神経倫理学とは何か

第一章　「応用倫理学」とモンスターの哲学

——脳神経倫理学の可能性

香川知晶

1　はじめに

「脳神経倫理学（neuroethics）」がさかんに語られるようになってきたのは、ごく最近のことである。背景には、いうまでもなく、「神経科学（neuroscience）」あるいは「脳科学（brain science）」の急速な発達がある。実際、米国の連邦議会が「脳の一〇年」を宣言した一九九〇年代の後を受ける形で、現在につながる本格的な議論が始まっている。そうした点からすると、脳神経倫理学は脳神経科学の進展にともなって生じてきた倫理問題を議論するものであり、典型的な応用倫理学として位置づけられるように見える。特定の分野や社会で生じる具体的な倫理問題の解決を図るのが、応用倫理学だからである。

しかし、いうまでもなく、脳神経倫理学が応用倫理学であると述べたからといって、その実質が明らかにされているわけではない。ここでは、脳神経倫理学を応用倫理学としてみた場合に、どのような特徴をもつのか、あるいはもちうるのかという点について、もう少し実質を与えることを試みたい。そこで、まず応用倫理学一般について簡単に見ることから始めて、その代表格と目される生命倫理学と対比しながら、脳神経倫理学の特徴と可能性について考えることにする。

2 応用倫理学とは何か──生命倫理学の成立事情から

現在、脳神経倫理学のように、○○倫理学ないし□□エシックスという形で、応用倫理学と目されるさまざまな倫理学が次々に登場している。そうしたもののなかには、○○倫理学なるかけ声だけがあって、とりあえず現在のところは中身に乏しいものも少なくないし、将来的にもどれほどの内容をもちうるのか疑わしく見えるものもないわけではない。だが、ともかくも現在、少なくとも表面的には応用倫理学花盛りといった状況が生まれていることは確かである。

一般的に、倫理が表立って語られるのは、倫理が揺らいでいるからだといえる。過去の例を見ても、倫理の時代は価値観が揺らがざるを得ないような社会的な大変動期か、そうした変動期の直後である。その意味では、倫理が語られる時代は、あまり住みやすいとはいえない可能性が高い。ともかく、現在の応用倫理学花盛り状態も、現代もまた何らかの変動期にあたっていることを示している。

応用倫理学ということでいえば、変化は、一九六〇年代から七〇年代に兆していた。そのあたりから、急に応用倫理学は語られ始めた。そして、多様な応用倫理学がいわれる現在に至ることになったわけだが、これまでのところ、応用倫理学の主要な「下位専門領域」としては、次の三つを考えることが多い。「第一は生物医学倫理学（biomedical ethics）で、医学と生物医学研究における倫理問題を扱う。第二はビジネス及び専門職倫理学で、多国籍企業も含むビジネスの文脈で生じる問題を扱う。第三は環境倫理学で、将来の世代や人間以外の動物と種や生態系と生物圏全体に対する人間の関係と責務を扱う」（Winkler 1988）。実際、生命倫理学（bioethics：すぐ述べるように、「応用倫理学」の観点からすれば、「生物医学倫理学」という言葉が好まれるだろうが、ここでは生命倫理学という言葉を用いることにする）、ビジネス・エシックス、環境倫理学の三つは、早い時期から議論が始まったもので、もっとも議論の蓄積がある。

しかし、実はこれらの三つの領域は対象となる分野の違いもあって、その出自と歴史をかなり異にしており、一口に応用倫理学とはいっても、それぞれは相互に強い独立性をもっている。このうち、特に「応用された倫理学（applied ethics）」という観点から議論が開始され、形成されてきたのは、生命倫理学に限られているといってよい

さしあたり、応用倫理学とは特定の領域や社会で生じる具体的な倫理問題の解決を目指す研究領域であるといえる。だが、倫理学の専門家の多くは、もっと限定した形で理解するはずである。すなわち、「応用倫理学」とは、社会の一般的な倫理的規範を論じる一般規範倫理学に対して、一般的規範が特定の領域の問題に応用された場合を扱う規範倫理学の一分野であるという理解である。そうした理解からすると、上に引いた倫理学者のアール・ウィンクラーの概観（Winkler 1988）がいうよう

に、「応用倫理学のうちでもっとも成熟し、もっともよく定義されている分野」は生命倫理学になるように思われる。

ただし、そう思われるのは、生命倫理学が当初から「応用倫理学」として構想されてきたためでもあることには、注意すべきであろう。三大領域のうち、ビジネス・エシックスと環境倫理学は、倫理学者の理解する「応用倫理学」の枠組みからすれば、うまく整理がつかないところがある。この二つの応用倫理学は、必ずしも「応用された倫理学」として形成されたわけではないからである。ビジネス・エシックスや環境倫理学は、すでに生命倫理学の登場以前から、実践的な場面での倫理的問題の考察として独自に展開されていた。「応用倫理学」という形で整理されることになったのは、生命倫理学の成立以後の話と見るべきである。

これに対して、アメリカに成立した生命倫理学は、その成立の当初から「応用倫理学」として位置づけられていた。たとえば、一九七八年に刊行された『生命倫理学百科事典』の序文で編集主幹のウォレン・ライクが生命倫理学に与えた有名な定義である。ライクによれば、生命倫理学とは、「生命科学と医療の分野における人間の行動を、もっぱら道徳的な規則と原則に照らして、吟味する体系的研究として定義できる」（Reich 1978）。ここには、生命倫理学が生命科学と医療の分野における倫理的問題を、一般規範倫理学で示される倫理原則や規則との関係で考察する「応用倫理学」とする考え方がはっきりと示されている。こうした定義の仕方には、生命倫理学が専門分野（discipline）として成立することを促した状況の影響が見て取れる。状況は、倫理学者の多くが理解するような「応用倫理学」という視点が有効性をもちうるものであった。

その点を確認しておくと、決定的だったのは、生命倫理学の最初の主題が医学研究、特に人間を対象とする医学実験、人体実験の問題にあったことである。この間の経過を少し詳しく見ておこう（参照、香川 二〇〇〇、二〇〇五）。

人体実験も含め医学研究をめぐっては、医学の「進歩」が現実化し始める一九世紀あたりから、倫理的な考察も開始されていた。人体実験に関する倫理綱領と呼べるものも、その世紀の初頭には登場している。そうした反省のなかには、はるか後の一九四七年のいわゆるニュルンベルクの倫理綱領で示される被験者の自発的同意にあたる原則もすでに見出すことができる。医学研究の倫理については、一九世紀以来、それなりの考察が蓄積されてきたのである。

しかし、第二次大戦以降、倫理的考察の蓄積が医学研究者にどれだけ生かされていたかといえば、疑わしいところがある。ニュルンベルクの倫理綱領もナチスドイツ下の「野蛮な」医学研究に適用される特殊な原則にすぎず、大戦後の「健全な」医学研究とは無縁であると考えられ、ほとんど忘れ去られていた。しかし、他方で、第二次大戦中に生まれた国家計画としての医学研究という体制は、その後も維持、強化されていた。大きな国家予算が投入されることで、医学研究が推進されていったのである。それが、倫理的問題を含む医学実験の増加ももたらした。一九六〇年代には、医学研究者自身の内部告発などもあって問題が表面化し、社会的なスキャンダルとなり始める。そのため、対応を迫られたＮＩＨ（National Institutes of Health, 国立衛生研究所）は、一九六六年には、機関内審査委員会による事前審査制度を導入する政策を打ち出すことになる。アメリカの医学研究を統括するＮＩＨは連邦資金援助を申請する医学研究については、研究計画の事前審査を求めることによって、医学実験の倫理性を担保しようとしたのである。

しかし、非倫理的な人体実験をめぐるスキャンダルは、そうした政策的対応も含めた専門家内部での議論にもかかわらず、消えることはなかった。逆に、人体実験スキャンダルは、一九七二年のタスキーギ事件によって頂点にいたることになる。

タスキーギ梅毒研究は、ＮＩＨを傘下に擁する米国公衆衛生局が一九三二年からアラバマ州メイコン郡で行ってきた梅毒の自然経過観察研究である（参照、金森 二〇〇三）。この研究では、貧民層の黒人六〇〇名を対象に、梅毒患者の病状の経過が観察され、健常者群と比較対照されていた。対象者には研究であることはいっさい告げられず、ペニシリンが有効だとわかった後も、投与されることはまったくなかった。研究は秘密裡におこなわれていたわけではなく、論文が幾つも発表されていた。だが、一九六六年にひとりの公衆衛生局員が内部告発に踏み切るまで、研究に疑問を抱く者は誰もいなかった。それがようやく一九七二年、国家機関による研究スキャンダルとしてメディアに大々的に取り上げられることになったのである。

報道の反響はただちに連邦議会にも及ぶ。当時、ある上院議員は事件を「道徳的倫理的悪夢」と呼んだという。公衆衛生局の幹部は長期にわたる研究が専門誌に多くの成果を生み出してきたことを強調し、梅毒以外については治療薬も出さなかったわけではないと釈明しようとしたが、反発をさらに強めただけであった。報道の二か月後には、連邦議会に「タスキーギ梅毒研究検討臨時委員会」が設置され、調査を開始する。委員会は一九七三年に最終報告書を発表した。過去四〇年以上にわたる実験の即時中止と生存者への賠償が勧告され、人体実験に対する連邦全体の包括的な法規制をはかるために、政府委員会の設置が提案されていた。こうして、一九七四年、医学研究を対象とする初の連邦レベルの法律、「国家研究法」が成立する。

法律の成立に先立って、連邦議会では、公聴会が開かれた。その席で、タスキーギ事件委員会の委員を務めた法学者J・カッツは、人体実験に対する当時の制度の手ぬるさを厳しく批判し、次のように証言した。「研究共同体は意味のある自己規制を自らの実践に課すことにも、人体実験に許される限界について学問的に深みのある形で議論することにも、なんら努力を傾けてきませんでした。ですから、私は、規制をどこか別のところからしなくてはならないのだと提案いたします」(Rothman 1991: 187)。

このカッツの提案に、国家研究法の精神は端的に示されている。医学実験については、専門家集団とは「どこか別のところから」規制することを考えなければならない。人体実験スキャンダルが医学研究の領域に社会を呼び出したのである。それは、いうまでもなく、「応用倫理学」の登場を促す事態でもあった。

外部的な規制という観点から、国家研究法には、三年間の期限付きで、「生物医学及び行動科学研究における人間の被験者保護のための国家委員会」の設立が盛り込まれていた。この「国家委員会」には、医学の専門家も加わっていたが、活動の主体は医学の専門家以外の委員にあった。そうした委員をはじめ、委員会の活動に関わった神学や哲学、倫理学などの研究者たちが成立期の生命倫理学を担っていくことになる。

国家研究法の定めた国家委員会の主な役割は、医学実験全体にわたって人権と福祉の擁護を目指す法的規制を健康教育福祉省長官に勧告することに置かれていた。委員会は胎児研究から始めて、全部で九つの『報告と勧告』を次々に発表していく。そのうち七つは立法に結びついた。さらに国家研究法は委員会に、個別的な規制案の作成とともに、医学実験を実施する際に「基礎となるべき基本的な倫理原則」を明示することも任務として課していた。この課題に応えたのが、一九七九年の『ベルモント・レポート――人間の被験者保護のための倫理原則及びガイドライン』（National Commission 1979）である。

国家委員会の一連の活動は、生命倫理学にとって、二重の意味をもつものであった。ひとつは、一連の『報告と勧告』が、生命倫理学の目標を定めたことである。生命倫理学は、医学研究に対して、場合によっては法的規制も含め、外部的な規制策を提示しなければならない。ダニエル・キャラハンのいう「規制の倫理」（Callahan 1993）である。ただし、規制とはいっても、それは医療技術の否定を意味しない。規制の倫理は、全面的な否定も肯定もせず、禁止と放任の中間の道を示し、合意形成を目指す。こうして、生命倫理学は、合意形成によって医療技術の社会的受容に道をつけることを課題として引き受けた。

さらに、もうひとつの意味は、生命倫理学の方法に関わる。『ベルモント・レポート』の課題は、医学実験の基本的な倫理原則を明示することにあった。委員会によれば、基本的な倫理原則は「われわれの文化的伝統において一般的に受け入れられてきた原則のうちから」選ぶほかはない。そうして選び出されたのが、個人主義的自由主義と一括できるような文化的伝統の原則、つまり、人格の尊重、恩恵、正義という三つの一般的な倫理原則であった。『レポート』は、さらにそうした一般原則を医学実験という特定の領域に応用し、特殊化することで、問題に対処しようと試みている。こうして、『ベルモント・レポート』は、国家研究法の要請にしたがって、医学研究の外部的規制の問題に対して「応用倫理学」を実践してみせたのである。ここに、アメリカの生命倫理学はその基本的な方法論を獲得する。

こうした国家委員会に示された活動が、生命倫理学を新たな専門分野として成立させることになる。医学研究に対して、「応用倫理学」による「規制の倫理」の実現を目指すのが生命倫理学である。ライクの定義した「生命科学と医療の分野における人間の行動を、もっぱら道徳的な規則と原則に照らして、吟味する体系的研究」は、こうして人体実験が主題となることによって、その姿を現わすこととなった。

ここに示された生命倫理学の基本的な方向は、人体実験の問題をこえて、応用の対象を拡大していく。その点で特に力があったのは、これもまた一九七九年に刊行されたビーチャムとチルドレスの『生物医学倫理の諸原則』(Beauchamp and Childress 1979) である。そこでは、倫理原則が自律、無加害、恩恵、正義の四つに整理しなおされ、それら四原則との関係で、医療における個々の道徳的ディレンマが分析されることになった。『ベルモント・レポート』作成にも協力したビーチャムとチルドレスは、そこに示されたアプローチを医学の問題全般に適応して見せたのである。二人は、「生命倫理学 (bioethics)」ではなく、「生物医学倫理学 (biomedical ethics)」という言葉を用いたほうがよいと述べている。一語の生命倫理学では「一般的な道徳原則を人間の活動の一つの領域に対して応用しているというよりも、独立した分野を扱っていることが示唆される」点で、「誤解を与えかねない」からである（Beauchamp and Childress 1979: 9）。生命倫理学とは、一般的な道徳原則を出発点としながら、それを生物医学の分野における個別的、具体的な倫理問題に応用していく「応用倫理学」である。

このように、生命倫理学は、少なくともアメリカの場合、その成立の事情からして、「応用倫理学」として登場するべくして、登場したものであった。「国家委員会」の仕事に見られるように、この「応用倫理学」は医学研究規制という点でそれなりに有効に機能しうるものであったことは認められてしかるべきである。こうした成立過程からすれば、生命倫理学が「応用倫理学のうちでもっとも成熟し、もっともよく定義されている分野」となったのも当然の成り行きであった。

3　脳神経倫理学の登場

生命倫理学の場合、「応用倫理学」としての生命倫理学という規定はかなり限定された問題状況によって意味をもちえたものだともいえる。そのため、通常応用倫理学に分類される○○倫理学、□□エシックスを倫理学者の多くが理解するような形の「応用された倫理学」として理解するのが常に適切であるかどうか、それはそれぞれの倫理学の場合に合わせて検討されてしかるべき事柄に属すと考えるべきである。

では、この生命倫理学に示された「応用倫理学」としての視点は、脳神経倫理学にどれほどの有効性をもちうるのか。まずは、近年語られるようになってきた脳神経倫理学が、どのように自己規定してきているのかを確認しておくことにしよう。

「ニューロエシックス（脳神経倫理学）」という言葉自体は、遡ればすでに一九七三年に使用例が見出せる。しかし、今日活況を呈しつつある議論の出発点が二〇〇二年に英米で開催された各種のシンポジウムに求められることは、衆目の一致するところだろう。とりわけ、その年の五月にサンフランシスコで開催された国際会議「脳神経倫理学――領域のマッピング（Neuroethics: Mapping the Field）」の果たした役割は大きかった。このあたりの事情やその後の経緯は、本書の第二章で詳しく取りあげられる。ここでは、この国際会議全体の議長を務めたウィリアム・サファイアの議論を手がかりとして、脳神経倫理学の自己規定を最近にいたるまで簡単に見ることにする。

「脳神経倫理学――領域の地図作り」は、『ニューヨークタイムズ』のコラムニストのサファイアが二〇〇〇年から会長を務めているデイナ財団がスポンサーとなり、スタンフォード大学とカリフォルニア大学サンフランシスコ校が主催した。デイナ財団は一九九〇年代から神経科学研究の助成を積極的におこなうとともに、三〇〇名以上にのぼる欧米の代表的な研究者と提携して、研究成果を一般に広める活動を援助してきていた。そうした活動の延長線上で、この国際会議は開催された。二日間の会議には、神経科学者のみならず、医学、生命倫理学、心理学、哲学、法学、行政学などの専門家やジャーナリストなど、総勢一五〇名以上が参加している。

サファイアは、会議冒頭で、「新領域――《脳神経倫理学》への展望」（Safire 2002）と題された基調講演をおこなった。そこでサファイアはまず脳神経倫理学を、「人間の脳をめぐる治療や強化、あるいは歓迎されない侵襲や当惑させられるような操作について、何が正しく、何が間違っているのか、何がよくて、何が悪いのかを吟味すること」と定義している。一年後にサファイアが「われわれは今や脳神経倫理学の世界へと歩を踏み入れた」のだと宣言した『ニューヨークタイムズ』の記事を引けば、脳神経倫理学は「人間の脳の治療や強化の正邪を論じる哲学の分野」(Safire 2003) なのである。

サファイアはさらに、その基調講演のなかで、脳神経倫理学が生命倫理学の一領域であるとも述べている。脳操作を主題とする脳神経倫理学は、生命科学と医療を対象とする生命倫理学の問題圏に含まれるはずだからである。

ただし、サファイアは、脳神経倫理学が生命倫理学に含まれるとしても、独立性を有することも強調する。脳神経倫理学では、「脳科学に特有の倫理」が問題となる。「脳は個性の機関 (the organ of individuality)」である。脳科学が扱うのは「われわれの意識、自我」、「われわれの存在の中枢」にほかならない。「何が、顔かたちの違いをこえて、われわれを相互に区別させるのか。この問いには、われわれの性格と行動であると答えられる。まさにそうした特徴こそが、脳科学によってまもなく大きく変えられようとしている」。脳神経倫理学で問われるのは、人間の中枢の改変の問題にほかならない。その点で、脳以外の臓器にかかわる生命倫理学とは大きく異なるはずである。そこに、脳神経倫理学が生命倫理学に地続きでありながら、独立した新たな領域として確立されなければならない理由がある。

このように、サファイアは、従来の生命倫理学との違いを際立たせることによって、脳神経倫理学を新たな専門領域として位置づけようとした。そこにある問題に対しては、この会議の参加者たちの顔ぶれにも示されているように、あらゆる学問分野の専門家を糾合してあたらなければならない。そうすることで「古い哲学的諸学に新しい領域を開拓する」べきことを、サファイアの基調講演は宣言した。

この「脳神経倫理学――領域のマッピング」では、サファイアの主張に沿う形で、五つのセッションが置かれている。「脳科学と自己（Brain Science and the Self）」、「脳科学と社会政策（Brain Science and Social Policy）」、「倫理と脳科学の実践（Ethics and the Practice of Brain Science）」、「脳科学と社会対話（Brain Science and Public Discourse）」、「脳神経倫理学の将来像（Mapping the Future of Neuroethics）」の五つである。各セッションでは、きわめて多岐にわたる報告と討論がおこなわれている。そこに、脳神経倫理学として語られる議論の出発点、新領域の見取り図が示されていた。

それを受けた議論としては、たとえば、このデイナ財団の会議と同じ年に、神経科学者で哲学者のアディーナ・ロスキーズが提示した分類があげられる（Roskies 2002）。ロスキーズは、二〇〇二年前半に「倫理学と神経科学が交差するところへの関心が高まり」脳神経倫理学が登場したことを指摘しながら、特にデイナ財団の会議における議論から出発して、脳神経倫理学を二つの分野にまとめて見せた。「神経科学の倫理学（The Ethics of Neuroscience）」と「倫理学の神経科学（The Neuroscience of Ethics）」という分類である。前者はさらに、神経科学研究を実施する際の倫理問題を扱う「実践の倫理（“ethics of practice”）」と、神経科学研究が及ぼす倫理的および社会的影響の評価をめざす「神経科学の倫理的含意（“ethical implications of neuroscience”）」を下位区分として含む。他方、「倫理学の神経科学」では、自由意志、自我のコントロール、人格の同一性、意図といった伝統的な哲学的概念の神経科学的基盤を解明することが課題となる。

このロスキーズの整理は図式化できるわかりやすさを備えており、その後の説明でもしばしば利用されることになる。たとえば、イレスの編集した『脳神経倫理学——理論・実践・政策における諸問題の定義』の構成である（Illes 2006）。この著作は、多岐にわたる議論を集約した脳神経倫理学初の本格的論文集といえるものである。その序文のなかで、イレスは、論文集の構成を説明しながら、脳神経倫理学の問題領域を三つにまとめている。その第一は「倫理学の神経科学」であり、そこでは、行為と責任、自由、人格性、自己、倫理的判断、さらには道徳の本質といった古い哲学的問題を脳神経科学の進歩とつき合わせること、つまり、心の哲学、道徳の哲学に対する脳神経科学の寄与を吟味することが課題となる。続く、第二の「実践的脳神経倫理学」は、研究や臨床の場面で現実化しつつある具体的問題への対応をめざすもので、脳神経科学研究の実施に伴うさまざまな研究倫理的問題、医療応用の実施の条件や技術利用に伴うリスクの問題、さらには技術や知見を治療を超えて使用することの可否などを論じる。そして、第三の「脳科学と社会」の領域では、科学と社会のインターフェイスに関わる問題が取り扱われ、脳神経科学の進展は社会にどのような影響を及ぼすのか、また社会との関係をどのような形で築けば脳神経科学の進展は可能となるのかといった問題が検討されることになる。

こうしたイレスによる説明は、ロスキーズの「神経科学の倫理学」の下位区分を独立させ、整理したものだといえる。そこに、現時点での代表的な脳神経倫理学の自己規定がある。すなわち、二〇〇二年以降の脳神経倫理学は「倫理学の神経科学」、「神経科学の倫理学」、「神経科学と社会の接点」の三つの問題圏を含むものとして構想されているのである。

4　モンスターの哲学という視座

このようにして構想されている脳神経倫理学は、生命倫理学的な「応用倫理学」とどのように関わるだろうか。

まずあげられた三つの問題圏のうち、少なくとも「神経科学の倫理学」は「応用倫理学」としての生命倫理学の議論とかなり重なることが予想される。そこでは、脳神経科学研究の規制も問題とならざるをえないからである。さらに、生命倫理学における「規制の倫理」が科学技術の社会的受容を目指すものであることを考えると、「神経科学と社会の接点」という問題圏も、生命倫理学的な「応用倫理学」に直接結びつく可能性をもっている。その点では、これらの問題圏では、すでに成立している生命倫理学の議論の蓄積がそのまま生かせるはずである。つまり、ここでの脳神経倫理学は、生命倫理学に包摂される一領域であり、「応用倫理学」として位置づけることができるであろう。ロスキーズが「実践の倫理」と「神経科学の倫理的含意」を「神経科学の倫理学」の下位区分としたのは、その点では、至当であった。

もちろん、生命倫理学の蓄積が「そのまま」生かせるとはいっても、機械的に生命倫理学の議論が適用できるということではない。神経科学研究には、生命倫理学では少なくとも表立って扱われることなくきた問題が伴うことは明らかであり、その問題状況に沿って粘り強い議論を積み重ねていくことが課題として残されている。その意味では、「応用倫理学」としても、脳神経倫理学は未開拓の分野であり、新しい重要な研究領域となりうる。ただ、そうした必要不可欠な努力を前提にすれば、この神経科学の倫理学の領域の議論には、「規制の倫理」として現実に展開されてきた生命倫理学の議論とそれに基づく制度化が、時にはおそらくは反面教師として、生かせるはずだということである。その点は、脳神経倫理学に関わる専門家が必ずしも医学研究者とはいえないこともあって、強調しておくべきであるように思われる。

しかし、その点を強調した上でもなお、脳神経倫理学が従来の「応用倫理学」としての生命倫理学には尽きない可能性をもつことも指摘しておかなければならない。その可能性は、残る「倫理学の神経科学」という問題圏だけではなく、そもそも脳神経倫理学が呼び出されてくることになる問題意識に関わっている。同様の問題意識は、生命倫理学においては、その登場の地を構成するものでありながら、「応用倫理学」として現実に成立することによって、応えられることなく、取り残されてしまったものでもあった。

ここで、先に見たサファイアの「新領域――《脳神経倫理学》への展望」を再度取り上げることにしたい。

その基調講演は、脳神経倫理学の「最初の会議ないし集会」の話から始められていた。その集まりは、一八一六年夏、ジュネーヴ湖畔のとある別荘で行われた。そこには、「世界的な詩人とその愛人が二組、それにお付きの医者が出席していた。彼らが読み、議論していたのは、イラズマス・ダーウィンの心穏やかならざる研究、つまり、チャールズ・ダーウィンという名の孫をもつことになる人物の人工生命の創造をめぐる研究だった」。サファイアは、脳神経倫理学の淵源は、詩人のバイロンを中心とするサークルでの議論、ポリドリーの『吸血鬼』とシェリー夫人の『フランケンシュタイン──現代のプロメテウス』を生むことになった議論に求められるという。啓蒙時代の終わり頃、科学による生命操作に対する恐怖の念が兆し始めていた。脳神経倫理学は、そうした恐怖感をともなう憂慮が呼び起こした議論の行き着く先に登場する。「人間の脳の治療や強化の正邪を論じる哲学の分野」は、同時に、近代科学技術の総決算の意味を担うべきものなのである。

シェリー夫人の書いた『フランケンシュタイン』は、主人公のヴィクター・フランケンシュタインが大学で自然科学研究に没頭するうちに生命の根源とは何かという問題に捉えられ、自ら作り出した「悲惨で、哀れなモンスター」をめぐる怪奇譚である。その小説自体はかなり複雑な筋立てをもっているが、そこで生み出されたモンスターのイメージは、かなり平板化、通俗化されて、科学技術についてのひとつの見方を象徴するものとなってきた。科学技術は人間らしさや自然な生の対極にあるものを実現しかねない力を秘めている。その恐れと警戒を呼び起こす象徴がフランケンシュタインのモンスターである。脳神経倫理学は、いってみればモンスターの哲学たるべきなのである。

こうしたモンスターというイメージは、生命倫理学でも、早い時期から使われていた。たとえば、一九五四年に生命倫理学の先駆的著作『道徳と医学』（Fletcher 1954）を書いていたジョゼフ・フレッチャーの議論である。フレッチャーは、積極的安楽死を擁護した「患者の死ぬ権利」という一九六〇年の文章（Fletcher 1960）の中で、病院付の牧師の経験談から始めて、現代の病院における死を論じている。フレッチャーによれば、「尊厳のうちに死ぬ権利という問題を引き起こすのは、医学の失敗であるよりも成功であることの方がはるかに多い」。今や、医療技術の進歩によって、「以前ならもう終わりであったような時期の後でも長く人々を《生かす》ことが可能」となり、「生命の延長と死の過程の延長という二重の結果」がもたらされた。医学は、昏睡状態のまま、さまざまなチューブをつけられ、操作される対象と化した患者を生み出した。こうして、「人々を慈悲深く解き放ち《逝かせる》という問題」が生じたのである。こう論じ、フレッチャーはモンスターについて語る。「生命の始まる誕生の時点でモンスターを蘇生させようとはしない医師であれば、ましてや生命の終わりの時点では人間をモンスターにしてしまおうとはしないだろう」。人間の誕生と死の場面に登場するモンスター、その治療停止をフレッチャーは「死ぬ権利」の問題として提起した。ちょうど、ヴィクター・フランケンシュタインがしようとしたように、人間が生み出したモンスターには、人間が自らの手で立ち向かわなければならないというのである。

フレッチャーの主張はともかく、同じような問題意識は、生命倫理学が専門分野として成立する以前には、多くの論者によって共有されていた。たとえば、レオン・カスの一九七〇年の論文、「新しい生物学」(Kass 1971) である。そこには、脳神経倫理学の対象となる問題もすでに提起されている。

カスは、その論文のなかで、生物学と医学が「人間工学 (human engineering)」というまったく新たな技術の段階に入りつつあることに注意をうながしている。従来の技術は技術者が道具を設計、操作して対象としての自然に働きかけることを目的としていた。これに対して、人間工学は技術者が技術者自身を対象にして設計、操作しようとする。技術の性格がまったく異なるのである。多くの人たちは、そのことに注意せず、医学や遺伝子工学、神経生理学などの発展が従来の技術と同様に人類の改善に寄与するものと素朴に信じこんでいる。しかし、予想される結果は本当に改善なのであろうか、とカスは問う。

医学は死や老化をあたかもひとつの疾病であるかのように扱い、治療の対象に化しつつある。生殖医学の研究はまもなく体外受精や人工胎盤を可能にするであろう（ちなみに、最初の体外受精児ルイーズ・ブラウンが英国に誕生するのは、一九七八年である）。優生学的目的でのクローンの利用や、心理学や神経生理学的操作による知的能力の増強、快を生み出す機械の実用化もそう遠いことではないかもしれない。人間工学的な技術は人間の条件を根本から改変する力をもつ。しかし、何が人間や社会にとってよいといえるのか、問われることはまれである。そのうえ、われわれの文明には、こうした新段階の技術に対処できる知恵が欠けている。その点を謙虚に認めれば、新しい生物医学研究に対して、従来の放任主義でいくことは許されない。十分な知恵を欠く以上、われわれは規制、延期、中断という態度をもって処するほかない。カスは、こうして、新しい技術の意味や価値を問いながら、生物医学研究を制度的に規制する必要性を説いた。

ここには、生命倫理学がまだ形をとっていなかった時代における問題意識を見ることができる。新しい段階を迎えつつある生物学や医学の研究が予測させる未来社会への懸念、それは生物医学研究の意味とともに、人間の条件や社会のあり方を根本的に問いなおそうとする志向を呼び起こすはずのものであった。その意味では、カスのいう制度的規制の問題は、先に触れた「規制の倫理」でいわれるものとはかなりニュアンスを異にしている。規制の倫理では、医療技術そのもののもつ意味よりも、その技術の受容の仕方に議論が集中するからである。「規制の倫理」は、典型的な「応用倫理学」である。そこには、カスの論文に見られるような文明論的視野に立つ問いかけと評価の意識は希薄である。

カスの場合、一九七〇年に示された問題意識は、そのまま脳神経倫理学の議論へ持ち越されることになるものであった。アメリカでは、二〇〇二年以降の展開を受けて、脳神経倫理学は急速に認知され、二〇〇四年には大統領生命倫理評議会でも集中的に議論されることになる。当時、その評議会の議長を務めたのが、カスである。カスは、脳神経倫理学が「脳科学と神経精神医学の進歩がもたらす倫理的影響（implications）」を議論するもので、「その考察の対象は、向精神薬や脳深部刺激療法の使用といった技術的介入に関わる倫理問題だけではなく、倫理的判断の本性や個人的責任の性質などをめぐる人間の自己了解に対する影響、つまり、神経科学の科学的発見にとっては副次的ともいえる領域での人間の自己了解に対する影響にも及んでいる」と述べている（President's Council 2004）。このカスの言葉に合わせるように、大統領生命倫理評議会では、神経科学、神経精神医学、それに脳神経倫理学全体の概観から始まって、神経薬理学や子どもの発達、脳深部刺激療法等々、多方面にわたる問題が取り上げられた。

ともかく、このように、サファイアが脳神経倫理学に近代の科学技術の総決算の意味をもたせようとしたのと同じ問題意識、モンスターあるいは人間工学の哲学といったものへの志向は、生命倫理学成立の背後にもすでに存在していた。その点では、生命倫理学と脳神経倫理学とは、問題意識においても深い共通性をもつといえる。しかし、このことは、脳神経倫理学が生命倫理学に完全に包摂されるということを意味しない。現実に成立した「応用倫理学」としての生命倫理学は、初発の問題意識に正面から応えるものではなかった。「応用」ということでは、モンスターの哲学たりえないのは明らかである。その意味で、脳神経倫理学には、生命倫理学的な「応用倫理学」に尽きない議論の創出をも求めるべきであるように思われる。

5 「応用倫理学」と脳神経倫理学の可能性

脳神経倫理学は、上に見たように、二〇〇二年以降、「倫理学の神経科学」、「神経科学の倫理学」、「神経科学と社会の接点」の三つの問題圏を含むべきものとして構想されてきた。このうち、後二者、「神経科学の倫理学」と「神経科学と社会の接点」は「応用倫理学」としての生命倫理学との連続性を強く意識すべき問題圏である。

しかし、脳神経倫理学はそうした「応用倫理学」としての生命倫理学には尽きない可能性をもつ。脳神経倫理学と生命倫理学とはその出発点において、いわばモンスターの哲学という問題意識をもつ点で、共通性をもっていた。しかし、生命倫理学は「応用倫理学」としてひとつの専門分野として成立することによって、そのモンスターの哲学をいわば置き去りにしてきたのである（香川 二〇〇五）。それに対して、とりわけ「倫理学の神経科学」という問題圏を自らのうちに含む脳神経倫理学は、科学技術が非人間的なモンスターをもたらすというステレオタイプな科学技術観の当否を含め、問題を根本から問う可能性を秘めている。もちろん、「倫理学の神経科学」で問題とされる事柄は、現在の神経科学研究の現状からすれば「あまりにもとっぴ」で、神経科学者の関心にはならないという指摘もある（Farah 2002）。しかし、そうした研究の現状をもって、倫理学の神経科学という問題領域を直ちに閉ざしてしまうことは、議論が始まりつつある脳神経倫理学にとって、その可能性を狭めてしまうことにしかならないであろう。

「応用された倫理学」の枠内で議論すべき事柄はもちろん、重要ではある。この点は、強調しておく必要がある。「神経科学の倫理学」をめぐる議論を踏まえながら、「神経科学と社会の接点」という問題圏に接近を試みることは、緊急性を帯びた実践的かつ学問的な課題である。しかし、そうした領域に脳神経倫理学を押し込めてしまうことは、現実の生命倫理学の展開を考えると、長期的に見れば、マイナスのはずである。その意味では、脳神経倫理学は「応用された倫理学」であるとともに、それを超えていくはずの論点を保持しながら、展開されるべきものであるように思われる。

参考文献

Beauchamp, T.L., and Childress, J.F., 1979, *Principles of Biomedical Ethics*, First Edition, Oxford University Press. トム・L・ビーチャム、ジェイムズ・F・チルドレス／永安幸正・立木教夫監訳、一九九七『生命医学倫理』成文堂（一九八九年の第三版の邦訳）

Callahan, D., 1993, "Why America Accepted Bioethics," *Hastings Center Report* A Special Supplement, November-December 1993, S8-S9.

Farah, M.J., 2002, "Emerging Ethical Issues in Neuroscience," *Nature Neuroscience* 5, 1123-1129.
Fletcher, J., 1954, *Morals and Medicine: The Moral Problems of The Patient's Right to Know the Truth, Contraception, Artificial Insemination, Sterilization, Euthanasia*, Princeton University Press. J・フレッチャー／岩井祐彦訳、一九六五『医療と人間——科学と良心の接点』誠信書房
Fletcher, J., 1960, "The Patient's Right to Die," *Harper's Magazine* (October 1960), 139-143.
Illes, J., 2006, "Preface," in Illes, J. (ed.), *Neuroethics: Defining the Issues in Theory, Practice, and Policy*, Oxford UP. イレス編／高橋隆雄・粂和彦監訳、二〇〇八『脳神経倫理——理論・実践・政策上の諸問題』篠原出版新社
香川知晶、二〇〇〇『生命倫理の成立』勁草書房
香川知晶、二〇〇五「生命倫理の成立——背景と発展」坂本百大・青木清・山田卓生編『生命倫理——21世紀のグローバル・バイオエシックス』北樹出版、一〇～二二頁
金森修、二〇〇三「汚れた知——タスキーギ研究の科学と文化」『負の生命論』勁草書房、二～一一〇頁
Kass, L.R., 1971, "The New Biology: What Price Relieving Man's Estate? Efforts to eradicate human suffering raise difficult and profound questions of theory and practice," *Science*, 174 (4011), 779-790.
National Commission for the Protection of Human Subjects of Biomedical and Behavioral Research, 1979, *The Belmont Report: Ethical Principles and Guidelines for the Protection of Human Subjects of Research*.
President's Council on Bioethics, 2004, Neuroethics, Thursday, January 15, 2004, Session 3:

Neuroscience, Neuropsychiatry and Neuroethics: An Overview, http://www. bioethics.gov/transcripts/jan04/session3.html（二〇〇八年五月一日確認）
Reich, W.T., 1978, "Introduction," in Reich, W.T.（ed.）, *Encyclopedia of Bioethics,* The Free Press, xv-xxii.
Roskies, A., 2002, "Neuroethics for the New Millennium," *Neuron* 35, July 3, 21-23.
Rothman, D.J., 1991, *Strangers at the Bedside: A History of How Law and Bioethics Transformed Medical Decision Making,* Basic Books, A Subsidiary of Perseus Books, 187. デイヴィッド・ロスマン／酒井忠昭監訳、二〇〇〇『医療倫理の夜明け——臓器移植・延命治療・死ぬ権利をめぐって』晶文社
Safire, W., 2002, "Visions for a New Field of "Neuroethics"," in Marcus, SJ（ed.）, 2002, *Neuroethics: Mapping the Field, Conference Proceedings, May 13-14, 2002, San Francisco, California,* The Dana Press, 4-9.
Safire, W., 2003, "The Risk That Failed," *New York Times,* July 10
Winkler, E.R., 1988, "Applied Ethics, Overview," In *Encyclopedia of Applied Ethics,* Vol.1, 191-196.

第二章　脳神経倫理学の展開
——成立からの経過と展望

福士珠美

PubMed はアメリカ国立衛生研究所図書館に所蔵される学術雑誌のデータベース検索システムである。このデータベースによれば、*Neuroethics* という用語が明記された学術論文は一九九〇年代には二編しか発表されなかったが、二〇〇二年からその数は増えはじめ、二〇〇七年には一三編が、二〇〇八年は三月までで既に一一編が発表されている(1)。これは、二〇〇二年に開催された国際会議「脳神経倫理学——領域のマッピング」で、脳神経倫理学のもととなった英語の *Neuroethics* という用語に「学問領域」としての定義が与えられたことを反映していると考えられる。本章では、学問分野として脳神経倫理学が成立した二〇〇二年の時点からの、欧米の学術政策動向に関する紹介と体系化を踏まえて、日本の脳神経倫理学研究の発展に必要とされる取り組みを中長期的な視点から提案していく。

1　脳神経倫理学の総論の成立

脳神経倫理学の歴史を述べる前に、一つ触れておかなくてはならない話題がある。それは、既存の生命倫理学・医療倫理学との相違が果たして実在するのか、あるいは、実在したとしても、それが一つの独立した学問領域として成立させるべき存在意義を反映するほどのものなのか、という議論がたびたび生じていることである（伊吹 二〇〇七、香川 二〇〇六、二〇〇七; Nicholas 2006）。本章はこの問題についての議論と考察を重点的に行う趣旨ではないが、筆者の立場と経験からは、以下のようなことが言える。

生命倫理学・医療倫理学は、「生命体としてのヒト」「主体としての（人格を持つ）人間」について、発生・発達（成長）・発病・老化・死といった個体の時間軸（「いつからいつまでが人間か」という人間観、死生観などに反映される価値）と、生殖・遺伝・進化など、種としての時間軸（「何から何までが固有種としてのヒトか」という定義や解釈の問題）とから構成される生物学的な二次元座標上で展開される問題を扱ってきた。脳死臓器移植や精神性疾患における前頭葉切断術など、脳神経倫理学成立前の臨床現場における脳神経科学的な倫理問題は固体の軸上で、遺伝子組み換え技術や幹細胞研究などは生物種としての軸上で取り合うことのできる倫理であったといえるだろう。

これに対し、脳神経倫理学は、核物理学、画像工学、情報通信工学、機械工学など、生物学の範疇を超えた工学分野との融合を進めていくことで生じている脳神経科学研究の問題をも扱っている。たとえば「心的状態の符号化」「機械と脳の直接的な接続による脳機能の外在化」「情報通信技術を介した個人の脳活動（あるいは心的状態と推定されるもの）の拡散や共有」「主体と客体の関係性の変化」などである。脳神経倫理学は、生命倫理学・医療倫理学が扱ってきた二次元座標に加えて、非生物学的な人工物と「生き物」としてのヒトの間を隔てていた境界線が曖昧となり、有機から無機へ、あるいは自然から人工へ、という連続性に基づいた座標軸（「どこからどこまでが一人の人間なのか、何から何までが同一人格の人間の脳の活動なのか」という人間観の変容につながる問題）が付加された三次元座標上で展開される問題と対峙している。この三番目の座標軸の存在こそが脳神経倫理学の、既存の生命倫理学・医療倫理学の単なる延長ではない、新しい学問領域としての可能性を担保していると言える。(2)

このような、既存の生命倫理学・医療倫理学の問題意識に加えて新しい問題意識と概念構造を持った研究分野としての脳神経倫理学（英語における *Neuroethics*）成立の伏線となった研究会は、二〇〇二年初頭からアメリカとイギリスで開催されている（Roskies 2002）。まず、一月に、全米科学協会と学術ジャーナル *Neuron* による脳神経科学の社会実装に関する研究会「複雑な行為の神経基盤理解——科学と社会への実装」が、二月にはペンシルバニア大学の生命倫理研究センターと脳科学研究センターが共催した研究会「生命倫理と認知科学の変革」が開催された。(3) これら二つの会議の主たる目的は、脳神経科学研究の中でも今後倫理的、社会的に影響を与えうる可能性のある研究成果と問題点を具体化し、共有することにあり、脳神経科学、政策、倫理、法律など多様な分野の専門家が一同に集り、問題提起を行っている。同様の議論はイギリスでも開催され、三月に王立協会が「脳神経科学と未来」を主催した。この会議は、二一世紀の、特に今後四半世紀における脳神経科学研究のあり方としてどのような研究領域との連携が必要になっていくかに焦点が当てられた。

こうした一連の流れを踏まえて、デイナ財団の他、スタンフォード大学、カリフォルニア大学サンフランシスコ校によって五月にサンフランシスコにて開催された先述の国際会議「脳神経倫理学――領域のマッピング」において、ウィリアム・サファイアが総合議長としてそれまでの会議においても取り上げられてきた脳神経科学研究を取り巻く倫理的、法的、社会的議論を集約し、*Neuroethics* の定義と今後の展開について具体案をまとめ、学問分野としてのニューロエシックスの成立宣言がなされたのである（Marcus 2002）[4]。

サファイアは後に、ニューヨーク・タイムズの記事によって *Neuroethics* という用語を一般に広め、脳神経倫理学の認知度を高めたことから、一部の研究者の間ではサファイア自身が *Neuroethics* の用語そのものを造語したという趣旨の分析・発表がなされている（Gazzaniga 2005; 川人ら 二〇〇六）。しかし、*Neuroethics* を初めて学術論文に用いたのは一九九二年のアネリーズ・ポンティウスの論文であり（Pontius 1989）、ポンティウス自身が一九七三年に記述した *Neuro-ethics*（Pontius 1973）、あるいは、ロナルド・クランフォードによって一九八九年に発表された *Neuroethicist* に由来して（Cranford 1989）、*Neuroethics* のつづりが派生してきたと考える方が妥当だろう[5]。

2　諸外国における各論の展開

脳神経倫理学の成立直後の二、三年は、政府機関によるトップダウン型の研究プログラムの立ち上げや財団の援助によって、脳神経倫理学の「総論の強化」と並行して「各論の整理」が行われた時期である。中でもデイナ財団の脳神経科学研究の推進プログラム「脳科学先導のためのデイナ財団連携」[6]や全米科学協会の「科学、倫理学と宗教学の対話」[7]事業は、アメリカとヨーロッパにおける啓発活動と研究者コミュニティへの活動支援において大きな役割を果たした（Illes et al. 2005）。その例として、全米科学協会主催の国際会議「私たちの脳と私たち自身——脳神経科学と責任と自己」（二〇〇五年四月、マサチューセッツ）[8]、デイナ財団の「脳週間」（日本では、NPO「脳の世紀推進会議」が受け皿となり、『世界脳週間』として日本全国で脳神経科学の一般市民向け啓発イベントを実施している）[9]や科学雑誌 *Cerebrum* における脳神経倫理学特集号[10]などがあげられる。

こうした学術雑誌の特集号のみならず、脳神経倫理学を扱った原著論文を定期的に掲載できる学術雑誌の創刊に向けた準備もこの時期から始められ、二〇〇七年の *American Journal of Bioethics: Neuroscience*（編集責任者ジュディ・イレス、Taylor and Francis）[11]の発刊や、二〇〇八年の *Neuroethics*（編集責任者ニール・レヴィ、Springer）[12]の創刊につながった。その他、イギリスの王立協会[13]とウェルカム・トラスト[14]、アメリカの北米神経科学会[15]やケック財団[16]、そしてヨーロッパ神経科学会連合[17]、ヨーロッパ医療倫理学会連合[18]などが脳神経倫理学に関する学術面、社会面双方の活動をサポートしてきた。

また、全ヨーロッパという観点からは、第六次研究開発枠組計画[19]において脳神経倫理学を含めた生命科学研究の倫理問題と二重利用（Dual use, 研究成果が人々の健康増進だけでなく軍事やテロリズムにも転用可能な状態に対する警告を表す用語として用いられている）に関する活動プロジェクトが盛り込まれ、脳神経倫理学研究の推進体制は欧米において短期間の間に成立したといえる。以下に主要国別の動向を紹介する。

アメリカ

アメリカでは二〇〇四年一月から九月にわたって大統領生命倫理評議会において脳神経倫理学が議題に上がった。取り上げられたテーマは「脳神経科学、脳神経薬理学と脳神経倫理学」、「報酬と自己決定」、「脳神経科学、脳と行動（子どもの発達）」、「脳神経科学、脳と行動（深部脳刺激）」、「脳神経科学と法」等、多岐にわたっており、認知神経科学者であるマイケル・ガザニガをはじめ、多様なバックグラウンドから招聘された委員の前で、各分野の代表的な研究者が講演を行った。スタッフが作成した資料「刑法における脳神経科学的証拠の影響の俯瞰[20]」によると、諮問委員会では「刑事法における脳神経科学の重要性」を様々な観点から整頓し、刑事法における道徳責任の役割、脳神経科学の手法を刑事法の枠組みに取り込むための事前手続きの問題、刑事法における脳イメージングの扱い、についての現状がまとめられている[21]。

その後、国立衛生研究所神経疾患研究所からの研究資金をもとに、国立衛生研究所と連携しながらスタンフォード大学が中心となって核磁気共鳴法による脳画像等から得られる偶発的所見の対処方針をまとめるなど、問題への具体的な対応が始まった。神経疾患研究所は今後一五年の脳神経科学に関する研究開発戦略「脳神経科学の青空展望」[22]の中に脳神経疾患研究に関連した倫理的、法的、社会的問題への対応を盛り込むなど、脳神経倫理学研究の推進に主導的な役割を果たしている。その成果は研究資金の配分にとどまらず、外部研究資金管理に携わる専門スタッフ（プログラム・オフィサーや科学評価官など）向けの教育プログラムに脳神経倫理学を取り上げるなどの啓発と人材育成にも及んでいる。[23]

カナダ

カナダでは二〇〇二年五月の *Neuroethics* 成立をうけて、カナダ国立衛生研究所の脳神経科学、精神衛生と依存症研究所（ＩＮＭＨＡ）[24]の主導によって脳神経倫理学研究が推進された。ＩＮＭＨＡでは、二〇〇二年一一月に「ＩＮＭＨＡ脳神経倫理学ワークショップ――カナダにおける倫理学研究への資金配分と検討課題の優先事項の確立に向けて」を主催し、脳神経倫理学の成立において先駆的な役割を果たしてきた研究者を招聘し、カナダの研究者コミュニティへの啓発を行い、[25]二〇〇四年から新興組織助成プログラムによる脳神経倫理学の学術研究への研究予算の交付が開始された。[26]また、二〇〇六年には国際ニューロエシックス・ネットワーク[27]を設立するなど、国際連携も視野にいれた精力的な研究推進体制を実践している。二〇〇七年には脳神経倫理学におけるカナダ研究教授招聘プログラムによってジュディ・イレスがブリティッシュコロンビア大学に脳神経倫理学中核機関を設立し、脳神経倫理学の e-Learning システムも盛り込んだ生命科学に関する倫理学習ウェブサイト Health Sciences Online の構築に取り掛かっている[28]。研究予算の多くが五、六年の中期的な研究期間のプロジェクトに配分されている点では、世界的にも恵まれた研究環境を実現しているといえる。

イギリス

アメリカと時を同じくしてイギリスでは王立協会が主導して脳神経倫理学の政策上についての議論が進み始めた。二〇〇四年一一月に、王立協会の出版する学術雑誌 *Philosophical Transactions of the Royal Society B: Biological Sciences* に『法と脳』の特集が組まれ、脳神経科学が社会に与える影響を主に法的な観点から見つめ、脳神経科学の進展が法のあり方そのものをどう変えていくかの可能性についての検討がなされた[29]。この特集号に加筆修正を加えた論考集が二〇〇六年にオックスフォード大学出版会から出版されている（Zeki and Goodenough 2006）。また、ウェルカム・トラストでは二〇〇五年から二〇〇六年にかけて、脳神経倫理学に特化したサマースクール「脳神経科学、倫理と社会」ならびに「心理学、脳神経倫理学と社会」が開催された[30]。二〇〇七年には「欧州における脳神経科学と社会学の連携」という五ヵ年プロジェクトがロンドン大学経済・政治学部に立ち上げられ、脳神経倫理学や神経経済学も含んだ異分野架橋型の脳神経科学研究者の育成に向けたサマースクール「学際的脳神経科学教室」の開催が予定されている[31]。また、一般向けの啓発活動としても、イギリス各地で開催される科学フェスティバルを利用した脳神経倫理学関連イベントが開催されている（Illes et al. 2005）。

ドイツ

ドイツでは、脳神経倫理学の成立と前後して、トーマス・メッツィンガーに代表される科学哲学の研究者や、ボン大学の精神科医であるトーマス・シュライファー、ヘンリック・ウォルターらによって精神神経科と脳神経科学、哲学・倫理学との融合研究、学問探査が個人ベースで進められてきた。二〇〇二年一二月にはチュービンゲン大学において生命倫理学者であるイブ＝マリー・エンゲルスが主宰した研究会「脳神経科学と人間観」に脳神経外科医、精神科医、認知神経科学者などが参加し、近年の脳神経科学の研究成果を精神疾患治療へ適用することに関しての倫理問題を含め、脳神経科学が人間の精神理解に与える影響に関する倫理的・哲学的問題についての議論を行った（Engels and Hildt 2005）。

二〇〇六年にはヨハネス・グーテンベルク大学に脳神経科学学際研究センターが設立され[32]、脳哲学（*Neurophilosophy*）を含む領域架橋型の脳神経科学研究を推進するなど、大学主導による脳神経倫理学研究は着実に進められている。二〇〇六年一一月にはヨーロッパ分子生物学研究所とヨーロッパ分子生物学機構が主催した「遺伝子、脳／心と行為」がハイデルベルグで開催されるなどヨーロッパ内での国際連携も進み始めている[33]。

イタリア

二〇〇六年にイタリアバチカン教皇庁公認レジーナ・アポストロールム大学において脳神経倫理学、ロボット倫理学（ロボエシックス）、ナノテクノロジー倫理学（ナノエシックス）の三つの研究分野をテクノロジー倫理学（テクノエシックス）と称して講義カリキュラムに組み込んだ生命倫理サマースクールが開講された(34)。イタリアはロボエシックスにおいて主導的な役割を果たしており、二〇〇四年に第一回の国際シンポジウムを開催しているが、当初から、ロボティクス研究と脳神経科学研究の融合を見越して積極的に脳神経倫理学的要素を取り入れた議論を展開している(35)。また、二〇〇七年には、イタリア神経科学会の会員を対象とした「脳神経科学者の脳神経倫理学への関心」についての意識調査が生理学者フィオレンツォ・コンティらによって実施されるなど、多様な分野の研究者から、脳神経倫理学研究推進への気運が高まっている（Conti and Corbellini 2008）。

オセアニア（ニュージーランド・オーストラリア）

欧米のみならず、オセアニア地域でも脳神経倫理学に関する学術探査が進み始めている。いずれも脳神経倫理学先進国のイギリスの関与によるところが大きい。

ニュージーランドでは、二〇〇六年に生命倫理学者バーバラ・ニコラスが生命倫理審議会に提出した資料の中で、欧米諸国を中心に一九九五年から二〇〇六年五月までに発表された脳神経倫理学に関する原著論文や学術雑誌への寄稿文を類型化し、脳神経倫理学の学問としての独自性についての調査検討を行った（Nicholas 2006）。また、ニュージーランド科学技術研究省の下部組織ナビゲーター・ネットワークでは二〇〇七年に「精神の研究展開——脳神経科学への期待と危機感」を開催し(36)、イギリスから招聘した研究者も交えて脳神経科学研究の今後二〇年間の方向性について、脳神経倫理学も含めた議論を展開しており、今後これらの成果が同国の科学政策に反映されていくものと思われる。

オーストラリアでは、メルボルン大学の応用哲学・公共倫理センターにおいて、学術雑誌 *Neuroethics* の編集責任者を務めていてイギリスのオックスフォード大学にも併任ポジションをもつ科学哲学者ニール・レヴィが脳神経倫理学に取り組んでいる。(37) 応用哲学・公共倫理センターはオーストラリア政府が九年間という長期的な資金援助を行ってメルボルン、パース、シドニーの三大学の連携型組織として設立しており、外国人研究者を職員として迎え入れるための柔軟性を持った雇用制度を取り入れ、自国の資金だけでなく、外国人研究者が他国の研究資金を申請することを積極的に受け入れて、国際連携活動を強化している。このような背景から、今後オセアニア地域における研究者層の拡大や、オセアニア主導型の学術集会など、研究活動が活発になることが予想される。

3　日本における脳神経倫理学の成立と展開

日本の科学政策において、脳神経科学研究の社会的・倫理的影響について最初に言及されたのは、一九九〇年代に遡る。科学技術会議「ライフサイエンス部会脳科学委員会」の作成した「脳に関する研究開発についての長期的な考え方(38)」において脳神経科学研究の推進にあたっては倫理的配慮を十分に行う旨が明記されているほか、文部省科学技術会議生命倫理委員会(39)においても脳神経科学研究者が社会的・倫理的問題にもっと目を向けるべきだという趣旨の発言が見られる。しかしながら、これらの議論は政策や学術研究に明確に反映されたとは言いがたい。

脳神経倫理学に関する学術的な議論が本格化したのは、(独)科学技術振興機構社会技術研究開発センターに「脳科学と社会」研究開発領域の設立に先だって二〇〇二年から開催された、文部科学省の「脳科学と教育に関する懇談会」においてだと考えられる。懇談会報告書には「『脳科学と教育』研究は人、特に脳に関わる研究が中心であることから、倫理的配慮を十分に講じることや、研究計画などに関する十分な情報発信を通じて、社会の理解や協力を得て進めていくことが他の分野の研究以上に重要である」と記載されている。(40) また、一九九七年に科学技術会議「ライフサイエンス部会脳科学委員会」において策定された脳神経科学研究開発戦略ロードマップ「脳に関する研究開発についての長期的な考え方」(41) に基づいて展開されてきた日本の脳神経科学研究開発戦略に二〇〇二年から「脳を育む」研究開発領域が追加されたほか、経済協力開発機構における「発達と学習の脳科学」研究プロジェクト等においても、脳の発達機序に関する生物学的研究や乳幼児の脳に直接介入する手法が取り上げられるようになり、多様な被験者層に対応した倫理的配慮の必要性と研究成果の社会的影響を懸念する声が聞かれるようになった（Illes et al. 2005）。

これらの流れを踏まえて、二〇〇四年一〇月当時「脳科学と社会」研究開発領域統括であった小泉英明が「脳神経倫理研究グループ」を設置し、佐倉統をグループリーダーとして招聘した。佐倉統は異分野架橋型の学問として脳神経倫理学を推進するためには、多様な分野からの参画者が必要だという認識から「脳神経倫理ボード会議」を設置し、専従の研究員を配置して脳神経倫理学研究に取り組んだ（佐倉・福士 二〇〇七）。ボード会議には脳神経科学のみならず、行動遺伝学、生命倫理学、科学ジャーナリズムなどのほか、脳神経科学に関する多様な研究分野——神経生理学、脳機能イメージング、分子生物学、など——からも研究者が参画している。このボード会議が中心となって、二〇〇五年二月に第一回「脳神経科学と倫理」ワークショップを開催した。[42] 研究分野としての立ち上げまでに、欧米における脳神経倫理学の成立から約三年遅れている計算になる。㈱科学技術振興機構社会技術研究開発センターでは、その後二〇〇七年まで「脳神経科学と倫理」ワークショップを継続し、研究者コミュニティのみならず、一般社会に向けた脳神経倫理学の啓発に一定の貢献を果たした。[43]

脳神経倫理学の成立は欧米に比べて遅れをとったものの、その後の国内の脳神経倫理学研究の展開はかなり急ピッチである。日本の脳神経科学研究者コミュニティの最大組織である日本神経科学会では二〇〇五年大会から脳神経倫理学に関する学術セッションをほぼ毎年開催しているほか、[44] 生命倫理学研究者コミュニティの代表格である日本生命倫理学会でも二〇〇五年に脳神経倫理学について大会特別講演として取り上げた後（小泉 二〇〇六）、二〇〇六年大会からは学術セッション枠によって発表・議論が続いている。[45] 二〇〇七年には、日本生命倫理学会をはじめ、科学基礎論学会（秋の例会）、科学哲学会、科学技術社会論（ＳＴＳ）学会が脳神経倫理学に関連したセッションを行っている。二〇〇八年には上記学会の他、日本宗教倫理学会（夏季研修会）ならびに医学哲学・倫理学会でも脳神経倫理学が取り上げられる予定である。

二〇〇七年は特に政策面で大きな動きがあった。まず、一月から二月にかけて、㈱科学技術振興機構研究開発戦略センター海外技術比較事業の一つとして、米国における脳―機械インターフェイスの研究開発動向調査が実施され、脳神経科学研究者のみならず科学行政担当者と脳神経倫理学研究者を交え多方面から脳―機械インターフェイスの研究推進体制に関する訪問調査が行われた。[46]

その他、新エネルギー・産業技術総合開発機構国際共同研究先導調査事業による「ニューロサイエンスにおける安全性とわが国のライフサイエンス分野の研究活動への影響」調査チームが、欧米における脳深部刺激治療の安全性担保の現状と将来の技術的課題に関する訪問調査を行った。この調査チームでは生命倫理学者である高木美也子を代表者として、日本の脳深部刺激治療を代表する日本大学脳神経外科の片山容一をはじめとした、脳神経外科医、そして刺激電極や刺激装置に関連した材料化学研究者といった研究開発者と生命倫理学、脳神経倫理学研究者が一つのチームを組んでいる。

同年六月には総合科学技術会議生命倫理・安全専門調査会において脳神経倫理学が議題として取り上げられた(47)。また、文部科学省「脳科学研究の推進に関する懇談会」が報告書「脳科学ルネッサンス」を発表し(48)、脳神経科学研究推進のための制度改革や促進策の提言とともに、脳神経科学研究における倫理面の検討の重要性に関しても言及し、その議論が同年一一月に設立された同省科学技術・学術審議会「脳科学委員会」においても継続されている(49)。

これら欧米の脳神経倫理学研究の展開動向と日本における推移を比べると、いくつか気づく点がある。

まず、欧米にはボトムアップで新しい研究領域の必要性が唱えられた時に、すぐさま研究会を開催し論文集を刊行するという、柔軟な対応ができる執行体制と財政基盤を伴う非政府組織が少なからずある（全米科学協会、デイナ財団、王立協会、ウェルカム・トラスト等）。これらの組織は単一の学会ベースではなく、関連諸領域の学会連合や政府、そしてメディアを通した一般社会への連絡調整役ともなって総合的に学問的な流れを作り、非政府組織と政府内の政策担当組織の連携がわずか一、二年のうちに整ってきて、研究予算として、あるいは政策として活動成果が実効力を持つ構造ができている。

もう一つの特徴は、この過程において、ボトムアップ的に研究者側から提供された情報をくみ上げ、現状を整理し、議論の場を設定し、統一見解に纏め上げるためのコーディネイトに長けた個人や集団が学問分野としての成立初期から存在しており、彼らが主導して次世代の人材育成に早くから着手していることである。そのような文脈から捉えると、欧米では総論的議論と検討すべき各論の抽出、という「体制構築」が行われた二〇〇二年から二〇〇五年までの時期と、二〇〇五年頃から本格化した、各論に関する調査検討や人材育成など「活動実践」の時期が比較的はっきりと分けられる。

一方、日本では、二〇〇五年以降の短い期間に「体制構築」と「活動実践」を一気に行ってきた。その過程で多様な研究分野から脳神経倫理学への急速な参入が進んでいるものの、欧米での脳神経倫理学の追従に終始して対応が後手にまわっていた印象は否めない。欧米では脳神経倫理学の成立に先立って多様な分野の研究者コミュニティの協働型研究会が頻繁に開かれ、意見の集約が行われていたが、日本では伏線となる会議がほとんど脳神経科学と教育に関連した省庁レベルでの議論に終始していた。また、科学哲学、倫理学の中で議論されてきた「心の哲学」「脳哲学」分野の議論との融合が、脳神経倫理学の成立後、急速に展開してきた点もあわせると、[50] 日本には、広範な学問分野から寄せられるボトムアップの意見の集約と政府側への働きかけの両方に長けた知識人集団や組織体制、何よりもそうした需要への「気づき」自体がまだまだ不足している、と言わざるを得ないだろう。

もう一つ、現状における大きな問題は、実働的な研究者・指導者数が不足している点である。近年、博士論文やポスドク研究のテーマに脳神経倫理学を取り上げる若手研究者が（特に哲学・倫理学分野において）増加傾向にあると同時に、脳神経科学コミュニティからの活動連携の需要も増えている。しかし、脳神経倫理学に専従的に取り組んでいる研究者がごくわずかで、それらの需要を満たすには至っていないのだ。特に、現在の脳神経倫理学コミュニティの多くが科学史、科学哲学、倫理学などの学問探査分野を専門とする研究者であり、研究倫理や医療倫理、あるいは脳神経科学研究といった、実践的な分野を専門にした脳神経倫理学研究者が不足している。以上を踏まえると、現在の日本が取り組むべき課題とは、脳神経倫理学の学術基盤を強化し、科学政策決定プロセスに調査研究の成果を短期的に反映させられるような即戦力となる人材を早急に養成していくことではないだろうか。

最後に、継続的な活動支援を行う組織構築と予算体制の立ち遅れの問題を、現状のみならず将来的な課題として取り上げたい。現在、脳神経倫理学教育に主導的な役割を果たしている東京大学大学院総合文化研究科を拠点とするグローバルCOEプログラム「共生のための国際哲学教育研究センター」[51]も、研究面での先鞭をつけた㈱科学技術振興機構社会技術研究開発センター「脳科学と社会」研究開発領域も[52]、期限付きの財源によって脳神経倫理学の研究関連活動を支えているのが現状であり、国際交流を含めた情報収集や学問探査を行うのに十分な体制がいつまで維持できるのか、不確定な要素が多い[53]。まずは、脳神経倫理学研究に確実に研究と振興のための予算が配分されるようにするためのアクション——先端科学研究開発と同時進行可能な倫理対応の必要性の提示と、それを支える人材の確保には相応の財政支援が欠かせないというアピール——が脳神経倫理学コミュニティから発せられ、またそれを脳神経科学コミュニティや生命倫理学や科学政策コミュニティとも連動させて大きな需要を生み出しながら、政府機関に影響を与えていくことが重要だろう。

4　脳神経倫理学の国際連携

総論的枠組みの強化と各論的倫理問題の展開

脳神経倫理学の歴史において、二〇〇二年は成立の年として特別な意味をもって刻まれるが、次なるターニングポイントは、国際連携と全世界に向けた情報発信、啓発活動が本格化した二〇〇六年であるといえる。この年の五月に、脳神経倫理学に特化した国際学会組織ニューロエシックス・ソサエティ[54]がアメリカで設立されたほか、先述のように国際ニューロエシックス・ネットワークがカナダにおいて設立されている。両組織は二〇〇七年一月に活動提携を宣言した[55]。二〇〇八年からはニューロエシックス・ソサエティ単独の学会大会が開始されることが決まっている。また、ドイツ連邦文部科学省（ＢＭＢＦ）は、カナダとフィンランド、ドイツ三国間共同の脳神経倫理学の研究プロジェクトに絞った研究資金の提供をはじめ、積極的に脳神経倫理学研究の支援を開始した[56]。

このように、国際連携という観点からも、脳神経倫理学は「総論強化による設立期（二〇〇二年～二〇〇五年）」と「各論探査による学術基盤の形成と研究推進体制の確立期（二〇〇六年～）」への移行が時間的に分けられている。

国際ニューロエシックス・ネットワークは二〇〇六年一〇月に開催された北米神経科学学会においてラウンドテーブルセッションを開催し、今後数年間の脳神経倫理学の展開について、「（学術面、政策面、予算面における）能力向上と人材育成」「脳科学技術（幹細胞研究、創薬、脳機能画像）」「神経薬理学」「特に発展途上国における（脳神経倫理学の）啓発・教育活動と専門家養成」という四つの重点課題を挙げ、国際連携を強化し、世界各国の政府組織、学会組織、資金配分機関に働きかけを行うために、国ごとの担当者のほか、ターゲットとなる組織ごとに交渉担当者が決められた。特に、能力向上と人材育成に関しては、働きかけるべき組織（公的な資金配分機関から研究所、企業まで）の候補が挙げられた。二〇〇七年のラウンドテーブルセッションでは、スイスからも代表者が参加し、それぞれが二〇〇六年の決定事項に基づいた一年間の活動成果（啓発活動の報告や研究助成件数、資金源の内訳など）と今後の活動予定、現状における問題点などについての報告を行ったほか、ニューロエシックス・ソサエティへの会員登録数を増やすための戦略についての意見交換が行われた。このような、ニューロエシックス・ソサエティと国際ニューロエシックス・ネットワークの総論的な国際連携体制の強化のみならず、研究者コミュニティ主導型の各論的な国際連携も具体化してきている。顕著な例として、本章では脳深部刺激に関する倫理対応を紹介する。

二〇〇七年八月にペンシルバニア州立大学が主催し、アメリカ国立衛生研究所が後援団体に名を連ねた国際会議「移植による変革——神経義肢の倫理問題」が開催された(57)。この会議には、約七〇名の脳神経科学者、臨床神経外科医、脳神経倫理学者、生命・医療倫理学者がアメリカのみならず、フランス、ウクライナ、カナダ、日本などから参加し、脳—機械インターフェイスのうちでも最も実用化が進んでいる技術のひとつである、脳深部刺激による精神神経疾患の治療にむけた議論が行われた。具体的には、臨床研究の現状における倫理的問題の提起と、運動神経変性疾患や脊髄損傷、四肢切断患者向けの補そう技術としての脳—機械インターフェイスがもたらす将来的な懸念などが話し合われた。会議にはアメリカ国立衛生研究所に所属する複数の研究所のプログラムディレクターも参加し、臨床治験と医療応用に向けた倫理問題の論点整理と問題意識の共有が図られた。

脳深部刺激の精神神経疾患治療研究における倫理と安全基準に関しては、二〇〇七年九月にジョンズホプキンス大学「バーマン生命倫理研究所」の主催による「気分・思考・行為障害のための脳深部刺激――科学的倫理的問題」会議において、より具体的かつ実践的な対応が進められている[58]。この会議は米国のほかベルギーとドイツから三〇名ほどが参加した招待者限定の会議であったが、精神科医、神経内科医、脳神経外科医、神経科学の基礎研究者、生命倫理学者、科学行政官、財団プログラム・オフィサー、看護師など医療従事者、患者など多様なステークホルダーによって、精神神経疾患における脳深部刺激治療の適用基準と安全性の確保のための議論が行われた。具体的には「精神症状に関する脳深部刺激を用いた臨床治験の実施デザインに関するコンセンサスを研究者間で確立する」「臨床治験に協力する被験者の保護、有効なインフォームド・コンセントを提供する能力が潜在的に低下していることに配慮した脳深部刺激の実施基準を確立する」という、二つの目的を達成するための議論である。この会議で得られた合意事項は、今後世界規模の統一基準として発展させるべく、関係者の間で公表に向けた準備が進んでいる[59]。

日本発の国際連携とアジアへの脳神経倫理学の展開

これまで、脳神経倫理学の成立と展開を主導してきた欧米諸国を中心に研究動向と国際連携について紹介してきたが、アジア・オセアニア地域においても、脳神経倫理学研究が着実に発展していること、またその過程に日本の研究者コミュニティが少なからず関与していることにも触れておきたい。㈱科学技術振興機構社会技術研究開発センターは、二〇〇六年七月に国際ワークショップを開催した。(60)このワークショップには脳神経倫理学研究の第一人者であるジュディ・イレスと共に、中国出身でアメリカ国立神経疾患研究所プログラムディレクターを務めるダオフェン・チェンが発表を行い、単なる西洋型脳神経倫理学の紹介や追従ではない、多様な文化、宗教を包括できる脳神経倫理学の展開の必要性と可能性についての議論が行われた。

アジア・オセアニア地域における生命倫理学の啓発と普及に主導的な役割を果たしているのが国際連合教育科学文化機関（ユネスコ）である。欧米諸国を中心とした国際連携が本格化した二〇〇六年と時を同じくして、ユネスコバンコク事務所のダリル・メイサーの主導によって、生命倫理学の啓発と普及活動項目の中に脳神経倫理学が加えられるようになってきた。二〇〇六年にはユネスコバンコク事務所と連携活動を行っているユーバイオス倫理学研究所がアジア諸国における生命倫理教育のために作成したテキストに *Neuroethics* が取り上げられ（Macer 2006）、同年七月には生命倫理教育に関する国際ワークショップ「ユネスコアジア―太平洋地区生命倫理教育会議」においても脳神経倫理学研究者を発表に加えるなど、生命倫理学研究者コミュニティへの啓発が図られた。(61)

ユネスコのワークショップは招待制であったが、二〇〇七年三月に開催された第八回アジア生命倫理学会において筆者らが脳神経倫理学のセッションを企画し、アジア圏の生命倫理学コミュニティに向けた脳神経倫理学研究の啓発が本格化した。筆者らのグループのほか、先述のダオフェン・チェン、そしてインド生命倫理学会会長であったジャヤパル・アザリアが話題提起を行い、依存症の治療やカウンセリングにおける倫理問題と神経薬理研究の関わりや、普遍的な科学的事実に基づく倫理や安全性の問題、そして多様な文化、価値観、そして東西の哲学間の違いを踏まえた脳神経倫理学を構築する必要性について議論された。二〇〇八年のアジア生命倫理学会でも脳神経倫理学セッションは継続して企画される予定である。[62] このような、財団や国家予算の援助に頼らない、学会や国際機関主導型のアジア・オセアニア脳神経倫理学連携体制の構築が進み始めたことは、欧米における国際連携とは異なるタイプの「科学と倫理に関する問題の新しい連携のあり方」を示していると言えよう。また、科学研究予算基盤が弱いと考えられるアフリカや中南米諸国に対して、脳神経倫理学の啓発と普及の方法論を呈示できる可能性を含んでいる。

その他の国際連携として、東京大学大学院総合文化研究科を拠点とするグローバルCOEプログラム「共生のための国際哲学教育研究センター」では、中期教育プログラム「脳科学と倫理」を設定し、二〇〇七年からトーマス・メッツィンガーをドイツより招聘して大学院生を対象とした脳神経倫理学特別集中講義を開講している。このプログラムにかかわっている信原幸弘らは近い将来にオーストラリアよりニール・レヴィを招聘する構想を持っており、環太平洋地域としての脳神経倫理学研究交流の促進が期待されている。また、二〇〇六年より熊本大学医療倫理講座が主導して英語を原典とする脳神経倫理学の論考の翻訳出版に向けた準備が進められているほか、二〇〇八年には科学技術振興調整費「意識の先端的脳科学がもたらす倫理的・社会的・宗教的影響の調査研究」プロジェクトによって国際公開シンポジウム「人間改造のエシックス ブレインマシンインターフェースの未来」[63]が開催されるなど、様々な大学や研究チームが独自性を活かした国際連携を行い始めた。一方、日本の脳神経科学研究者コミュニティからは、今後の国際連携における課題として、中国をはじめとした東アジア地域における脳神経科学研究の進捗状況や脳神経疾患治療の現状をもっと調査すべきではないか、との指摘がある。これは日本のみならず、ドイツなど欧米の脳神経科学コミュニティからも寄せられている。[64]

　このように、アジアにおいて、この二、三年の間に脳神経倫理学研究に主導的な役割を果たす研究者層が出現してきたこと、また日本の研究者が主導する国際連携が一定の活動実績を持ち始めたことは、欧米依存ではない全世界規模での脳神経倫理学の国際ネットワーク形成を推進しているという点で一定の評価ができるだろう。しかし、これらの動きは、前述のように、日本における継続的な研究推進体制とそれを支える財政的基盤の強化なくしては一過的な「総論の強調」に終わってしまいかねない。[65]個々の研究チームベースでの国際連携のみならず、国内の研究者コミュニティがまず密な連携をもって「オールジャパン」体制を強化し、そこから「オールアジア」「オールパンパシフィック」のような「ローカルな国際連携」を推進していく算段が必要だろう。そして、宗教、文化、政治経済などの多様性に見合った形での「ローカルな国際連携」が、結果的に全世界規模での脳神経倫理学の推進、具体的にはニューロエシックス・ソサエティの会員増や、国際ニューロエシックス・ネットワーク参加国の増加に結びつく新たな方法論の呈示につながるよう、現在の日本とアジアを取り巻く脳神経倫理学の活動を役立てていかなくてはならない。

謝辞

本稿において書かれた内容は、（独）科学技術振興機構社会技術研究開発センター「脳科学と社会」研究開発領域（領域総括：小泉英明）計画型研究開発（研究統括：山縣然太朗）脳神経倫理研究グループの調査研究成果を主としている。グループリーダーの佐倉統教授（東京大学情報学環）には草稿段階から本稿の内容について貴重な助言をいただいた。また、本論文の内容の一部は（独）科学技術振興機構研究開発戦略センター（ＪＳＴ／ＣＲＤＳ）の主催したG-TeC「ブレイン・マシーン・インターフェイス」、ならびに（独）新エネルギー・産業技術総合開発機構（ＮＥＤＯ）国際共同研究先導調査事業「ニューロサイエンスにおける安全性とわが国のライフサイエンス分野の研究活動への影響」の成果であり、特にG-TeC 訪問調査コーディネイトおよび成果とりまとめを担当された吉田明フェロー（ＪＳＴ／ＣＲＤＳ）、ＮＥＤＯ研究調査責任者の高木美也子教授（日本大学総合研究所）に深謝いたします。

注

（＊以下に示すインターネットのＵＲＬは、すべて二〇〇八年三月三一日現在で確認したものである。）

（１） http://www.ncbi.nlm.nih.gov/sites/entrez

（2）筆者は有機から無機へ、あるいは自然から人工へ、という連続性を「三番目の座標軸」と捉えているが、これは、ベイリー・マズリッシュの唱えた「第四の境界」における人間と機械をめぐる連続性の定義に関する問題意識と共通していると考えられる（Mazlish 1993）。

（3）http://www.neuroethics.upenn.edu/pennneuro.html

（4）この会議中に *Neuroethics* のつづりそのものの定義についてスタンフォード大学のヘンリー・グリーリーから疑問を呈する発言があり、アルバート・ジョンセンらによる議論があったが *Neuroethics* が学術用語として定着することとなった（Marcus 2002: 309）。

（5）ただし、両者共に、現在の脳神経倫理学に比べて狭義な内容であった。ポンティウスは、新生児歩行反射が消えた後に乳児に歩行訓練を実施したゼラゾの報告（Zelazo et al. 1972）に対する批判として「神経科学の倫理」の問題を指摘している（香川 二〇〇七）。一方、クランフォードは、神経内科医たちは神経学的な事実の理解力と臨床現場での倫理的ジレンマの経験を持ち合わせているのだから、神経学的な事実の明示と倫理的法的問題を統合することによって（倫理委員たちを）教育し助言する重要な能力をもって倫理審査委員の職務を果たすべきである、との考えから医療倫理の範疇において *Neuroethicist* を比喩的に用いたと考えられる。

（6）http://www.dana.org/danaalliances/about/

（7）http://www.aaas.org/spp/dser/

（8）http://www.aaas.org/spp/dser/02_Events/Conferences/CF_2005_04_1719_Neuro/index.shtml

（9）http://edab.dana.org/baw/index_en.cfm

（10）http://www.dana.org/news/cerebrum/archives.aspx

（11）http://www.bioethics.net/

(12) http://www.springer.com/philosophy/ethics/journal/12152

(13) http://royalsociety.org/

(14) http://www.wellcome.ac.uk/

(15) http://web.sfn.org/

(16) http://www.wmkeck.org/

(17) http://fens.mdc-berlin.de/

(18) http://www.eacmeweb.com/

(19) http://ec.europa.eu/research/fp6/index_en.cfm?p=0_newsite

(20) *Neuroethics* Transcripts by The President's Council on Bioethics http://www.bioethics.gov/topics/neuro_index.html

(21) しかし、それらを踏まえて、刑事法において脳神経科学研究がどのように今後取り込まれていくべきかという統一見解を示す文面はなく、公式報告書の公開にも至っていない（二〇〇八年三月現在）。

(22) http://www.ninds.nih.gov/about_ninds/plans/strategic_plan/blue_sky_vision.htm

(23) http://nihrecord.od.nih.gov/newsletters/2007/04_06_2007/briefs.htm

(24) http://www.cihr-irsc.gc.ca/e/8602.html

(25) www.cihr-irsc.gc.ca/e/documents/EthicsWorkshop_FinalRpt_0301.pdf

(26) http://www.cihr-irsc.gc.ca/e/16171.html

(27) http://neuroethics.ubc.ca/INN/

(28) http://hso.info/

(29) Philosophical Transactions of the Royal Society B: Biological Sciences "Law and the brain" 特

集が組まれた二〇〇四年一一月号（Volume 359, Number 1451）は次のURLより全文の閲覧が可能である。 http://journals.royalsociety.org/content/jtuvum3364y4/?p=aa08ffe6dc344d748e30ce56e2f898de&pi=46

（30）次のURLより閲覧できるサマースクール開催趣旨からもわかるように、イギリスでは脳神経倫理学の専門知識をもった研究者、職業人の養成を優先課題としてサマースクールを開催した。 http://www.wellcome.ac.uk/stellent/groups/corporatesite/@msh_grants/documents/abstract/wtx027339.pdf

（31）http://www.neurosocieties.eu/

（32）http://www.izn.uni-heidelberg.de/

（33）http://www.embl.org/aboutus/sciencesociety/conferences/2006/scope06.html

（34）http://www.upra.org/articulo.phtml?se=3&id=2049

（35）http://www.roboethics.org/sanremo04/index.php

（36）http://www.morst.govt.nz/current-work/futurewatch/neuroscience/

（37）http://www.cappe.edu.au/index.htm

（38）http://www.mext.go.jp/b_menu/shingi/kagaku/70604.htm#21

（39）http://www.mext.go.jp/a_menu/shinkou/shisaku/gijiyo2.htm

（40）http://www.mext.go.jp/b_menu/shingi/chousa/gijyutu/003/toushin/03071003/003.htm

（41）http://www.mext.go.jp/b_menu/shingi/kagaku/70604.htm

（42）「第1回「脳神経科学と倫理」ワークショップ《脳神経科学は新たな生命倫理を必要とするか》」（二〇〇五年二月二八日、東京開催）は（独）科学技術振興機構社会技術研究開発センターから報告書が出版されている。

(43)「第2回「脳神経科学と倫理」ワークショップ《子どもをめぐる脳科学研究と関連諸領域の対話——乳幼児の発達研究を通して考える倫理》(二〇〇六年一月二八日、東京開催)」ならびに「第3回「脳神経科学と倫理」ワークショップ《赤ちゃんの脳、子どもの脳——科学と育ちと学びの倫理》(二〇〇七年三月四日、札幌開催)」は報告書が同センターより出版されている。

(44) http://www.jnss.org/japanese/meeting/symposium.html

(45) http://wwwsoc.nii.ac.jp/jab2/

(46) http://crds.jst.go.jp/output/pdf/06gr07.pdf

(47) http://www8.cao.go.jp/cstp/tyousakai/life/haihu44/haihu-si44.html

(48) http://www.lifescience.mext.go.jp/download/39th/39-5-3.pdf

(49) http://www.lifescience.mext.go.jp/council/board.html

(50) 主な例として、玉川大学二一世紀COE全人的人間科学プログラム「生命観研究グループ」(二〇〇二〜二〇〇六年度)を母体とした同大学脳科学研究所「脳科学リテラシー部門」の活動(中山・坂上 二〇〇八)や、文部科学省特定領域研究「統合脳」五領域が二〇〇七年二月に開催した「統合脳」学際領域研究会があげられる。また、二〇〇八年四月に大学共同利用研究法人自然科学研究機構の生理学研究所内に「多次元共同脳科学推進センター」が設立された。

(51) http://utcp.c.u-tokyo.ac.jp/programs/mid-brain/

(52) http://www.ristex.jp/examin/brain/plan/index.html

(53) 文部科学省が二〇〇七年に行った「長期的展望に立つ脳科学研究の基本的構想及び推進方策について(諮問)」における言及を受け脳神経倫理学関連予算の配分が予想されている。諮問の内容は次のURLより閲覧可能である。 http://www.mext.go.jp/b_menu/houdou/19/10/07101810.htm

（54）　http://www.neuroethicssociety.org/
（55）　宣言によると、国際ニューロエシックス・ネットワークは主に財政面での国際連携の強化や学術集会の充実を目指した活動を推進し、ニューロエシックス・ソサエティは脳神経倫理学の世界的な普及や国際ニューロエシックス・ネットワークの活動の広報的役割を担うとされている。連携宣言については、次のURLより閲覧可能である。　http://www.neuroethicssociety.org/news/NSINNAlilgnment.html
（56）　http://www.gesundheitsforschung-bmbf.de/en/1592.php
（57）　プログラムは次のURLより閲覧可能である。この会議の背景には、脳―機械インターフェイスの研究開発コミュニティが軍事開発と別個に臨床研究の推進と保護のためのガイドラインの設置の必要性を認識し始めたことがある（福士・佐倉 二〇〇七、福士 二〇〇七も参照）。　http://www.esm.psu.edu/wiki/research:sjs 49:conference_on_ethics_of_neural_prosthetics
（58）　http://www.bioethicsinstitute.org/web/page/454/sectionid/377/pagelevel/3/interior.asp
（59）　会議の開催には二〇〇五年に始まったトーマス・シュライファーが主宰するコンソーシアムの役割が大きい。コンソーシアムと会議の目標は、「適切な治療と研究のための勧告」を世界各国の関連研究や医療現場で適用できるよう、高い評価、権威をもつ医学雑誌に発表し、各国の政府主導で規制を行うより効率的で実効的な勧告の運用を行うことである。同様の取り組みとしては、国際幹細胞研究学会の「幹細胞の臨床応用に向けた道筋作り」という調査特別委員会が挙げられる（Daley et al. 2008）。
（60）　第1回「脳神経科学と倫理」国際ワークショップ《脳と社会と倫理の対話》（二〇〇六年七月、東京開催）は、㈱科学技術振興機構社会技術研究開発センターから報告書が出版されている。
（61）　ワークショップはユネスコ韓国支部と韓国梨花女子大生命倫理と政策研究所の設立記念行事をかねて二〇〇六年七月に開催された。また、ワークショップ参加者による「よりよい生命倫理教育に向けた生命倫理教育者の地域連携活動に関する共同提案」全文は次のＵＲＬより閲覧可能である。 http://www.unescobkk.org/fileadmin/user_upload/shs/BEfiles/BioethicsActionPlan.pdf#search='UNESCO AsiaPacific bioethics education'

（62） http://www.eubios.info/ABA.htm

（63） http://hbrc.kuhp.kyoto-u.ac.jp/nourinri/IS_neuroethics.html

（64） ㈱新エネルギー・産業技術総合開発機構（ＮＥＤＯ）平成一九年度国際共同研究先導調査事業「ニューロサイエンスにおける安全性とわが国のライフサイエンス分野の研究活動への影響」報告書（p.106 ならびに p.300）参照。

（65） アジア型生命倫理・医療倫理については、位田隆一らにより生命科学研究状況の多様性と、科学政策・医療の多様性双方を鑑みた生命倫理のアジア的要素の抽出・考慮による「全アジアに共通の生命倫理」の導出をめざした動きが見られたが、活動支援基盤であった科学技術振興調整費の終了と共にその活動が停滞してしまっている（位田 二〇〇四）。

参考文献

Conti, F., and G. Corbellini, 2008, "Italian Neuroscientists are ready to start debate," *Nature* 451,7.

Cranford, R.E., 1989, "The Neurologist as Ethics Consultant and as a Member of the Institutional Ethics Committee. The Neuroethicist," *Neurologic Clinics* 7.

Delay, G., Q. I. Hyun, and O. Lindvalll, 2008, "Mapping the Road to the Clinical Translation of Stem Cells," *Cell Stem Cell,* 2.

Engels, E.-M. and E. Hildt（Edited）, 2005, *Neurowissenschaften und Menschenbild,* Paderborn: Mentis-

Verlag.
福士珠美・佐倉統、二〇〇七「脳‐機械インターフェイス研究開発の倫理実装」『計測と制御』二〇〇七年一〇月号
福士珠美、二〇〇七「Brain-Machine Interface 研究開発のための倫理とガバナンス――日米における取り組みの現状と将来展望」『信学技報』一〇七巻二六三号
Gazzaniga, M.S., 2002, *The Ethical Brain*, Washington DC: Dana Press. マイケル・ガザニガ／梶山あゆみ訳、二〇〇五『脳のなかの倫理』紀伊國屋書店
伊吹友秀、二〇〇七「ニューロエシックスと生命倫理――いかなる意味でニューロエシックスはひとつの独立した学問でありうるか」『実践哲学研究』二〇〇七年一一月号（第三〇号）
位田隆一、二〇〇四「文部科学省科学技術振興調整費による研究課題　アジアにおける生命倫理の対話と普及報告書」平成一三・一四・一五年度科学技術振興調整費調査研究報告書
Illes, J., 2005, *Neuroethics: Defining the Issues in Theory, Practice, and Policy*, New York: Dana Press.
Illes, J., C. Blakemore, M.G. Hansson, T.K. Hensch, A. Leshner, G. Maestre, P. Magistretti, R. Quirion and P. Strata, 2005, "International perspectives on engaging the public in neuroethics," *Nature Review Neuroscience* 6.
香川知晶、二〇〇六「ニューロエシックスの新しさ」『現代思想』二〇〇六年一〇月号
香川知晶、二〇〇七「神経倫理学の歴史的展開」『科学基礎論学会秋の例会要旨集』二〇〇七年一〇月 http://phsc.jp/dat/rsm/20071O132_2.pdf.
川人光男・甘利俊一・外山敬介、二〇〇六「"脳を活かす" 新しい潮流」『科学』二〇〇六年四月号
小泉英明、二〇〇六「脳科学研究における生命倫理の意味するところ」『生命倫理』一六巻一号、一二一～一二八

頁
Macer, D., 2006, *A Cross-Cultural Introduction to Bioethics*, Bangkok: Eubios Institute.
Marcus, S.J., ed., 2002, *Neuroethics: Mapping the Field*, Washington, DC: Dana Press.
Mazlish, B., 1993, *The Fourth Discontinuity: The Co-Evolution of Humans and Machines*, New Haven & London: Yale University Press. ベイリー・マズリッシュ／吉岡洋訳、一九九六『第四の境界——人間－機械（マン－マシン）進化論』ジャストシステム
中山剛史・坂上雅道、二〇〇八『脳科学と哲学の出会い——脳・生命・心』玉川大学出版会
Nicholas, B., 2006, *Neuroethics: A Literature Review Prepared for Toi te Taiao: the Bioethics Council*, Christchurch: Bioethics Council of New Zealand, Online accessed on March 27, 2008: http://www.bioethics.org.nz/publications/neuroethics-review-jul06/html/index.html.
Pontius, A.A., 1973, "Neuro-ethics of "walking" in the newborn" *Perceptual and Motor Sills* 37.
Pontius, A.A., 1993, "Neuroethics vs. Neurophysiologically and Neuropsychologically Uninformed Influences in Child-rearing, Education, Emerging Hunter-Gatherers, and Artificial Intelligence Models of the Brain", *Psychological Report* 72.
Roskies, A., 2002, "Neuroethics for the New Millenium," *Neuron*, 35
佐倉統・福士珠美、二〇〇七「脳神経倫理——脳科学と社会の健全な関係をめざして」『生命倫理』一七巻一号
Zeki, S. and O. Goodenough, ed., 2006, *Law and the Brain*, New York: Oxford University Press.
Zelazo, P.R., N.A. Zelazo and S. Kolb, 1972, ""Walking" in the newborn", *Science* 176 (4032).

第三章　歴史にみる脳神経科学の倫理問題
――骨相学、精神外科、そして現代

奥野満里子

1　はじめに

脳神経科学をめぐる倫理問題が生じたのは近年が初めてではない。脳の科学を銘打って華々しく登場しながら、大きな社会問題をひきおこし衰退していった幾つかの「失敗例」が過去にはある。中でも有名なのは、一九世紀の骨相学（Phrenology）と、二〇世紀半ばに隆盛を極めた前頭葉ロボトミー手術をはじめとする精神外科手術（Psychosurgery）である。骨相学とは頭蓋骨の凹凸によって当人の能力や性格を測定できるとした説であり、精神外科手術とは、脳組織の一部を破壊することで、重い精神病患者の幻覚や凶暴性を治療できるとうたわれた手術である。今日では骨相学は疑似科学の一種とみなされ、精神外科手術はその非人道性ゆえに糾弾され廃れた技術ということになっている。

本章では、骨相学と精神外科手術という一昔前の脳科学の倫理問題をひもとく。すでに廃れたはずの「脳の科学」をふりかえるのは、単なる好奇心からではない。現代の脳神経科学が同じ誤りを犯す可能性はないのかということを謙虚に検討するためである。

実際、現代脳神経科学の問題と、かつて骨相学や精神外科がもたらした問題とは似ていると見る論者は意外に多い。例えば近年の脳画像技術の分野では、ｆＭＲＩ（脳内のどの部位に血流・酸素代謝の変化が生じたかを画像化する）などを用いて、認知・記憶・感情・精神疾患など様々な人間の精神活動と脳機能との相関をみる研究が行われており、これが「新しい骨相学」と呼ばれることがある。

また、最近の脳外科的治療法の一つに脳深部刺激法（Deep Brain Stimulation, DBS）がある。脳深部刺激とは、脳に電極を埋め込んで脳の深部を電気刺激することで、脳神経系疾患にともなう手足の震えなどを改善させる方法である。この治療法はすでに本態性震戦（Essential tremor）やパーキンソン病などの治療法として確立されているが、最近では、この刺激法を用いて重度のうつ病や強迫神経症などの症状を改善できるのではないかという研究がカナダや米国などでなされている。しかし、この種の治療法には、脳の刺激により人の意識や気分に変化が及びうるという問題が指摘されている。しかし、他に、近年話題となっている幹細胞を用いた再生医療も脳神経科学にまつわる倫理問題を生じうると考えられている。幹細胞を用いた再生医療とは、壊れた細胞を、幹細胞から育てた細胞でおきかえ再生させるものであるが、これを応用して、パーキンソン病などの脳疾患や脳損傷なども再生医療で治せるかもしれないと言われているのである。しかし、脳の再生医療は、細胞を患者の脳に外から移植することを意味している。脳深部刺激法も、脳の再生医療も、ともに人間の脳・意識に我々がどこまで手を加えてよいのかという倫理的問いを伴うことから、時として精神外科手術になぞらえられる。現代の脳神経科学と、過去の骨相学や精神外科とが類似の倫理問題を孕んでいるとすれば、それが正確にどのような問題であり、どうすればそれを防ぎうるのかを我々は見極めるべきだろう。その一つの手がかりは、そもそも骨相学や精神外科のどこに問題があったのかを検討することである。

2　一九世紀の骨相学

（1）骨相学の盛衰

骨相学は、オーストリアで活躍したドイツ人医師フランツ・ガル（Franz Joseph Gall, 一七五八〜一八二八）が一七九六年ごろから提唱した説である。骨相学の原語であるフレノロジー（独 Phrenologie）はギリシア語でいう心（φρήν）と知識・学（λόγος）との合成語で、本来なら「心の学」とでも訳される言葉である。ただガル自身はフレノロジーという特殊な表現を使わず、自分は脳科学者だと信じていた。彼の説は初期には頭蓋測定学などとも呼ばれたが、「私の発見した科学は人々に頭蓋学と呼ばれているが……私の研究対象は脳である」とガルは述べている（Critchley 1965）。彼が論じたのは、個人の知的・精神的能力の特徴は脳の形状にあらわれ、脳の形は頭蓋骨の形に反映されるので、人の頭蓋骨の形状を調べることで間接的にその人の脳機能ひいては精神的能力の特徴をつかむことができる、という考え方であった。フレノロジーの名は英国のフォースター（Thomas Ignatius Forster, 一七八九〜一八六〇）がガルらの業績を紹介するさいに使い、これをガルの弟子で一時は共同研究者でもあったヨハン・シュプルツハイム（Johann Gasper Spurzheim, 一七七六～一八三二）が採用したものである。

骨相学は主に次の四つの基本仮説にもとづいて展開される（Hurd 2007; Critchley 1965）。

（1）身体全体ではなく、脳こそが心の直接の器官である。心は脳という物質を通じて作用し、脳によって制約を受ける。

（2）脳は単一の器官ではなく、それぞれが特徴的な精神的能力をになった複数の器官の集合である。心も複数の精神的能力の集合である。

（3）脳の一部位（器官）の大きさと、その部位がになう精神能力の機能・効率とは、他の全ての条件が一定の場合、正比例の関係にある。

（4）脳の各部位の発達度は、頭蓋骨の形・大きさ・不揃いさに表れる。

すべての知的・精神的能力が脳に依存する、しかも道徳性のような崇高な能力すら脳という物質に依存するというガルの説は、オーストリアの皇帝フランツ一世によって、あまりに唯物論的で道徳と宗教に有害だとして一八〇一年に普及を禁じられるのだが、ガルとシュプルツハイムはウィーンを離れて二年にわたりヨーロッパ各地を講演して回り、かえって大成功を収めてしまう。その後フランスに落ち着いた二人は一八一三年に袂を分かつのだが、ガルが一八一〇年から一九年にかけて『神経系一般の、そして特に脳の解剖学と生理学 *Anatomie et physiologie du système nerveux en général et du cerveau en particulier*』四巻を著し（最初の二巻のみシュプルツハイムと共著）、シュプルツハイムが各地で講演とデモンストレーションを繰り広げたことによって、骨相学はフランスから英国・米国に広まる。そしてスコットランドのクーム（George Combe, 一七八八～一八五八）や米国のファウラー兄弟（Lorenzo and Orson Fowler, 一八一一～一八九六、一八〇九～一八八七）などの追従者を輩出し、骨相学系の学会が次々に創設され、一八二〇年代から一八三〇年代にかけて骨相学は全盛を迎えるのである。しかし、その説明に合わない証拠が蓄積されていくとともに骨相学は信憑性を失っていく。とくに一八六一年に失語症患者の研究から運動性言語野をつきとめたブローカ（Paul Broca, 一八二四～一八八〇）、一八七四年に感覚性言語野を発見したウェルニッケ（Carl Wernicke, 一八四八～一九〇五）らの業績により乗り越えられる仕方で骨相学者の描いた脳地図は否定され、頭の形で脳の発達度がわかるという主張も疑問視されていった。ただ、脳の異なる部位がそれぞれ異なる精神機能を担うという「脳機能局在説」と呼ばれる考え方だけはその後もひきつがれ、脳のどの部位がどのような精神機能を担うかを「より科学的に」究明しようとする研究は続くのである。

（2）　脳科学者としてのガルとシュプルツハイム

骨相学の始祖ガルは経験主義者として知られていた。彼が登場する以前の医学生物学界では、脳と精神機能との間にかかわりがあることは認識されていたものの、どちらかといえば、脳はあくまで魂の乗り物であり、主役は脳に宿る目に見えない魂であり、脳は全体として一つの器官として機能するといった理解が根強かった。脳の各部が異なる機能を果たすと主張した論者のあいだでも、小脳を重

表3－1　ガルによる精神的能力の分類（一例）

動物と共有する能力

1　愛欲・性の能力
2　子孫を愛する能力
3　友情・愛情
4　自衛本能
5　攻撃・殺傷本能
6　狡猾さ
7　所有欲
8　自負
9　虚栄・野心
10　予見・用心の能力
11　物事の記憶、教育可能性
12　場所・空間の感覚
13　人物・生物の記憶
14　言葉の記憶
15　言語の感覚
16　色の感覚
17　音の感覚、音楽的才能
18　数の認識
19　機械操作・構築の感覚

人間特有の能力

20　聡明な判断力
21　形而上学的精神
22　風刺や機知
23　詩の才能
24　善性、道徳的感覚、良心
25　模倣の能力
26　宗教的能力
27　根気強さ

（参考：Simpson 2005, p.476）

視する者もあれば、大脳基底核が知性にかかわるとする者もあり、髄液に満たされた脳室こそ魂の座だという者もいた。さらに、魂や知的能力は脳に宿るが、より情緒的・道徳的な感情は胸部や腹部の内蔵に宿るとするものもあった。それらの諸説が飛び交うなかで、ガルは、自分自身の観察と経験とそこからの帰納的推論にもとづく「脳の科学」を切り開こうとしたのである。

ガルの最初の着想は、「長文を暗記できる二人の優秀な生徒はともに目が突き出ている」という少年時代の観察にあったという。ここから彼は、言語の記憶は前頭葉に関係があるのではないか、そして前頭葉が大きいことはその部分の機能が発達していることを示し、この場合は前頭葉付近に言語能力が対応するのではないか、との推測をたてる。ただ、ガルはそれだけの観察では満足しなかった。やがて医学の道に進んだガルは、ウィーンの精神病院や刑務所を足繁く訪れ、目立った精神的・心理的特徴のある犯罪者や精神病者の頭を触診し、そのうちの誰かが亡くなれば頭部の解剖を申し出て、その頭蓋骨を入手するか、頭蓋骨の石膏型をとってその形を入念に調べた。ガルはその観察によって、少なくとも年老いていない健康人においては、脳の形状がほぼ頭蓋骨の形にぴったりと沿うものであること、したがって頭蓋骨の形から脳の形を推測できることを確認する。ガルはさらに傑出した芸術家などの頭も調べてまわり、そうして得られた数百例に及ぶ比較調査資料にもとづいて、人の脳は少なくとも二七の器官に分類され、それぞれの器官が一つの精神的特徴・機能に対応する、という骨相学の原型を発表するのである（表3—1）。のちシュプルツハイムはこの分類を三七にまで増やしている。

ガルはさらに脳の本格的な解剖にも乗り出し、シュプルツハイムとともに独自の解剖手法を編み出す（Rawlings et al. 1993; Simpson 2005）。当時の一般的な脳の解剖は、単に脳を上から順にスライスしていくものであった。しかしガルらは、死者の脳をアルコールに浸して固定し、神経繊維が脊髄から脳の各部にのびていく経路を丹念にたどる方法をとった。彼らは人と動物の脳を比べ、各発達段階の脳も観察した。こうして彼らは、脳の白質が繊維構造をなすこと、白質より灰白質のほうがおそらく脳の高次機能にとって重要であることなどの新発見を発表するのである。ガルの鮮やかな解剖手技には、同業の科学者すら「まるで私はこの臓器をこれまで一度も見たことがなかったように思う」と驚嘆したという（Critchley 1965: 778）。

骨相学には批判もあったが、その幾つかは骨相学者らによってかわされた。ある者は、頭と脳の形は必ずしも対応しない、例えば老人や病人の脳はしばしば頭蓋内で萎縮していると批判した。骨相学者たちは、そうした脳の萎縮現象を認めた上で、骨相学が測りうるのは老いる前の健康人の精神機能であり、そのように対象を限定する限り骨相学は信頼できると応答した。別の批判者は、頭の形から読み取れるのは脳の表側の形状だけで、頭の下側や内側（鼻腔や脳室）へと脳組織が出ている場合については頭蓋骨からはわからないと指摘した。骨相学者たちはその指摘も認め、骨相学が測りうる精神的能力には限りがあるが、それでも幾つかの重要な精神的能力を測るのに骨相学は役立つと主張した。また別の批判者は、脳の単なる大きさが本当に精神的能力の程度に正確に比例するのかという疑問を呈した。骨相学者たちはこれにも答えようとして、確かに鳥は体が小さいのに馬以上の飛行能力をもつのであって、器官の絶対的なサイズが能力の高さを保証するわけではないのだが、同じ鳥の間ではより大きな翼と筋肉を持つ者がよく飛べるように、他の条件がほぼ同じ二人の人間のあいだでは、より大きな脳器官はより大きな精神能力を示すのだと主張した。骨相学は頭の形だけをみて人間にレッテルを貼ろうとしているといった批判に対しては、骨相学は人格形成における環境要因や教育の影響を無視しはしないと答えた。

こうして骨相学は生き残り、幾つかの臨床上の証拠は骨相学説を支えるように見えた。晩年に米国を訪ねたシュプルツハイムは現地の精神病施設や刑務所を訪れて骨相学的診断を披露し、多くの犯罪者の性格をほぼ正確に言い当てたとして同行した米国精神病誌の創刊者ブリガム博士を驚嘆させている（Walsh 1972: 190 fn. 17）。この「診断の正確さ」が単なる誇張なのか、あるいはシュプルツハイムが頭の形以外の要素を観察して特徴を言い当てたのか、真相は不明である。ただ、ガルやシュプルツハイムが、卓越した解剖技術とそれに裏打ちされた知識と観察眼をもっており、それが彼らの学説に説得力をもたせた面があるのは確かであろう。

(3) 骨相学の「問題」

では、骨相学のどこが「倫理的に」問題であったのだろうか。

骨相学は、人間社会のあるべき姿についての思想に影響を及ぼした。シュプルツハイムは、特に晩年、骨相学の理論は精神病者の扱いや教育のあり方などに重大な影響を及ぼすと主張した。特に、精神病は単なる身体(脳)の病であるのだから、目や耳が病むことが恥でないのと同様、精神病も恥でも不名誉でもなく、ただ治療が必要なだけだと力説したシュプルツハイムの主張は人々にある種の感銘を与えた。しかし同時に、骨相学は、受刑者をその精神的気質に応じて適切に隔離するシステムを支持するものとして、あるいは国会議員などの要人の適性を見抜く合理的な方法として、真面目に提唱された。スコットランドの骨相学者クームは一八四六年に英国王室に呼ばれ、王子の学習障害について助言するよう求められたという(Critchley 1965: 777)。骨相学の全盛期には骨相学的診断を行うサービスが各地で開業し、人々は骨相学者を訪ね、誰を雇うか、誰と結婚するか、自分の子どもをどう教育するかを相談した(Soreff and Bazemore 2007: 16)。

そして後には、骨相学は優生思想とのかかわりも指摘されることになる。科学界ではすでに否定されていたにもかかわらず、一九三〇年代になってもまだ一部の支持をえていた骨相学は、人種による能力の優劣の差は頭の形にも表れるという主張となってナチスの優生思想にも利用されてしまう(ちなみに、米国でもこのころ、頭の各部を計測して性格特徴を詳細に評価してくれるという骨相学マシン「サイコグラフ」が開発され、一九三四年のシカゴ万博で展示され大人気を博した）。ナチス優生思想による骨相学の利用は偶然ではない。知的・精神的能力を頭の形状によって可視的に評価できるという骨相学は、次世代に遺伝する知的・精神的能力を前もって評価し人類の劣化を防ごうという優生思想にとっては都合のよい考え方であった。ちなみに、一八八七年の英国の人類学会で「科学的骨相学」というタイトルのセッションがあったとき、その議長は優生学の始祖フランシス・ゴールトンであった（*Science* 9（216）, 1887: 299）。

骨相学の主張は後に疑わしいと判断されたが、当時の科学の水準に照らして見た場合、骨相学説だけが特別に馬鹿げた理論であったとみなす理由はあまりない。むしろ、経験と観察に基づかせることに努力を注いだガル流骨相学は、その説自体は未熟であったとしても、後に脳神経科学が発展するための重要な第一歩であったのである。

骨相学の名誉のためにもう一つ指摘すべきことは、骨相学と、結婚・雇用・教育における差別との間に必然的な連関はないという点である。「額の上の部分の大きさで博愛心の程度がわかる」という骨相学の主張を我々が支持したとしても、そこから我々が「博愛に欠ける人を社会から排除する」という方向に進むことも、「博愛に欠ける傾向をもつ人の道徳教育には特に熱を入れる」という方向に向かうこともいずれも可能である。しかし、世間に広まった骨相学は前者の方向へと利用された。骨相学の不幸は、その理論としての不完全さはもとより、その社会における利用のされ方にあった。

骨相学の歴史から我々が得られる教訓は少なくとも二つある。第一の教訓は、同時代の水準に照らしていかに知識と観察眼と経験にたけた脳神経科学者でも、目に見える脳と目に見えない精神との関係を扱う限り、その説明が誤る可能性は常にあることを我々は自覚したほうがよいということである。もちろん現代では、骨相学の時代より遥かに知識の蓄積があり、統計的手法をまじえた研究方法も進歩している。それでも、脳と精神の関係について我々はいまだ多くを知らない。脳の活動と精神の活動が連携しているらしいこと、脳のある部位の損傷・機能不全が特定の知的・精神的能力の変化をもたらすように見えること、ある特徴的な精神能力や性格をもつ人の脳の特定部分が特異な形状もしくは活発な代謝機能をみせること、これら全てのことが観察されてもなお、観察される脳の現象がどのような精神活動に対応しているのかは必ずしも自明ではなく、様々な検証が必要である。

骨相学者は、博愛心に富む複数の人々の前頭葉部分の特徴的なふくらみを観察し、博愛心を欠く精神病者や犯罪者の同じ脳部位の異常を複数観察して、その部位こそが博愛心の器官であると結論づけた。この単純な結びつけは安易だと批判されたが、同様の警告は、脳画像技術などを駆使した現代脳神経科学もあてはまる。fMRIが、一〇人の死刑囚において、脳の一部位の代謝機能が常に高いことをほぼ一様に示したからといって、その部位の代謝機能の高さは人間の暴力傾向を示す、という結論を単純に導くことはできない。その脳画像は死刑への恐怖か刑務所生活への倦怠感を示しているのかもしれない。誰の脳でも普通はさまざまな部位が同時に機能しているはずなので、機能している他の部位が犯罪傾向にかかわっている可能性も検討せねばならない。また、機能していないように見える脳の部位こそが、実は「抑制」という働きを通じて犯罪傾向の発露に貢献しているのかもしれない

（たとえば、ある脳の部位が機能していない、ということは、共感能力や協調性が働いていないことを意味するのかもしれない。同趣旨の指摘は Greenberg 2002 などに見られる）。精神と脳との関係は容易に解明できるものではない。この認識を欠いていれば、実は単なる思い込みと都合のよいデータ解釈にもとづくにすぎない説を組み立て、それをもって人々の能力や性格適性を診断するという骨相学の誤りが繰り返される可能性がある。

第二の教訓は、たとえ科学者が脳と精神との間に横たわる溝に十分に気づいていたとしても、脳神経科学が大衆受けしたときには話が単純化され、この溝があっけなく無視されうるということ、そして、「脳のある部位は特定の精神的能力や行動傾向に対応する」という単純な素人理解は、科学者たちの意図に反して「生物学的に決定づけられた」犯罪者や精神異常者の差別や排斥へと転がっていく傾向をもちうるということである。ある科学の説を流行として受け止めた一般大衆は、自分たちの利害関心に応じてそれを利用しがちである。ある学説が特定の集団を選択したり排斥したりするのに利用できそうな説であれば、そのような選択や排斥をしたい人はこれを利用する。この傾向をいかに冷静にコントロールできるかは、当の大衆をなす一人一人の個人と、ある学説が何に使われうるかを見通すことのできる科学者と、メディアと、科学政策に携わる人々の智慧にかかっている。

3　二〇世紀半ばの精神外科手術

（1）　精神外科の時代

精神外科とは、精神疾患による異常な感情や行動を抑える意図をもって、構造的には正常な脳組織をふくむ大脳辺縁系に損傷を与える手術、と説明される（Sachdev 2007）。例えば脳腫瘍の手術など、明らかな病変をきたした脳組織を切除するものは、一般的な脳外科手術の一種であって精神外科とは呼ばれない。

精神外科の初期の方式が前頭葉ロボトミー手術である。この手術法はポルトガルの神経科教授であったエガス・モニス（António Egas Moniz, 一八七四～一九五五）によって確立され、一九三六年に発表された。当初リュウコトミー（leucotomy）と呼ばれたこの方法は、左脳と右脳の上側から二つの穴をあけてアルコールを注入して組織を破壊するか（最初期の方法）、穴からさしこんだ棒状の器具を用いて前頭葉白質の神経繊維を裁ち切るものであった。これが、「患者の人格同一性を変えてしまうことなく」、重度の精神病者の妄想や凶暴性を取り除く方法として紹介されたのである。モニスはこの画期的な業績に対して一九四九年にノーベル医学賞をうける（それは現在も取り消されていない）。後にこの術式は、米国のフリーマン（Walter Freeman, 一八九五～一九七二）やワッツ（James W. Watts, 一九〇四～一九九四）らによって「改良」され、さらに一九六〇年代半ば頃から七〇年代にかけて、前頭葉を切除する方式から（前頭葉への侵襲による知力の減退を防ぐため）より脳幹に近い視床、帯状回、大脳扁桃核などのごく一部をピンポイントで凍結・電気凝固させる方法が提案されていった。同時に手術の適応も、重度の精神疾患から、より軽い情動障害を扱うものへと移っていったとされる（Older 1974; Bridges and Bartlett 1977）。

日本では日本精神神経学会が一九七五年に「精神外科とは人脳に不可逆的な侵襲を加えることを通じて人間の精神機能を変化させることをめざす行為である。かかる行為は医療としてなされるべきでない」（『精神神経学雑誌』七七（八）、五九七頁）として精神外科全体を否定する決議を下し、以降は実質的に禁じられている。しかし、英国やスウェーデン、また米国の一部の病院など幾つかの国々ではごく限定された患者に対して精神外科手術が今でも行われている。また、精神疾患以外の脳疾患治療や疼痛緩和などの目的で脳の特定の部位を破壊・凝固する手術は行われている。

モニスの助手として手術の執刀をしたアルメイダ・リマの回想によれば、モニスの着想に科学的な裏付けを与えたのは、一九三二年に発表されたニューヨークの医師ブリックナーによる論文と、一九三五年の世界神経学コングレスで発表されたイェール大学のフルトンとジェイコブソンによるチンパンジー実験である（Lima 1973; Brickner 1932; Fulton and Jacobson 1935）。当時は脳外科という分野そのものが確立されつつあった時期で、米国ではジョンズ・ホプキンス大学のウォルター・ダンディ（Walter E. Dandy, 一八八六〜一九四六）らが脳腫瘍や水頭症などの外科手術を次々に打ち立てていた。ブリックナーの論文は、そのダンディにより前頭葉の大半を切除された患者を長期観察したものである。患者は一時期自発性を失い子どもっぽい振る舞いをみせたが、やがて高次機能を回復し、記憶や会話能力に大きな障害もみられず、ただ性格だけが見違えて快活になったと報告されていた

（もっとも、この患者には、ブリックナーが報告したより広範な病的異変がみられたことが後に判明する）。フルトンとジェイコブソンの実験は、前頭葉の一部を切除された二匹のチンパンジーがともに攻撃性を失い穏やかになったというものであった。モニスはこれらの知見を、重度の鬱や攻撃性をもつ精神疾患患者に応用できないかと考えたのである。

実はモニスは、今や脳外科医であれば知らない者のない脳血管造影法（Cerebral angiography）の発明者である。脳血管造影法とは、造影剤とX線を用いて患者の脳血管の様子を撮影する方法で、現在でも、脳動脈瘤や脳梗塞などの脳血管障害が起きた場合、あるいは脳腫瘍などを診断する際にはほぼ必ず用いられる基本的な方法である。この脳血管造影法の開発はモニスにとって試行錯誤の連続であった。彼はまず死体と生犬で実験し、その後に治療のほどこしようのないてんかん患者や脳腫瘍患者などでこの方法を試みた。しかし一人の患者は施術直後に死亡したため、モニスは一ヶ月ほど苦悩にさいなまれた。そうした失敗を経て、最終的に安全性と精度の高い脳血管造影法が確立された。

それと同じ情熱と知識をもって、モニスはリュウコトミーの開発にあたったのである。ただし、人間の精神疾患の治療法であるリュウコトミーについては、脳血管造影法を開発したときのように動物や死体でまず効果を試すということはできなかった。そこでモニスは、患者を慎重に選ぶことから始め、長期にわたり症状が改善せず、他の効果的な治療法がなく、かつ本人が極度に苦しんでいる重度の統合失調症、うつ、強迫神経症の患者に対してリュウコトミーを施したのである。そして、最初の二〇例のうち、実に一四人の患者から目にみえて不安が減ったとしてモニスはこの手術法を発表する。

脳血管造影法とリュウコトミーの開発プロセスを比べる限り、一方が倫理的で他方がそうでなかったと言うことはできない。精神外科が後世にどのような社会問題をもたらしたかという考察を脇に置くならば、モニスは確かに当時第一線の脳神経学者であった。モニスは、前頭葉を切除すると凶暴な精神病者が穏やかになるという精神外科の効果について、精神的異常は脳内の異常なシナプス結合によって生み出されるので、その結合を切断すれば当の精神症状が消失するのだ、という仮説をたてていたとみられる。この仮説自体は誤っていたが、彼が開発した手術方法が一部の患者に効果的に見えたことに変わりはなかった。やがてリュウコトミーは英国の病院でも実施されるが、その結果はおおむね良好とされた。英国医学誌（*British Medical Journal*）に一九五一年から五二年にかけて掲載された複数の研究のうち、ある報告（Steele 1951）は、一八ヶ月にわたり重度の不安と持続的頻脈に悩まされていた患者の症状が消失したと述べ、「患者もその家族も、手術は正当化されると信じている」と論じた。別の報告（Gillies et al. 1952）は、リュウコトミーをうけた二三八名について、平均で術後四年半ほど経過した時点での聞き取り調査を行い、手術による死亡率が三％、手術以外の原因による死亡が〇・八％、術後てんかん（一度きりの発作を含む）が八％にみられたものの、絶望的と思われていた患者の約三分の一がほぼ正常な生活を送り、約四分の一が復職を果たし、病院に残った者のなかでも半数は以前より幸せで看護が容易になっている、と結論づけた。

しかし、波に乗ったかにみえた精神外科手術は六〇年代には批判の高まりによって後退をみせる。ある研究者たちは、術後死亡例の存在や長期予後の悪さは初期の精神外科医らが主張したより深刻だと指摘しはじめた。別の者は、精神外科手術による患者の沈静化は、実は脳の異常が除去されたからではなく、情動にかかわる部分を切除され患者の心から鮮明な感情が奪われたために生じたものだと主張した。さらに、日本では特に、ロボトミーが導入された時期において、本来ならば手術の適応ではないはずの人々までが手術を受けていたことが、後に大きな社会問題となる。各大学病院が症例数を上げるという目的で、あるいは手術の適応を確立するという名目で、あるいは治療というよりも人間の前頭葉の機能を解明するのに役立つからという理由で、過去に逮捕・拘留歴のある「暴力傾向をもつ」人や、「手に負えない」アルコール中毒患者などに対してまで手術を行っていたことが、患者の脱走事件や元患者による医師家族殺人事件などによって世に知られていったのである。こうして非難の高まった精神外科手術は、これに代わる向精神薬などの新たな治療法の登場もあって、一九七〇年代後半には陰をひそめていったのである。

(2) モニスとフリーマンの「倫理観」

では、精神外科の開発普及にあたった医師・研究者らは、この手術の問題点を認識していなかったのだろうか。結論から言えば、彼らは認識していた。認識した上で手術の必要性と正当性を訴えたのである。

モニスが他の方法では改善の見込みがない重度の精神病患者に限ってこの手術を行なった、ということはすでに述べた。英国で二百余名に手術を行った前述の研究（Gillies et al. 1952）でも、手術にあたった医師らは「我々の患者の選択基準は保守的」であると述べ、たとえば発症二年以内の手術は全体の一三例にとどまっており、いずれも他の全ての治療がうまくいかなかった場合のみ手術が検討された、また医師による術前カンファレンスも行い、もし他の方法に希望があるなら手術は避けたとしている。

一九五二年までの精神外科の良好な成果報告をうけて、英国医学誌（前出）は同年四月の論説で明白な精神外科擁護論を展開している。この論説は、精神外科手術には確かに死亡や合併症・副作用などリスクがあるが、それでも精神外科による患者の利益はそのリスクを上回ると主張した。以下は同論説からの引用である。

リュウコトミーの考察は、常に、二つの悪の間での選択をわれわれに提示するものである。責任ある医師ならば誰しも、手術によってもたらされうる害よりも、手術をしなければ得られない利益のほうが勝ると思えるときにのみ、手術を勧めるであろう。（*British Medical Journal*, 1952, vol. 1: 909）

精神病院の荒れた病棟の個室を、くる年もくる年も怒り絶望しながら歩きまわるパラノイアの精神病患者の脳に単に物理的に触れないでおくということに、目に見えない何らかの価値などありはしない。医師がその脳に触れようと触れまいと、そのようなケースでは患者の脳機能は激しく損なわれているのである。その機能を回復させることは、そうする力がある限り、医師の義務である。……我々は、脳に触れずにおくかどうかを考えるよりも、患者が享受しうる、あるいは患者が取り戻しうる、幸福や、社会的能力や、人生に感謝し人生を最大限に味わう能力や、やさしさや愛情、判断力や知的能力の程度が手術をするかしないかによってどのように変わるかを考えなければならない。(*ibid.*)

その比較考量においては、手術によるダメージの大きさも我々はもちろん見積もらねばならない。……術後の患者がより利己的になる、機転がきかなくなる、鈍くなる、怠惰になる、あるいはより苛立ちが激しくなるか喧嘩早くなる、予期や判断の能力が低下する、などの様子をみせる可能性はある。……手術をうけた患者はほとんど植物のようになってしまう、などの誇張が言われることがあるが、これは経験に反するし、これまでに出版された研究論文からみても正当化できない。標準式の手術でも、人格性が損なわれる程度はある時にはあまりにも小さく、ほとんどわからないほどである。他のいくつかのケースでは、その程度はあまりにも大きく、患者の術後は術前よりも悪くなっていることがある。ここでは確率を考慮に入れねばならない。たとえばジリス、ヒクソン、メイヤー＝グロスにより報告された一群の精神病患者においては、三％の患者が術後死亡し、一二％が悪化したが、実に六〇％が何らかの改善をみせている。(*ibid.*: 909-910)

この論説は最後に、現在(論説当時)の術式は理想のものとは到底いえないが、術式が改良されることは大いにありうるとし、「現在の方法が我々の願うものにはほど遠い、ということは、その改良への希望を捨てる理由にはならない」と述べている。これを見る限り、当時精神外科を積極的に支持した人々は、一見するとごく健全で英雄的な倫理的基準をもっていたように見える。

ロボトミー手術を米国に導入したフリーマンも、「精神外科の倫理」というタイトルの論文を一九五三年にニューイングランド医学誌に発表している。この論文の冒頭で、フリーマンは、精神疾患の治療としての外科手術という考えが多くの良心的な人々を憂慮させるものであることを自分は自覚しており、そこで自ら精神外科の倫理について論じる、と述べている。その上で、まず彼は、すでに一八九〇年にこの手の手術を試み、その倫理問題についても論じていたスイスの精神科医ブルクハルト（Gottlieb Burckhardt, 一八三六〜一九〇七）からの次の引用をひき、これに共感する態度を示している。

「医師たちはもともと、それぞれ異なっている。ある者は『第一に、害をなすな *primum non nocere*』という古い原則を堅持する。またある者は、『何もしないより、不確実な治療をしたほうがましだ *melius anceps remedium quam nullum*〔引用者注：綴りは原文のまま〕』と言う。……（中略）……私はおのずと第二の部類に属するものである。新しい外科的アプローチはいずれも特別な適応症と禁忌と方法とを見いださねばならないものであり、新たな勝利に至る道は聖なる屍をのりこえてもたらされるものである。外科的方法によって患者を癒す、という目標に到達することをこのゆえにためらうべきではない、と私は思う。我々が望もうと望むまいと、我々の職業の純粋に医学的な側面が、我々をこの道にそって進むよう導くのでなければならない。」（Freeman 1953: 798）

リュウコトミーは人格を破壊するという批判について、フリーマンは、この点はいくつかの理由で実際には専門家の意見が分かれていると述べる。第一に、重度の精神病患者においては既に発症以前の人格が壊れている場合も多く、病気前の人格と手術後の状態とを比べても仕方ない場合がある。第二に、手術がどのくらい広範な切除を伴うかによっても人格の壊れ方は異なる。手術方法の改良により人格が大幅に変わってしまう患者はまれになってきているとも彼は指摘する。こうしてフリーマンは、たとえ性格に変化がでるとしても、患者の苦悩があまりに大きく、病か自殺かの間で迷っているほどである限り手術は正当化されると論じるのである。

同時にフリーマンは、医師らの側の職業倫理的心得として、外科医はロボトミー手術の危険が一層減るよう努力すべきこと、そして術後の社会的・身体的困難を最小限に抑えるようにすべきこと、また外科医に協力する精神科医は、手術から最も利益をうけるだろう患者を選び、精神疾患によって患者が社会復帰できなくなるほどに荒廃する前に手術をうけさせるべきこと、そして、全ての医師はよりよい治療法を探し続けるべきことなどを提案するのである。以下はフリーマン論文からの印象的な引用である。

リュウコトミーがグロテスクな方法（gross method）であることは認めた上で、……この手術が不安や被害妄想などの徴候を減らすことを目的とする一時しのぎの緩和手段であることを認めた上で、また障害や死亡などの事故がおこりうることすら認めたうえで言えることは、この手術方法が、明らかに治癒困難な患者の三分の一を自宅に帰し、残りの半分の苦悩を和らげるのに効果的な方法だということである。……リュウコトミーに正当に帰すことのできる人格喪失などのマイナス側面が

生じるのは、手術をうけた患者の一割以下である。(*ibid.*: 800)

「患者に害をなすな」と「患者に善をなせ」は、今でも生命倫理の基本四原則の二つとしてよく知られるものである。フリーマンは先のブルクハルトからの引用を通じて、画期的な治療法を生み出そうとする研究者は、前者ではなく後者の原則を優先しなければならないと論じた。すぐ右の引用では、新しい医療技術のリスクと弱点を認めたうえで、なお少なからぬ割合の患者に明白な効果が見られるならば、その医療技術の開発を進めるべきだとフリーマンは主張している。これは、現代でも、情熱的な脳医学の研究者ならもっていておかしくない態度である。ただ問題は、フリーマンの見積もった「マイナス側面が生じる一割」を小さいとみるか大きいとみるか、またそもそもフリーマンが主張したリュウコトミーの効果の見積もりが正しいのかということであるが、開発中の科学技術・医療技術を贔屓目に評価してしまうことは、いつの時代の研究者にもみられることである。実際には、フリーマンが全米を行脚して手がけた「患者」のなかには、死亡した者も悪化した者もあり、そもそも本当に精神病であったのか疑問なケースすらあることが後に判明し、フリーマンは非難されることになる。しかし、フリーマンの議論を一読する限りでは、彼が脳の研究者・医師として特に不道徳的な変人であったと見ることはできない。

(3) 精神外科の被害――どうすれば防ぎえたか、防ぎうるか

フリーマンらの精神外科擁護論を、後から振り返って批判するのは簡単である。精神外科手術は当

初に発表されたほどの理想的な予後はもたらさず、一部（または多く）の患者が味わった人格変化の苦しみは当初予想されたより大きく、彼らが提示した患者選択基準・手術実施基準はしばしば守られなかった。しかし、我々が仮に、患者の脳と精神に介入しうる新たな治療法を今まさに開発しようとしており、まだその新治療法のリスクも効果も完全には分かっていないとしたら、我々はその段階で、これらの精神外科医が提案した以上の議論や基準を提案できるだろうか。

現代、脳医学の研究者たちは、脳深部刺激法を精神疾患に応用しようとし始め、また脳の再生医療の希望を語っている。過去の精神外科とは異なり、脳深部刺激法は脳組織を不可逆的に切除するわけではないし、脳の再生医療も患者の脳に細胞を加えはするが切除するわけではない。それでも、これらの治療法が患者の意識や性格に変化をもたらす可能性はあり、特に脳の再生医療においては治療法の開発途上で重篤な副作用を生じる患者が出ることも予想される。では、我々はこれらの新治療法に関して本当に慎重な議論をしており、欠陥のない倫理基準をもって実施にあたろうとしているのかといえば、答えはそれほど明確ではない。確かに、精神外科の時代と比べれば、臨床治験の基準も整備され、患者を守るインフォームド・コンセントの原則も確立され、重大な手術や臨床治験については病院施設内の倫理委員会の審査を経なければならないというシステムも用意された。しかし、精神外科が社会問題になったのは、精神外科が当時の医学界で認められない非常識な手術だったからでもなければ、開発当初の医師らがまともな倫理基準をもっていなかったからでもない。問題は、開発当初には見通せなかった長期予後の悪さにあり、患者の心・人格の変化の度合いを適切に評価できなかった術後フォローのありかたにあり、この手術方法が各地に導入された後に起こった適応の拡大にあり、病院の症例数追求の過程でおこった不適切な手術実施にもあったのである。現代の我々も、このような長期的な影響評価を行なう義務を研究開発者に課しているわけではないし、一旦確立された手術の拡大適用・乱用を防止する手だてを明確に持っているわけでもない。精神外科の過去から我々が学びうる教訓は、新たな脳神経科学技術とその臨床応用の倫理性を評価するにあたっては、この技術がどれだけ拡大適用され幅広い患者にまで乱用される「すべり坂」の傾向性をもっているか、そのように拡大適用された場合に患者にもたらされる身体的・心理的被害はどのようなものになりうるか、といったことまで考慮すべきだということである。

4　最後に——現代人が反省すべきこと

通俗的には、骨相学は今では手相占い同様の迷信とみなされ、脳について実際は科学的・医学的知識を持たない人物が一般大衆を欺いた例であるかに受け止められている。悪名高いロボトミー手術にいたっては、患者を廃人にする忌わしい手術にすぎず、悪徳医師が何の人道的配慮もなく開発したかのように思われている。しかし、すでに見たように、骨相学や精神外科手術を提唱したのは、当時としては他のどの科学者にもひけをとらない探究心と観察力と経験の蓄積をもち、少なくともその公的な発言を見る限り、人並みかそれ以上の倫理的良心を備えた脳研究者たちであった。当時の脳科学者たちが、当時の最先端の知識の限りを尽くしてなおどこかで「誤り」がおこり社会に大問題をもたらしたのだとすれば、現代の脳神経科学は十分に信頼できるものであり大した社会問題は起きないはずだ、とは断言しないほうがよい。過去をふりかえることは、現代の科学技術を過信しないためのよい練習になる。骨相学と精神外科の真面目な検討から得られる教訓は、無視できないほど重いものである。

参考文献

[Editorial] 1952, "The Ethics of Leucotomy," *British Medical Journal,* vol. 1, 909-910.

[Editorial] 1999, "Functional Brain Imaging: Twenty-First Century Phrenology or Psychobiological Advance for the Millennium?" *American Journal of Psychiatry,* 156（5), 671-673.

[Report] 1887, "Scientific Phrenology," *Science,* 9（216), 299.

Brickner, R., 1932, "An Interpretation of Frontal Lobe Function Based upon the Study of a Case of Partial Bilateral Frontal Lobectomy. Localization of Function in the Cerebral Cortex," *Proceedings of the Association for Research in Nervous and Mental Disease*（Baltimore）13, 259.

Bridges, P. K. and Bartlett, J. R., 1977, "Psychosurgey: Yesterday and Today," *British Journal of Psychiatry,* 131, 249-60.

Critchley, M., 1965, "Neurology's Debt to F. J. Gall（1758-1828)," *British Medical Journal,* 775-781.

Damásio, A.R., 1975, "Egas Moniz, Pioneer of Angiography and Leucotomy," *The Mount Sinai Journal of Medicine,* 42（6), 502-513.

Freeman, W., 1953, "Ethics of Psychosurgery," *New England Journal of Medicine,* 249（20), 798-801.

Fulton, J. F. and Jacobson, C. F., 1935, "The Functions of the Frontal Lobes, a Comparative Study in Monkeys, Chimpanzees and Man," *Advances in Modern Biology* (Moscow) 4, 113-123.

Gillies, H., Hickson, B. and Mayer-Gross, W., 1952, "A Follow-up Study of 238 Leucotomized Patients," *British Medical Journal,* vol. 1, 527-529.

Greenberg, G., 2002, [Book Review] "After the Decade of the Brain: Now What?" a review of: Uttal 2001. *Behavioural Processes* 58, 111-114.

Hurd, F. H., ed., 2007, *Readings in Phrenology: Selections from Original Texts by George Combe and Johan Gaspar Spurzheim,* Sierra Madre Bookshop.

Jansson, B., 1998, "Controversial Psychosurgery Resulted in a Novel Prize," Nobelprize.org.

Laurence, W. L., 1937, "Surgery Used on the Soul-sick; Relief of Obsessions is Reported," *The New York Times,* 7 Jun 1937:1 and 10.

Lerner, B. H., 2005, "Last-ditch Medical Therapy — Revisiting Lobotomy," *New England Journal of Medicine,* 353 (2), 119-121.

Lima, A., 1973, "Egas Moniz, 1874-1955," *Surgical Neurology,* Vol.1, 247-248.

Older, J., 1974, "Psychosurgery: Ethical Issues and a Proposal for Control," *American Journal of Orthopsychiatry,* 44 (5), 661-674.

Rawlings, C.E. and Rossitch, E., 1994, "Frantz Josef Gall and His Contribution to Neuroanatomy with Emphasis on the Brain Stem," *Surgical Neurology,* 42, 272-75.

Sachdev. P., 2007, "Is Deep Brain Stimulation a Form of Psychosurgery?" *Australasian Psychiatry,* 15 (2), 97-99.

Simpson, D., 2005, “Phrenology and the Neurosciences: Contributions of F. J. Gall and J. G. Spurzheim,” *ANZ Journal of Surgery,* 75, 475-482.

Soreff, S. M. and Bazemore, P. H., 2007, “Examining Phrenology,” *Behavioral Healthcare,* 27 (1), 14, 16, 18.

Steele, G. D. F., 1951, “Persistent Anxiety and Tachycardia Successfully Treated by Prefrontal Leucotomy,” *British Medical Journal,* vol. 2, 84-86.

Timimi, S., 2005, “We are Today Witnessing the Creation of a New Phrenology with These Wildly Exaggerated Terms,” *Mental Health Today*: 21.

Uttal, W., 2001, *The New Phrenology: the limits of localizing cognitive processes in the brain,* MIT Press.

Walsh, A. A., 1972, “The American Tour of Dr. Spurzheim,” *Journal of the History of Medicine,* 187-205.

「第七一回日本精神神経学会総会特集（Ⅲ）戦後日本の精神 医療・医学の反省と再検討——今後の展望をひらくために（シンポジアムB）精神外科」（一九七五年）『精神神経学雑誌』七七（八）、五四七～五九七頁

Ⅱ　脳神経科学の技術的応用をめぐる倫理問題

第四章　「究極のプライバシー」が脅かされる⁉
――マインド・リーディング技術とプライバシー問題

染谷昌義・小口峰樹

1　はじめに

私たちは他人の言動から、その人の感情や思考、あるいは意図などをある程度把握することができる。日常のさまざまな場面で、私たちは他人の「心」を読み取ろうと試み、読み取った内容に基づいて自分の振る舞いを調整している。たとえば、異性の表情や言葉から相手が自分を好きでいるのかどうかを読み取ろうとし、セールスマンの口調から彼が詐欺師まがいの押し売りなのかどうかを読み取ろうとし、子どもの目つきから親に嘘をついているのかどうかを読みとろうとする。では、もしこうした「心」の読み取りが、私たちの経験や勘に頼ってではなく、人の脳内の神経活動を「客観的に」計測することから行えるようになるとしたら、どんな印象を受けるだろうか。さまざまな場面でのメリットが予想される反面、公にはさらけ出したくない内面が暴露されるという懸念を抱かないだろうか。私たちは、人の心を読み取ることができるだけでなく、たとえば表情や言動を取り繕うことによって、逆に人には知られたくない感情や思考を隠すこともできる。しかし、もし脳活動の計測から心が読み取られるとすれば、どうやって内面を隠せばよいのだろうか。知られたくない心の内容を隠す手段は私たちの手から奪われてしまうのではないか。

近年、こうした危惧が、脳神経科学の倫理を考える識者たちによって囁かれるようになった。fMRIやPETといった脳内の神経活動を画像化し非侵襲的に計測する技術は、脳内の病因徴候や病巣の発見といった臨床的場面において利用されるだけではない。目下、脳神経科学の現場では、知覚、運動、感情などの基礎的な心の働きに始まり、思考や想像といった高次の心の働きまでも含め、それらの神経相関物（neural correlate）を発見するための有効な手段となりつつある。脳神経科学のこうした趨勢のなかで、最近では、脳の画像から心の「内容」を読み取ろうとする一連の研究も次々に報告されている。それらは、「マインド・リーディング」もしくは「ブレイン・リーディング」と名づけられ、脳内の神経活動の観察から、たとえば当事者が知覚している対象や、頭の中で考えていること、好みや態度、嘘をついているかどうかを推測する技法として期待と注目を集めている。しかし、こうしたリーディング研究への関心の高まりとともに、「心の中」という「究極のプライバシー」の侵害を危惧する声もあがってきている。

本章では、脳画像技術を利用したマインド・リーディングの現状を紹介し、それらの有する理論的な問題点を批判的に検討する。そして、生命倫理における遺伝子例外主義からの教訓を手がかりに、脳画像を用いた脳機能研究が有するプライバシー問題を考察する。

2　脳活動から心を読む技術の現状

現在、心の状態や内容を読み取る研究としてどのようなものが進行しつつあるのだろうか。以下、主要な研究成果に焦点を絞ってその内容を紹介したい(1)。

(1)　個人の潜在的嗜好や態度の読み取り

マクルーアらは、商品のブランド・イメージが脳神経活動にどのような影響を与えるのか、fMRIを用いて調査している(McClure et al. 2004)。ペプシコーラとコカコーラの味を、ブランド名を隠されて飲んだ場合と明かされて飲んだ場合とで被験者に評価させると、隠された場合にはペプシの方がおいしいと感じる人が多いが、明かされた場合には結果はコカコーラに逆転する。マクルーアらは、ブランド名を明かす場合と隠す場合での脳活動をfMRIで測定し、味覚評価と相関する脳領域を解析した。ブランド名を明かしたときには、コカコーラでは前頭連合野背外側部、海馬、中脳など記憶や高次認知に関係のある部位の賦活の度合いが味の評価と有意に相関していた。ところがペプシの場合には、ブランド名を明かしたときとそうでないときとで活動部位には差が見られず、どちらの条件でも味覚に関係する前頭連合野腹内側部の賦活の度合いと味覚評価の程度が有意に相関していた。このことから、コカコーラ・ブランドは味覚の嗜好に何らかの影響を与えており、コカコーラの方がブランド戦略においては成功していると推測された。

こうした種類の研究は、商品の宣伝や開発のために消費者の脳情報を利用しようとする「脳神経マーケティング」という研究分野に繋がるものとして今後の発展が期待されている。脳神経マーケティングでは、脳の活動を計測し、言語的に自覚されるには至っていない消費者の嗜好や欲求を測定することで、脳情報を生産戦略へと利用する方途が模索されている。(2)

別の例として、ｆＭＲＩを用いて無意識的な人種的偏見と扁桃体活動との関係を探究したフェルプスらの研究がある（Phelps et al. 2000）。被験者（白人）は、顔の記憶に関するｆＭＲＩ研究であると告げられたうえで、白人男性と黒人男性の顔写真を提示され、それが直前に見た顔写真と同一か否かを判断するよう指示される。この実験後、被験者が潜在的に抱いている人種的偏見を、潜在的連合テストと瞬き反応テストという二つの心理学的方法によって検査する。(3) さらに、被験者が自覚的に抱いている人種的偏見を人種スケール検査によって調査する。(4) 黒人条件でのｆＭＲＩ画像データから白人条件での画像データを引き算し、扁桃体の賦活の度合いを見てみると、扁桃体の賦活の度合いは、潜在的連合テストと瞬き反応テストを指標とする黒人に対する無意識的な偏見の強さとは有意に相関するが、人種スケール検査によって測られた意識的な偏見の強さとは相関しないことが分かった。他方、俳優やスポーツ選手といった好感を持たれている有名人の顔写真で同様な測定をしたところ、そのような相関は見られなかった。(5) こうした結果から、実験者らは、扁桃体は人種集団に対する無意識的な偏見的反応に特定の関わりを持っていると結論づけている。(6)

（Ⅱ）fMRIと脳指紋法（brain fingerprinting）による嘘発見

次に、脳神経科学的な技術を用いた嘘発見法の研究が挙げられる。これは、テロリスト摘発を始めとする犯罪捜査への導入が待望されていると同時に、「心のプライバシー」の侵害が最も強く懸念されてもいる分野である。

ラングリーベンらは、「有罪知識質問法（GKT）[7]」という方法を応用して、意図的に嘘をついているときに賦活する脳領域を調べた（Langleben et al. 2002）。まず被験者に一枚のトランプと幾ばくかの金銭を渡す。ついで被験者は、コンピュータがカードの図柄について質問してくるのでコンピュータを騙し通すようにと指示され、成功すればその金銭が報酬になると告げられる。被験者はスクリーン上に現われる質問に対してイエスかノーのボタンを押して答えていく。こうした実験条件のもと、嘘の答えを返した場合と真実の答えを返した場合のそれぞれのｆＭＲＩ画像を計測し、それらの脳画像データを平均化したうえで相互に引き算した。その結果、真実の答えを返したときに賦活する脳領域は嘘の答えを返したときにも賦活するが、前頭帯状野、上前頭回、左運動前野、左運動野、左前頭頂野はコンピュータを欺くときに限って賦活することが分かった。騙すことには真実を述べることを抑制するという側面が含まれるが、ラングリーベンらはこの抑制機能を前頭帯状野と上前頭回が担っているのではないかと推測している。

あるいは脳指紋法と呼ばれる技術がある。この嘘発見法は、ヘッドバンド型の脳波計によって測定されたＰ300と呼ばれる事象関連電位（刺激提示の約三〇〇ミリ秒後に出現することからこう呼ばれる）の振幅の変化を基礎にしている。Ｐ300は、既知の単語やフレーズ、自分の名前など、それまでに見聞きしたことのある情報に接すると変化する。脳指紋法は、犯人だけが知っている犯行現場の写真や犯罪に関わりのある事物を見せて、容疑者のＰ300を計測・解析するものであり、これによって容疑者の嘘を検知し、犯罪との関わりを明らかにすることができると考えられている（Farwell and Donchin 1991）。アメリカ同時多発テロの発生以来、多くの容疑者を判別することを目的にして脳指紋法を採用した装置が開発され、開発者のファーウェルによってこの装置を販売する会社まで設立されている。(8)

（Ⅲ）　デコーディング法

これまでの脳機能研究は、脳画像技術を用いて課題遂行に要請される認知活動に対応した賦活領域を特定する研究がほとんどだったが、近年、脳の比較的広い範囲にわたってその賦活パターンを拾い上げ、それをデコード（復号化）することで心の状態や内容を読み取ろうとする試みが盛んになりつつある。つまり、ある神経情報を担う脳内の場所を検出するだけではなく、神経情報それ自体を解読しようという試みである。

たとえば神谷らは、被験者が傾いた線分を見ているときの第一次視覚野と第二次視覚野のｆＭＲＩ画像を用いて、知覚された線分の傾きを推定できる技術を開発した（Kamitani and Tong 2005）。線分の傾きに関する情報は、直径一〇分の一ミリメートル程度のコラム状をなす脳神経細胞の集団によって表象されている。しかしｆＭＲＩは、一画素（voxel）が三立方ミリメートル程度であるため、個々のコラム構造を直接可視化することはできない。そこで神谷らは、広域的に撮像されたｆＭＲＩ

の画素データの集合を、パターン認識技術を応用したニューラルネット・デコーダによって解析し、被験者がどの傾きの線分を見ているのかをかなりの精度で予測することに成功した。個々の画素情報は非常に弱い傾き選択性しか示さないが、これらをデコーダによって適当な重みづけのもとで集合的に解析することで、全体として高い傾き選択性を得ることができたのである。また彼らは、こうして形成されたデコーダを用いて、斜めに交差する格子状の図形を見ているとき、被験者が、格子をつくる線分のうち、どちらの傾きの線分に注意を向けているのかも高い精度で推定することに成功している(9)。

現在のところ、脳画像データから思考や意図や想起といった、より複雑な心の内容をデコードすることに成功した研究例は存在しない。しかし、デコーディング研究はそうした高次な認知状態、主観的な心の状態、さらには無意識の心の状態を予測しうる新しい研究動向として期待されている(神谷二〇〇六a、二〇〇六b)。

3　心の読み取りの理論的問題

もし脳画像技術によって人の心の状態や内容を読み取ることができるとすれば、そうした技術は心のプライバシーを脅かすことになるのかもしれない。しかしながら、先に挙げた心を読む技術は、実験室外での運用可能性や将来的な発展可能性に関していくつかの理論的困難を抱えている。以下、それらを四つに分けて検討してゆこう。

（Ⅰ）心的状態の個別化基準

脳画像によるリーディング研究は、心的状態の日常心理学的な分類を前提したうえで行われている。心的状態の日常心理学的な分類とは、「信じる」、「欲する」、「意図する」など、私たちが自分や他人の心を記述する際に日常的に使用している、心の状態についての分類である。実験に際しては、そうした分類の一項目に対応する心的状態（先の研究例で言えば「好み」や「偏見」や「嘘」）が生起する条件（テスト条件）と生起しない条件（コントロール条件）とをデザインし、前者の脳画像データから後者のそれを引き算して、目的とする心的状態が生じているときの賦活部位を特定する。

しかし、こうした実験で示される脳の賦活活動は、「好み」や「偏見」や「嘘」といった一般的な心的状態の相関物としてだけではなく、その実験課題ごとの特殊な心的状態の相関物としても解釈可能である。もしそうした他の解釈の可能性が残存し続けるとすれば、当該のテスト条件において生起した心的状態に相関する賦活部位が特定できたからといって、そこからただちに一般的な心的状態が読み取られたと結論するわけにはいかなくなる。

たとえば、先に述べたフェルプスらの実験において、扁桃体の賦活活動に対応するものとして解釈可能なのは、「人種集団に対する偏見的反応」という一般的な心の状態だけではない。「黒人の顔を見ることで喚起される偏見的反応」、「黒人の顔写真を見ることで喚起される偏見的反応」、あるいは「ｆＭＲＩ装置に横たわって黒人の顔写真を見ることで喚起される偏見的反応」といったより特殊な心の状態も当該の実験に対応するものとして解釈可能な候補であり、これら以外にもさまざまな特殊性のレベルにわたって原理的には無数の候補を挙げることができる。にもかかわらず、実験で示された脳活動が一般的な心の状態に対応するものとして解釈されているのは、そうした一般的な心の状態を基本単位に据える日常心理学的な分類を自明の背景として用い、それが心の状態の個別化に対して提供する基準にある程度の信頼を置いているからである。

では、日常心理学的な個別化基準を前提しないとして、どのような基準を採用すればよいのだろうか。一般に、画像研究はそれが対象とする心の状態の個別化基準を直接に提供あるいは検証するものではない。ｆＭＲＩなどの画像研究は高度に「理論負荷的」であり、心的過程や認知活動に関する一定の理論的地図を背景として、複雑な統計的処理を介して解析が行われる。したがって、心的活動に関する個別化基準は画像研究のいわば「外側」に探し求めなければならない。このように、読み取ろうと意図した心の状態をどのように個別化し確保するかは、リーディング研究をさらに展開させてゆくうえで大きな問題となると思われる。また、たとえ日常心理学的な個別化基準を採用し続けるとしても、そこには次のような問題が潜んでいる。

(II)　日常心理学的概念の文脈依存性

すでに触れたように、心の状態を表す諸概念はその出自を日常心理学のなかにもっている。だが、日常心理学的な概念の多くは文脈に依存してその内実が大きく変化すると考えられる。たとえば、一口に「嘘をついている心の状態」といっても、そこには文脈に応じたさまざまなタイプが存在しているのではないだろうか。ごまかしや言い逃れとしての嘘、スポーツやポーカーゲームにおける欺き、社交辞令としてのお世辞や建前、ユーモアとしての皮肉や誇張、大言壮語や作り話、自己欺瞞、等々である。

ラングリーベンらは「真実を述べることを抑制する」という心的活動に焦点を当てて嘘を検出しようとしたが、そうした特徴によってこれらのさまざまなタイプの嘘を包括することはできるのだろうか。もし嘘の範疇に含まれるさまざまな心的活動が何らかの単一の条件によっては特徴づけられず、その置かれた文脈や状況によってそれぞれ異なる仕方で特徴づけられるとすれば、真実を述べることを抑制するという特定の実験課題を文脈とした場合の嘘発見法の成果が、そのまま実験室外において一般的な嘘発見法として通用すると考えるのは早計であろう。

先に、マインド・リーディング技術の将来的な発展にとっては、文脈や状況の特殊性に依存しない一般的な心の状態をどのように確保するかが重要であると述べた。しかし、読み取られるべき心的状態の内容がそれの置かれた文脈や状況に大きく依存しているとすれば、今度は逆に、文脈や状況についての情報をある程度組み込んだ心的状態の個別化が要請されることになるだろう。その場合、実験によって読み取られる心の状態はもはや期待された一般的なものではなく、実験に組み込まれた文脈に応じた特殊なものに留まる。こうした文脈依存性への対処はマインド・リーディング研究が目指す技術の一般性・汎用性にとって大きな障壁となると思われる。

このように、心の状態の個別化基準として日常心理学的な基準を採用したとしても、そこには「文脈依存性をどう乗り越えるか」という問題が生じ、逆に採用しないとしても、そこには「別種の個別化基準をどう確保するか」という問題が生じる。いずれにせよ、マインド・リーディング研究は読み取られるべき心の状態をどう解釈するかという点に関して、深刻な理論上の難問を抱えているのである。

(Ⅲ)　神経相関物の個人間差異[10]

脳画像研究においては、通常、適切に統制された実験室内で、被験者個人に関するデータ収集を通じてベースライン（基準となる測定値）の設定を行う必要がある。実験室外での運用を目指すリーディング研究がこの制約を乗り越えて発展するためには、最低限、読み取ろうとする心の状態の神経相関物に関して、個人間で大きな共通性が成り立っている必要がある。そうでなければ、「誰にでも」「その場で」通用する技術とは成りえないからである。

実際、ある特定の心的活動に関してはそうした共通性が成り立っていると考えられる。前述の神谷らの研究においては、物の傾きに関する情報は視覚処理の初期段階において霊長類に共通の仕方で表象されていると報告されている。だが、こうした共通性が成立しているのは、傾きに関する処理が私たちの祖先が環境内で繰り返し直面してきた課題であり、色や形や運動に関する処理と並んで、領域特異的な機能（ある特定課題の処理に特化した機能）を果たす「モジュール」として脳内で構造化されているからかもしれない[11]。こうした基本的な認知課題とは異なり、もっと抽象的で複雑な思考課題は、モジュール的ではない仕方で領域一般的に処理されているとすれば、それに対する神経相関物は個人間で大きく異なる可能性が高いと考えられる。さらに、脳の可塑性を考慮すれば、個人間だけではなく個人内においてもそのような神経相関物は生涯にわたって変化してゆくと思われる。だとすれば、思考のようなプライバシーの侵害が懸念されている高次の心的活動に関して、それを詳細に読み取る技術の構築はいまだ夢想の段階にすぎないと言えるだろう。

(Ⅳ) 心理学的な読み取り技術との比較

最後に、以上の内在的な理論的困難に加えて、脳神経科学的な読み取り技術に対する心理学的な読み取り技術の先行性・優越性という問題がある。

たとえば、先に取り上げたフェルプスらの研究においては、白人と黒人の写真に対する潜在的な感情的評価は潜在的連合テストと瞬き反応テストという心理学的な手法によって計測され、その結果と相関する賦活部位が脳画像のなかに探し求められた。つまり、扁桃体の賦活と人種的偏見との相関関係を脳の「内部」から立証することができたのは、それに先立って「外部」から感情的評価を計測する心理学的方法を利用できたからに他ならない(Levy 2007: 149)。もちろん、脳神経科学的な読み取り技術がいったん確立されたならば、それは心理学的な方法以上に信頼できる手段となりうる可能性がある。しかし、その場合でも、「内部」からの読み取り技術が「外部」からのそれを必要としないほど独立した地位を獲得できるかどうかは疑わしい。たとえば、脳画像データのみに人種的偏見の徴候が表れ、いかなる外部からのテストにもそれが表れない場合、被験者に人種的偏見を帰属させることは正当化されるだろうか[12]。もしされないとすれば、結局、心理学的な読み取り手法の方が脳神経科学的な手法に比べ、ある心的状態の実在性に対する証拠能力という点で優越することになる。だとすると、心の読み取りには心理テストを用いればよいのであって、何も脳を調べるまでもないということになりはしないだろうか。

この点は嘘発見法においてより顕著である。先に挙げた脳指紋法による嘘発見に関しては、それが私企業によって運用されているため追試が困難である点や、ポリグラフと同様に被験者が密かに何らかの行為や想像を行うことでベースラインの構築を乱しうる点など複数の問題が指摘されている（*Ibid.*: 136-137）。またｆＭＲＩを用いた嘘発見に関しても、現状では、嘘をついている場合と真実を述べている場合とのあいだに統計的に有意な差異があることを示すに留まっており、いまだ個人の嘘を特定するまでの精度には至っていない。加えて、嘘をついている全ての被験者に一貫して示される賦活部位は存在しないという報告もあり、⑬ 実験デザインの検証も含め克服すべき課題は多い。

これに対して、近年、表情研究の成果を取り入れたより信頼性の高い嘘発見器の研究開発を行おうとする研究動向がある（Gazzaniga 2005: 114-115, 邦訳一六三頁）。ポール・エクマンは人が何らかの感情を押し隠しているときに四分の一秒以下の短い時間だけ不随意に現われる「微表情（micro-expression）」を発見したが、セイノフスキーはそれをビデオカメラとコンピュータを用いて検出し、嘘についての信頼性の高い信号として利用しようと試みている。ここでも、表情の読み取りという「外部」からのアプローチの方が「内部」からのそれに比べて発展性や信頼性の点で優越するという傾向が見てとれる。こうした研究動向からは、「脳の内部は結局のところ心を読み取るのに最適な場所ではない」という可能性さえ指摘できるかもしれない。⑭

4　「究極のプライバシー」とは何か？

（1）　遺伝子例外主義からの教訓

以上のような諸々の理論的問題からすれば、脳画像を用いたマインド・リーディング技術によって心の状態や内容が読み取られ、個人のプライバシーに関わる情報が客観的に知られるようになってしまうかもしれないという懸念は杞憂であると思われる。むしろ憂慮すべきことは、マインド・リーディング研究に医療機関や保険会社や司法組織、そしておそらくは大衆もが希望的に見出している「利用価値」にこそあると思われる。この事情を生命倫理における遺伝子例外主義（genetic exceptionalism）の議論を参考にしながら考えてみよう。[15]

遺伝子例外主義は、医療情報として新たに利用可能になりつつある遺伝子情報をどう取り扱うかをめぐる議論のなかで登場した考え方である。遺伝子例外主義によれば、遺伝子情報は、それ以外の医療情報とは本質的に異なり、個人の「究極のプライバシー」に関わる情報であるため、特別に保護される必要がある。遺伝子情報がこのように特別視される根拠は二つある。第一に、遺伝子情報は他の医療情報とは異なり、将来の健康状態を高い確率で予測できるという特質をもっている。第二に、その情報は当人だけでなく両親や兄弟や子供といった血縁集団、さらには人種や民族といった地域集団の遺伝子情報をも含んでおり、特定の個人の遺伝子情報からその人に関わりのある周囲の人々の遺伝子情報が知られるため、血縁集団や地域集団への偏見や差別を助長する可能性を備えている。[16]

しかしその後、トマス・マレーによって遺伝子例外主義のこうした根拠が批判された（Murray 1997）。マレーは、第一の点に対して、発症前のB型肝炎キャリアやHIVキャリア、コレステロールの高さなど他の医療情報であっても将来の健康状態に対する高い予測性を持っているということ、第二の点に対して、性病や結核に関する情報は家族や職場仲間といった身近な人々への感染の可能性を示す情報となりうること、他の医療情報であっても保険加入の資格や保険料の査定において差別の原因となりうることを挙げ、遺伝子情報と他の医療情報とのあいだには本質的な違いがないと論じた。遺伝子情報を例外的に扱う議論は、遺伝子情報の本質的独自性を過度に強調することで成り立っており、このような方向での議論は、最終的に、疾患だけでなく人の行動傾向や性格特性も含め、すべての個人的特徴を遺伝子が決定するとみなす遺伝子決定論や遺伝子還元主義を助長する危険がある。

他方でマレーは、遺伝子情報は当人だけではなく血縁集団の他のメンバーの遺伝子情報とも密接に関連しており、個人の遺伝子情報の漏洩が影響を及ぼす範囲や、情報漏洩による差別の生じやすさは他の医療情報に比べ相対的に大きい可能性があるとした。マレーによれば、遺伝子情報のプライバシーを他の医療情報よりも手厚く保護するうえでの根拠としては、このような相対的特質だけで十分である。マレーはこのような自分の立場を「弱い遺伝子例外主義」と呼んでいる（Murray 1997: 64）。

こうして、遺伝子例外主義に始まる遺伝子情報のプライバシーをめぐる問題は、社会のなかで生じうる具体的なリスクとの関連で、他の医療情報と比較したその情報のもつ相対的特殊性とは何かを考える、より具体的な議論へとシフトした。医療の場面だけでなく、保険や雇用、教育、あるいは融資、結婚、犯罪捜査といったさまざまな場面で実際に生じうる不平等や差別を考慮して、遺伝子情報の備える相対的特殊性が検討されるようになったのである。

ここからさらに一歩踏み込んで次のように考えることができるだろう。遺伝子例外主義の議論が行き着いたのは、遺伝子情報がもつとされる保護すべきプライバシーとは、遺伝子自身に内在的に備わる本質的な特殊性（究極のプライバシー？）から生じるものではなく、遺伝子情報に価値を見出し、その利用を求めるさまざまな社会的・経済的な運動によって与えられるものであるということである。逆説的だが、何が守られるべきプライバシー情報であるのかは、それを利用しようとする周囲の在り方によって決まるのであって、守られるべきものが最初からあるのではないと考えられる。[17]

以上の帰結をマインド・リーディング研究の場合にあてはめてみるならば、心のプライバシーの内実も、心もしくは脳が備えている本質的に例外的な特質によってではなく、脳情報を利用しようとする社会的・経済的な運動によって与えられていると考えられる。たとえば、マインド・リーディング技術から得られる情報を、医療目的の他に、企業の広告宣伝活動、雇用や保険の契約判断、犯罪捜査上の手がかりといった目的のために利用しようとする社会の側からの要請が、その情報を特別な価値をもつものとして筋立てし脚色してゆくのである。逆説的ながら、脳画像研究によって脅かされる可能性のあるプライバシーとは、脳情報の利用可能性を喧伝する研究者や一般企業、公的機関、各種メディア、そしておそらく、そうした利用可能性を懸念する倫理学者や大衆から要請されたものである。心や脳に侵害すべきでない「究極のプライバシー」を与えているのは、心や脳そのものではなくその周囲である。

(Ⅱ) イメージのなかの脳とプライバシーの実体化・究極化

しかし、先に見たように、近い将来に脳神経科学的な技術によって心の詳細な状態が読み取られるようになる可能性が希薄であるとすれば、マインド・リーディング研究に一体どのような倫理的問題が潜んでいるというのだろう。たとえ心や脳に「究極のプライバシー」を付与する社会的な仕組みが存在したとしても、結局のところそこにプライバシーの侵害という倫理的問題は成立しえないのではないか。

ここで注意すべきは、遺伝子情報や脳情報に関わるプライバシー問題においては、利用目的に適った妥当な個人情報が実際に得られるか否かに関わらず、社会の側に形成された「イメージ」に誘導されるかたちで当の情報が実体化され消費されてゆく傾向が強いという点である。つまり、たとえ当の情報が目的に見合うだけの実体を備えていないとしても、そのような実体が社会的・経済的な要請によって仮構され、その仮構された実体をめぐってさまざまな場面での情報利用が行われてゆくのである。

遺伝子情報はそれ単独で行動傾向や性格特性を含めた人のあらゆる特徴を決定することはないし、ごく一部の遺伝子疾患を除いて将来の病気を決定することもない。しかし、遺伝子情報を潜在的犯罪者のスクリーニングや、保険契約における病気の罹患率算定のために実際に利用する仕組みが存在するなら、遺伝子情報には未来の犯罪や病気の「証明書」としての価値が付与される。さらにマスメディアなどの各種表現媒体は、遺伝子に関する本質主義的・決定論的なイメージを強調することで、大衆に対して遺伝子情報のそうした利用法を容認させると同時に促進させ、その結果、遺伝子情報の利用が思いもよらないかたちで展開されることになる。たとえば、法廷で家族関係を示す証拠として遺伝的なつながりが偏重されたり、遺伝子情報を利用した雇用選別によって医療費を抑制しようとしたり、「犯罪遺伝子」を調査するための犯罪者専門の遺伝子バンクを創設したり、生徒の遺伝的素因に基づいてクラスの振り分けをする、等々である。(18) 情報利用に対するこうしたさまざまな場面での社会的要請は、一丸となって遺伝子情報のプライバシー性をますます高めてゆくだろう。

脳画像研究についても同様なことが起こりつつある。アメリカでのｆＭＲＩに関連したメディア報道を調査した報告によれば、そこには三つの傾向が見出されるという（Racine et al. 2005）。一つは脳神経リアリズム（neuro-realism）である。こうした報道は、ｆＭＲＩ実験のデータ取得や画像処理、実験手続きの複雑さを無視して、あたかもｆＭＲＩ画像が脳の活動を視覚的に「証明」しているかのごとく伝えているという。このような傾向は、大衆に対して脳画像研究の成果がリアルで客観的なものであることを無批判に受け入れさせる下地を作る。第二は脳神経本質主義（neuro-essentialism）である。「脳が好む」、「脳が恐れる」など、脳を主語にした見出しや記事は、脳があたかも主体や人格と同一であるかのように思わせ、ｆＭＲＩが心を直接的に精査する技術であるかのようなイメージを抱かせる。第三は脳神経政策（neuro-policy）であり、ｆＭＲＩの結果を政策上の問題や個人の人格改造に利用できるかのように思わせる傾向である。たとえば、ｆＭＲＩがポルノグラフィーの有害性を証明するためや、バイリンガル教育に関する論争を解決するために利用できることを述べた記事がこれに当たる。

こうした観察から、先の遺伝子情報と同様に、脳情報は、事実として妥当な利用価値を有するか否かとは無関係に、徐々に社会的・経済的価値をもった個人情報の一種とみなされ、「究極のプライバシー」として実体化されるとともにその価値が高められていくと予想される。特に脳情報の場合、当人のそのときどきの行動傾向や性格特性とより密接に結びついていると考えられるため、脳画像の解析を通じて個人に対する持続的な管理が強化されることが懸念される。想定される例として、犯罪に結びつく「暴力的傾向」の測定、国家や会社に対する「忠誠心」の検査、徳育における「道徳心」の評価、等々が考えられるだろう。

(Ⅲ) 倫理的対応策とさらなる含意

では、こうした「プライバシーの実体化・究極化」という問題に対して、私たちはどのような対策を講ずるべきだろうか。遺伝子情報や脳情報に対してこうした傾向が生じる要因は、それらの情報が他の個人情報に比べて極めて複雑なため、その内容を適切に読み解くことが難しく、それゆえ誤用や乱用を招きやすいという点にある。シェリ・アルパートは、二〇〇三年にアメリカで発効された医療情報に関するプライバシー保護規則（HIPPA privacy rule）に触れ、当該規則のもとでは、保護された医療情報へ合法的にアクセスできる人数は専門家を除いてもなお相当数にのぼることを指摘する。そのうえで、複雑な現象に対しても単純で分かりやすい説明をあてがってしまう私たちの根深い傾向を鑑みるならば、遺伝子情報や脳情報に関する誤用や乱用を避けるには、その種の情報に対して特別な法的保護が必要であると主張する（Alpert 2007）。つまり、遺伝子情報や脳情報を適切に理解するために要請される知的水準と、私たちが実際に身につけている水準（それは先の三つの傾向に表れている）とのあいだには、現在のところ相当な落差が存在しており、そうした落差が実体化や究極化の動きと相まってプライバシー問題を生じさせることが懸念されるため、それらの情報に対して特別な法的保護が必要とされるのである。これは、遺伝子情報や脳情報に関する強い例外主義を否定したうえで、なおそれらが有する相対的特殊性（情報の複雑さ）から要請される倫理的措置である。

これまで述べてきたようにプライバシー侵害の問題が現実に懸念される以上、私たちは脳情報の利用状況をつぶさに見つめつつ、必要に応じてその利用範囲や利用目的を制限するといった特別な法的措置、あるいは各機関におけるガイドラインの策定を進めてゆく必要があろう。だがそれに加えて、脳神経科学に対して非専門家がもつ理解の向上を促進し、上記の「落差」を可能な限り埋めてゆく努力も怠ってはならない。なぜなら、こうした努力こそが、プライバシーの究極化や実体化の運動に歯止めを掛け、やがては法的措置による保護そのものを不要にし、脳情報を適正かつ有用な仕方で流通させる社会環境を整備する基礎となるからである。以上より、脳画像技術に関するプライバシー問題については、第一に暫定的な措置としての法的保護と、第二に実質的な措置としての脳科学リテラシーの向上の二つを軸として対策を講じ、保護と利用のバランスを考慮しつつ両者の具体的な内実を検討してゆくべきであると考えられる。

最後に、以上に加えて、遺伝子情報や脳情報に関する強い例外主義を否定することから取り出すことのできる次のような知的洞察も指摘しておこう。私たちが強い例外主義を否定し弱い例外主義に立つならば、そこから、相対的特殊性が成立しない場面で遺伝子情報や脳情報を特別扱いすることは「不公平」に当たるということが導きだせる。たとえば、保険契約の現場では、これまで判断材料としてさまざまな医療情報を考慮することが当然と見なされていた。しかし、そうした場面で差別の防止を理由に遺伝子情報を考慮対象から外そうとするのであれば、特別な理由のない限り、差別原因となりうる可能性が相対的に高いその他の医療情報もまた遺伝子情報と同様の扱いを受けるべきということになろう。このように、強い例外主義を否定することは、遺伝子情報や脳情報だけではなく、それらを含めたあらゆる個人情報の取り扱いに対する根本的な見直しを要請することにつながる。[19] こうした含意からは、脳情報に関するプライバシー保護の問題も、当該の情報だけに関わる議論に留まらず、社会的・経済的に有用とされるすべての個人情報に関するプライバシー保護の在り方を「公平性」という視点から根本的に問い直す機会を提供するものであると言えよう。

5　まとめ

脳画像を用いたマインド・リーディング研究は「心の究極のプライバシー」を脅かすだろうか。本章で指摘した理論的問題からは、リーディング技術がプライバシーに関わる心の状態を読み取れるようになる可能性は現状では希薄であると結論できる。だが、心のプライバシーを実体化し究極化してゆく社会的・経済的な運動が存在する限り、脳情報はそれが許す妥当な範囲を踏み越えて誤用・乱用され、リーディング技術のもつ理論的困難とは無関係にプライバシー侵害の問題も発生してしまう。

私たちが今なすべきなのは、脳画像技術を心の読み取りの可能性を秘めた技術と見なし、心の究極のプライバシーをますます究極化させることではなく、究極のプライバシーを究極化している構造の実態を把握し、それを解除してゆく具体的な方途を探りだすことである。本章ではこの問題に対し、暫定的措置としての法的保護と、実質的措置としての脳科学リテラシー向上の二つを軸とする対応策を講ずべきと論じた。後者の措置は科学リテラシーの問題一般へと連なるものであるが、ここでのリテラシー向上は同時にプライバシー侵害に対する倫理的対処に直結するという点で、その必要性・緊急性はより強調されるべきであろう。

注

（1）以下で紹介する諸研究の他、侵襲的な技術を用いたマインド・リーディングの試みとしては、たとえばキロガらによるものが挙げられる（Quiroga et al. 2005）。彼らは、ある単一のニューロンがある特定の人物や対象に対して選択的な反応を示すことを、てんかん患者の脳内に留置された深部電極を用いた実験から確認できたと報告している。同研究に関する理論的考察は Levy 2007: 139-140 を参照。

（2）さらに経済活動における行動の動機づけや行動の選択決定がどのようなメカニズムで行われるのかを神経生物学における脳内報酬系の研究と共同して行い、経済行動に関与する神経的要因を究明しようとする「脳神経経済学」という分野もある。

（3）潜在的連合テストとは、たとえば、人種語と評価語とを組み合わせて「黒人または良い／白人または悪い」という対をなすカテゴリー（および「黒人または悪い／白人または良い」というカテゴリー）を作り、関連刺激（黒人および白人の顔写真）と肯定的および否定的刺激を対のどちらかへと分類させ、それにかかる反応時間を分析することで、被験者がもつ潜在的な偏見を計測する手法である。他方、瞬き反応テストとは、恐怖によって増加する反射的な瞬き反応を利用して、顔写真を提示した際の瞬き反応の頻度を計測することで、同様に被験者の潜在的な偏見を計測する手法である。

（4）人種スケール検査とは、人種差別に関連する複数の質問に対して五段階評価を行ってもらい、その結果を統計的に処理することで、被験者の意識的な人種差別的傾向を測定する手法である。

（5）似たような研究として Hart et al. 2000 も参照。ハートらは黒人と白人の両方の被験者を用い、白人・黒人の顔写真を見たときの扁桃体活動をｆＭＲＩで計測した結果、自分と同じ人種集団に属さない人の写真を見たときに扁桃体はより賦活したと報告している。

（6）しかしその後、正常者と扁桃体損傷患者による潜在的連合テストの結果を比較したところ、扁桃体損傷患者でも正常者と同様な無意識的偏見があることが分かり、扁桃体が潜在的連合テストの通常の遂行に重要な役割を果たしてはいないことが同じ実験者らによって示されている（Phelps et al. 2003 を参照）。

（7）有罪知識質問法とは、事件に関連する情報と関連しない情報とを提示し、それらに対する反応の違いから、容疑者が事件に関わりがあるか否かを調査する手法である。

（8）脳指紋法装置の会社であるブレイン・ウェーブ・サイエンス社については http://www.brainwavescience.com を参照。

（9）これまで行われたデコード・アプローチの概要については、Haynes and Rees 2006 を参照。

（10）この項目を書くにあたっては Levy 2007: 142-143 を参考にした。

（11）「モジュール」という概念に関しては Fodor 1983 を参照。

（12）たしかに、ある人が外的徴候なしに人種的偏見をもつことは論理的には可能である。だが、もともと人種的偏見という概念が、ある人の異人種に対する振る舞いを批判するために使用されるものだとすれば、「外的徴候なき人種的偏見」という概念にはもはやいかなる実質的意味も存在しないことになるだろう。

(13) この点は日本科学基礎論学会二〇〇七年度研究例会における永岑光恵氏の講演「嘘・だましの神経科学的研究」による。
(14) この点は信原幸弘氏のコメントによる。
(15) 遺伝子例外主義をめぐる論争についての以下の記述は瀬戸山(二〇〇二)を参考にした。
(16) こうした遺伝子情報の機密性を鑑み、遺伝子例外主義の主唱者らは一九九五年に遺伝子情報に関するプライバシー法まで起草している(Annas et al. 1995)。
(17) こうした帰結はプライバシー概念の起源とも調和する(Goffman 1963 および片桐 一九九六)。
(18) 遺伝子情報の社会的・経済的利用とそれを促進する大衆イメージを多くのマスメディア資料に当たって社会学的に追及したものとして、Nelkin and Lindee 1997 を参照。また Green 2006 も参照。
(19) アメリカの保険制度に関して言えば、医療保険全体の変革までも射程に収めた全体的な問い直しの必要性を唱える議論も実際に生じてきているという(瀬戸山 二〇〇二)。

参考文献

Alpert, S., 2007, "Brain Privacy: How Can We Protect It?", *American Journal of Bioethics*, Vol. 7, No. 9, 70-73.

Annas, G. J., Glantz, L. H., and Rosch P. A., 1995, "The Genetic privacy act and commentary", http://www.ornl.gov/TechResources/Human_Genome/resource/privacy/privacy1.html

Farwell, L. A. and Donchin, E., 1991, "The truth will out: Interrogative polygraphy ("Lie Detection") with Event-Related Brain Potentials", *Psychophysiology*, Vol. 28, 531-547.

Fodor, J., 1983, *Modularity of mind: An essay on faculty psychology*, Cambridge, MA: MIT Press. J・フ

オーダー／伊藤笏康・信原幸弘訳、一九八五『精神のモジュール形式』産業図書

Goffman, E., 1963, *Behavior in Public Places: Notes on the Social Organization of Gatherings*, New York: Free Press. E・ゴフマン／丸木恵祐・本名信行訳、一九八〇『集まりの構造』誠信書房

Green R. M., 2006, "From genome to brainome: charting the lessons learned", Illes, J. (ed.) *Neuroethics: Defining the issues in theory practice, and policy*, Oxford: Oxford University press, 105-121.

Gazzaniga, M. S., 2005, *The Ethical Brain*, Washington, DC, Dana Press. M・S・ガザニガ／梶山あゆみ訳、二〇〇六『脳の中の倫理――脳倫理学序説』紀伊國屋書店

Hart, A. J., et al., 2000 "Diffrential response in the human amygdala to racial outgroup vs ingroup face stimuli", *Neuroreport*, Vol. 11, No. 113, 2351-2355.

Haynes, J. and Rees, G., 2006, "Decoding mental states from brain activity in humans", *Nature Neuroscience*, Vol. 7, 523-533.

神谷康之、二〇〇六a「マインド・リーディングは可能か」『科学』七六巻三号、二六九〜二七九頁

神谷康之、二〇〇六b「マインド・リーディング」『現代思想』三四巻一一号、七二〜八二頁

Kamitani, Y. and Tong, F., 2005, "Decoding the visual and subjective contents of the human brain", *Nature Neuroscience*, Vol. 8, 679-685.

片桐雅隆、一九九六『プライバシーの社会学――相互行為・自己・プライバシー』世界思想社

Langleben, D. D. et al., 2002, "Brain activity during simulated deception: an event-related functional magnetic resonance study", *Neuroimage*, Vol. 15, 727-732.

Levy, N., 2007, *Neuroethics: Challenges for the 21st Century*, New York: Cambridge University Press.

McClure, S. et al., 2004, "Neural correlates of behavioral preference for culturally familiar drinks",

Neuron, Vol. 44, 379-387.

Murray T. H., 1997, "Genetic exceptionalism and 'future diary': Is genetic information different from other medical information?", in Rothstein M. A. (ed.) *Genetic Secrets: Protecting privacy and confidentiality in the genetic era,* New Heaven: Yale University press, 60-73.

Nelkin, D. and Lindee, M. S., 1996, *The DNA Mystique: The Gene As a Cultural Icon,* New York: W. H. Freeman and Company. D・ネルキン、M・S・リンディー／工藤政司訳、一九九七『DNA伝説――文化イコンとしての遺伝子』紀伊國屋書店

Phelps, E A. et al., 2000, "Performance on indirect measures of race evaluation predicts amygdala acti vation", *Journal of Cognitive Neuroscience,* Vol. 12, No. 5, 729-738.

Phelps, E. A., Cannistraci C. J., and Cunningham W. A., 2003, "Intact performance on an indirect measure of race bias following amygdala damage", *Neuropsychologia,* Vol. 41, 203-208.

Quiroga, R. Q. et al., 2005, "Invariant visual representation by single neurons in the human brain", *Nature,* Vol. 435, 1102-1107.

Racine, E., Bar-Ilan, O., and Illes, J., 2005, "fMRI in the public eye", *Nature Neuroscience,* Vol. 6, 159-164.

瀬戸山晃一、二〇〇二「遺伝子情報異質論の批判的検討・遺伝子情報の特殊性とその他の医療情報との区別可能性――果たして遺伝子情報は独自の特質を有しているのか?・」、『医療・生命と倫理・社会』一巻二号（オンライン版 http://www.med.osaka-u.ac.jp/pub/eth/OJ1-2/setoyama.htm）

第五章　責任の有無は脳でわかるか
——精神鑑定から脳鑑定へ

河島一郎

科学技術に関する倫理的問題は、われわれの社会に新たな科学技術が浸透してくるところに現れる。インターネット、遺伝子、核にまつわるさまざまな問題はその好例であろう。ここではその一例として、脳神経科学の新たな知見や技術が新たな精神鑑定の方法としてわれわれの社会に浸透してくる場面を取り上げたい。

重大事件が頻発する昨今、テレビや雑誌で「精神鑑定」という言葉を目にする機会は多いのではないだろうか。そして「精神鑑定の結果、心神喪失と認められ不起訴」などと報道されると、各方面からその結果をめぐる批判が噴出するのである。その中でもとくに注目したいのは、精神鑑定の場合には、そもそもの精神鑑定という鑑定法そのものがしばしば批判の対象となるという点である。精神鑑定はＤＮＡ鑑定と同じくれっきとした科学鑑定であり、いずれも現代の精神医学や分子生物学という先端的な科学的知見がベースになっている。しかし、DNA鑑定が批判されることはないにもかかわらず、どういうわけか精神鑑定は科学鑑定の中でもとりわけ胡散臭い部類に入るとみなされてしまうのである。

さらに、鑑定経験が豊富な専門家からも、「詐病・演技を見抜けない」、「現在の精神状態から犯行時の精神状態を判断するのは難しい」、「説得力ある明快な結論に至らない」、「鑑定人によって診断が一致しない」(1)(中谷 一九九七、五～一〇頁)といった難点が指摘されている。つまり、鑑定医自身にとっても、精神鑑定の信頼性には疑問の余地があるというわけである。

報道などを見ていると、どうも精神鑑定が医学のお墨付きを与えるための密室談合であるかのごとく誤解されているように思われる。しかし現行の精神鑑定の信頼性が低いのは、不透明な政治的力関係の影響によるのではなく、精神障害についての因果的理解が確立されていないからである。それゆえ人間の精神と脳の関係の解明が進めば、精神鑑定はいっそう精密化され洗練されることが見込まれよう。この点を明らかにするのが本章の課題となる。そのため、まず現在の精神鑑定の中身である責任能力の判定プロセスとその問題点を押さえ、次いで、脳神経科学が精神障害の因果的理解への道を開き精神鑑定の改善に貢献しうることを確認していく。とはいえ、脳神経科学を利用した責任能力の判定、すなわち脳鑑定が有益であるとしても、それはあくまで罪を犯した者の責任能力を判定するという範囲内でのことである。脳鑑定はこの範囲を越えて利用できるのだろうか。また、脳鑑定が刑事責任能力の判定に用いられるとすればどのような問題が生じ、それにどう対処すればよいのだろうか。こうした点についても最後に触れておきたい。

1　精神鑑定のどこがまずいのか

精神鑑定と責任能力

精神鑑定とは、たとえば犯行の動機がよく分からないとか心神喪失・心神耗弱が疑われるといった場合に、容疑者に刑事責任を問えるだけの責任能力があるかどうか、あるとすればどの程度かを判定するためになされるものである。そして鑑定医は、容疑者の問診や心理テスト、身体検査とともに、家族歴や病歴などを調べ、時には家族や勤務先の関係者、病院などを直接訪問して聞き込みを行うなど、いくつかの作業を行う。簡易鑑定では一時間程度の質疑応答で済むが、本鑑定では数週間から数年にわたって精神状態の経過が観察されることもある。こうしたプロセスを経てようやく容疑者の明確な人物像が得られ、それに基づいて犯行時や現在の容疑者の精神状態、たとえば精神疾患であるとか薬物中毒による幻覚が疑われる等々の診断がなされるのである。そしてその診断が容疑者の責任能力の程度とどう関わるかが総合的に判断される。よく知られているように、容疑者が犯行時に心神喪失・心神耗弱であったと認められれば、刑法三九条に従ってその罪が減免されることになる。

ここで責任能力とは、自分の行為の善悪・正邪・是非を判断する能力（弁識能力）、およびその判断に基づいて行為する能力（制御能力）という二つを構成要素とする能力であり、容疑者にこれが十分な程度備わっていることが、犯罪行為の責任を問うために必須の条件となっており、容疑者が明確に「この犯罪行為をしよう」と意志して行為におよんだ、つまり犯意をもって行為したといえるために、なくてはならない能力なのである。それゆえこの二つの能力の欠如・減退が認められる心神喪失者や心神耗弱者は、犯罪行為の主体として適格ではない。よって責任を問われる資格もないとみなされるわけである。

精神医学の現状――因果的理解の不在

精神鑑定が目指すのは、あくまで容疑者がどの程度の責任能力をもっていたかを判定することである。そして、容疑者の心理的な情報から人物像を構成するという手続きは、現状では責任能力の程度を調べるためのもっとも有効な手段であろう。だからこそ、容疑者の心理についてのさまざまな情報を集めることが不可欠の作業となるのである。そして、この過程で得られた情報に基づいてその人物像をプロファイリングし、犯行時点での責任能力の程度を推測する。

ここで、精神鑑定が信頼性に欠けるのは情報収集の過程で容疑者の心理についての情報が十分に集められないからだと思われるかもしれない。たとえば容疑者が寡黙であるとか関係者があまり話したがらない場合など、得られる情報は少なく粗雑なものになるかもしれない。もちろん忘れてしまっているとか、嘘をついている可能性もあろう。実際、数年を要する本鑑定であっても、人手も時間も限られているし、そこで得られる乏しい情報から容疑者の完璧な人物像を描くのは難しい。こうした心理的情報の質と量の限界が鑑定の精度に影響しているのであるから、心理的な情報を十分集めることができれば、原理的には鑑定の精度が上がるのではなかろうか。

たしかに、情報が十分に得られないというのは、その通りであろう。しかし、たとえ心理的情報が理想的な程度に得られたとしても、精神鑑定が心理的情報を利用して人を解釈するものである限りは、DNA鑑定のような厳密なものとなるかどうかはそもそも疑わしい[2]。現にわれわれは、親兄弟や親しい友人について、数年・数十年にわたる経験を通じて非常に多くの詳細な情報を得ているだろうが、それにもかかわらず、その人たちを誤解したり、見慣れぬ言動に驚いたりすることがよくあるのである。さらに、誰よりも熟知しているはずの自分自身についてすら、未知の側面が少なくないのではなかろうか。自分らしくない言動に激しく後悔するということは、誰しも身に覚えのあることではないのか。

そこで次のようにいいたくなるかもしれない。「ならばこんな回りくどいことをする必要はなかろう。それよりも、責任能力が問題なのであれば、脳の責任能力に関わる箇所を直接調べれば、責任能力に異常があるかどうかすぐに分かるはずではないか」。しかし精神鑑定が依拠している現在の精神医学では、弁識・制御能力の障害をはじめ精神障害全般について、いまだその正確な発現のメカニズムが分かっていないのが現状である。それゆえ、責任能力を司る部位の生理学的な異常をチェックするという方法をとることができないのである。

多くの精神鑑定を手掛けた精神医学者の福島章によると、現在の精神鑑定が依拠している精神医学では、精神障害の原因が何らかの脳病変であることは前提されている（福島 一九八五、三頁）。しかし現状ではその脳病変の詳細がほとんど不明であるため、精神障害の症状を分類・整理することで、その診断基準が作られているという。つまり精神障害を引き起こした原因ではなく、結果である精神障害の症状のパターンを診断基準としているわけである。そしてさらに精神医学の流派ごとに理論的背景が異なることも加わって、医師によって診断が大きく異なったり、同じ医師でも診断がたびたび変わるというような不安定な状況が生じることになるのである。

こうした診断の不一致を改善するために、近年になってさまざまな症状を統計的に記述して精神疾患を分類した診断マニュアル（ＤＳＭ）が整備された。[3] その結果、医師ごとの診断の違いが比較的少なくなってきている。とはいえ精神医学では、症状を引き起こす原因となる物質的基盤（この場合は脳の状態や構造）が特定されていないため、症状の分類や整理にあたって、脳の構造や機能に由来する生理学的・化学的なレベルでの法則性や因果関係に訴えることができない。したがって、症状やその変化に対する明確な因果的説明を与えることは困難である。[4] すなわち、精神障害の因果的理解がいまだ得られていないことが、精神鑑定の信頼性を掘り崩す最も大きい理由なのである。

2　精神鑑定から脳鑑定へ——脳神経科学を利用する

脳神経科学の有効性——精神障害の因果的理解

さて脳神経科学はここ二〇〜三〇年ほどの間に急速に発展した比較的若い学問である。とりわけ生きた脳の活動をそのまま画像化するイメージング技術の開発や、神経細胞および神経伝達物質についてのミクロレベルでの知見が蓄積されてきたことから、それまでほとんど不明であった精神障害のメカニズムが徐々に明らかになってきた。それはまさに脳神経科学の恩恵といって差し支えないだろう。たとえばＤＳＭの作成に携わった精神医学者のアンドリアセンは、これを精神医学における革命と位置づけ、脳神経科学が精神医学へ導入されることにより診断や検査、そして治療において劇的な変化が生じることを予想している（Andreasen 1984; Andreasen 2001）。とくに治療が求められる医療においては、精神疾患の効果的な原因療法の可能性が開かれたことは特筆すべきであろう。

しかし精神鑑定にとってとりわけ重要なのは、統合失調症の診断である。[5] 統合失調症は、かつては「早発性痴呆」「精神分裂症」とも呼ばれていた精神疾患であり、日本人のほぼ一〇〇人に一人が罹患する。その顕著な特徴は、幻聴や妄想、支離滅裂な会話と行動、不適切な感情などであり、統合失調症患者が犯罪行為をなした場合には、原則的に責任能力なしと判定される。そのため精神鑑定においては、容疑者が統合失調症であるかどうかの判定が極めて重視される。しかし、統合失調症の原因については さまざまな説があり、脳の発達障害や神経伝達物質の分泌異常がおもに想定されていたが、症状が極めて多様なこともあって、その原因は不明のままであった。

ところが生体組織を画像化するＭＲＩを利用した脳のイメージング研究により、統合失調症患者の脳に構造的異常（脳室の拡大、前頭前野や海馬の縮小、樹状突起などの減少、等々）が観察され、単独部位の障害というよりは神経ネットワーク回路の障害（連絡異常症候群）であることが分かってきた。つまり、たとえ各神経細胞や部位が正常に機能して情報を処理したとしても、その情報の伝達において混乱が生じてしまうのである。加えて、分子レベルでの障害として、統合失調症には神経伝達物質の一つであるドーパミンやセロトニン、グルタミン酸の異常が関わっていることも判明してきたのである（Anderson 2001: chapter 8）。

こうした成果の影響で、ＤＳＭやＩＣＤのような、症状に基づく現在の分類体系が、病因に基づくものに再編成されることが予想される。それにともない、これまで一括して統合失調症と分類されていた疾患が、その原因である脳障害の違いに応じて異なる疾患に分類されることになるだろう。そうすると、「統合失調症患者には責任能力が認められない」という指針は、もっと厳密できめ細かい指針に置き換えられることになろう。かくして脳検査を精神鑑定に導入することで、より正確に責任能力の程度を判定できるようになると考えられる。さらに、責任能力の判定に関わる他の心理的な事柄についても同様の解明がなされるとすれば[6]、精神鑑定に要する作業が徐々に脳検査に置き換わっていき、究極的には脳検査のみによって責任能力のあり方を判定することすら可能になるかもしれない。

脳鑑定の具体例

だとすると、脳検査によって責任能力を判定する未来の脳鑑定はどのような姿をとるのだろうか。ここでは、その実例ともいうべき研究をいくつか紹介しておこう。

脳神経科学者のサポルスキーは、大脳皮質の前頭前野の障害を検査して制御能力の程度をチェックすることを提案した（Sapolsky 2006）。一般に習慣的な行動は、刺激と反応の結びつきが固定されることでとくに意識することなく自動的になされるものであり、その点では衝動的な行動といってよい。しかし前頭前野の行動制御機能により、われわれは状況の変化に対応してその場その場での適応的な行動をとることができ、それゆえ計画的で社会規範に適った行動をなすことができる。ところが、この機能が鈍ると、そのような行動をとることができなくなってしまう。

そうすると、前頭前野に障害があるケースや発達不全であるようなケースでは、そうした適応的な行動が困難となり衝動的行動が増えると予想できるだろう。実際、前頭前野に外傷を受けた多くの場合に行動の制御が極めて困難であることが知られている。よく知られた例としてはフィネアス・ゲージが挙げられよう。ゲージはおよそ一五〇年前の鉱山技師であり、爆発で吹き飛んだ鉄棒が頭を貫通するという事故に巻き込まれた人物である。彼は幸い一命を取り留めたのだが、事故後はそれ以前とはまったく異なる衝動的で計画性のない人物に変貌してしまった。ゲージの死後、二〇世紀の後半になって神経科学者のダマシオが、ゲージの頭蓋骨に開いた穴の位置から脳の損傷箇所を割り出し前頭前野が選択的に損傷していたことを突き止めたのである。それ以後、外傷や疾患により前頭前野に障害があってゲージ同様に行動制御が困難な患者の事例が多数見出されるようになった[7]。こうして制御能力の物質的基盤が前頭前野であることが分かってきたのである。

こうした知見に基づきサポルスキーは、容疑者の制御能力を調べるさいには、まずその前頭前野に障害があるかどうかを判定し、障害のある場合には、それが前頭前野の発達期、つまり少年法の適用年齢期（日本の場合は一四才未満）[8]における発達障害によるものなのか、それ以後に生じた障害（卒中・薬物中毒・外傷など）によるものかを検査する、という二段階の鑑定を提案する。そして、さらに精神障害に関わる遺伝子検査をも同時に行うことで、容疑者の精神状態についてより正確な把握が可能になると主張するのである。

また、同じく脳神経科学者のベアードらは、弁識能力の鑑定の具体例を示している（Baird and Fugelsang 2006）。彼女らが注目するのは、行為の帰結を評価するさいに反実仮想（現実には成り立っていない事柄について「もし～だったら～だろう」と考えること）が果たす役割である。

たとえば赤くて表面がなめらかな鉄製のボールが窓に当たって、窓ガラスが割れたとしよう。このとき、われわれの大部分はボールが鉄製だったので窓ガラスが割れたのだと考え、決してボールが赤いことや表面がなめらかであったことが原因で割れたのだとは考えないであろう。なぜなら、もし赤くないなめらかな鉄球や赤くざらざらの鉄球が当たったとしても依然として窓ガラスは割れるはずであるが、赤くなめらかな発泡スチロールのボールが当たったなら割れなかっただろう、というように推論するからである。つまり、現実の状況の中の特定の要素が実際とは異なっていたならば、どのような結果が生じるか、という反実仮想を行い、それなしでは結果が生じないような要素を見つけることができれば、それを結果に対して最も影響力の大きい要素、すなわち原因と見なすのだというわけである。

ベアードらによれば、われわれは行為の帰結についても反実仮想を利用した同様の推論を行っている。そして行為者がある行為をなしたとき、行為の帰結を予想できたはずだと考えられる場合には、その責任が問われるが、反実仮想ができず予見不可能であるような場合には責任は問われないという事実から、弁識能力をもつために必要なものは何よりも行為の帰結について反実仮想を行う能力であり、したがって反実仮想の能力を欠くものは弁識能力を欠くとされる。そしてわれわれが一四才未満の者に責任能力を認めないのは、反実仮想の能力を司る前頭前野が未発達であるため、弁識能力が未成熟だからだというのである。

サポルスキーやベアードらが提案するように、前頭前野の障害を調べて、その機能がどの程度減退しているかを突きとめることによって制御・弁識能力の減退具合をチェックすることができる。(9) つまり、脳を鑑定することで精神（責任能力の程度）を鑑定しうるのである。もちろん前頭前野といってもその詳細はまだまだ解明の途上にあり、ここで取り上げた具体例もラフスケッチに留まっている。とはいえ責任能力の因果的理解という点からすれば、脳神経科学は精神鑑定の欠点を埋めるに足る知見を提供する可能性があり、脳鑑定は従来の精神鑑定に代わる有効性を十分に備えていることが期待されるのである。

3　脳鑑定は万能か

ここでひとつ注意しなければならないのは、脳鑑定はあくまで、刑事責任に関わる責任能力を判定するために行われる限定された方法だという点である。もし脳鑑定の有効性を過大評価し、この枠を越えて人間の精神一般の状態についても脳鑑定が可能だと想定するならば、それは飛躍であろう。たしかにわれわれは、有効性が確立された科学技術を目にしたとき、それが限定された領域を越えても同じような有効性をもつはずだと考え、応用を目指す傾向にある。この傾向が科学技術の発展の原動力であることは疑えないが、たとえそうだとしても、適用範囲の拡張には理論的・技術的な難点、安全性や費用の問題、従来の価値観との軋轢などが伴うため、きわめて慎重な態度が必要であろう。

ここではその一例として、脳鑑定を拡張するには脳神経科学の外部の事情を考慮しなければならないことに触れておきたい。そのためにまず、責任能力の場合も含めて、一般に、精神障害が脳障害の基準を与えるのであってその逆ではないという点を押さえておく必要がある。

脳鑑定は、おおまかにいえば次のようなプロセスを経て確立される。精神障害Xの鑑定が問題になっているとする。このとき、Xの因果的基盤を脳神経科学的に探求し、原因である脳障害Yが特定され、かくしてXとYの間の法則性が見出される。そしてこの法則性に依拠することで脳障害Yから精神障害Xが判定できるようになる。こうした一連の探求プロセスにおいては、われわれがすでに精神のある状態を障害と見なしているゆえに、その原因となる脳状態が障害としてピックアップされる。つまり、脳障害が精神障害を引き起こすという場合、その脳状態が障害であるかどうかを決める基準はいつでも精神障害の基準に依拠しているのである。[10] たとえ平均から逸脱したある脳状態が怒りっぽい性格を引き起こしているとしても、その怒りっぽさの程度が正常な範疇とみなされるかそれとも重度の精神障害とみなされるかによって、その脳状態は正常／障害のどちらにも入りうるだろう。そしてその脳状態を精神障害の基準から切り離し、それ自体で脳の障害なのかどうかと問うことはできないだろう。つまり、脳障害を検査することで責任能力をチェックできるのは、何をもって精神障害と見なすかという評価軸が固定されている限りでのことだといってよい。

ところで精神障害の評価軸は決して一定不変のものではなく、文化的・社会的状況などの変化と連動して変化し、ある状況で正常の範疇に収まる精神状態が別の状況では障害とみなされることがありうる。たとえば、近頃よく話題になる心的外傷後ストレス障害（ＰＴＳＤ）は、ベトナム戦争後に心理的な後遺症に悩む人が多数現れたことを背景として、一九八〇年にＤＳＭ―Ⅲではじめて精神疾患として認定された。つまり、激しいショックから精神的な悪影響が後々まで残るという状態は、一九八〇年以前にはまったく正常な精神のあり方であったのだが、一九八〇年以降は正常ではないと見なされるようになったわけである。また、性同一性障害が疾患として認められたのも比較的近年のことである。かつては性同一性障害が疾患として明確に認められていなかったため、性転換手術は法的には治療ではなく傷害と見なされた[11]。しかしその後の社会的状況の変化にともない、一九九〇代後半から性同一性障害に関わる法律、そして医学的な基準と処置の方針が明確化されるようになった。そして現在ではれっきとした疾患として一般にも認知されていることは周知の通りである。

こうした例から分かるように、精神障害の基準が変わるならば、その物質的基盤である脳障害の基準も変化するのであり、ある時点で確立された脳鑑定の判定基準を「客観的な不変の真理」のごとく固定化して捉えることはできないだろう。すなわち脳鑑定のための基準とは、脳神経科学の直接の研究対象ではない外的な状況に影響され変動しうるものなのである。

したがって、現在の精神鑑定が脳鑑定に置き換わったとしても、責任能力の状態を判定する脳の基準が、刑事事件以外の場合において責任が問題となるさまざまな場面にもそのまま当てはまるとは言えないことになる。それは刑事事件と他の場面では「責任」ということの内実、すなわち責任を問うという実践がおかれた状況が大きく異なっており、それゆえそれぞれの場合で要求される責任能力にも違いがあるからである。弁識能力の場合を考えると、刑事責任においては行為の法的な是非を判断する能力を意味しているが、他の場面ではかならずしも法的な是非が問題になっているわけではない。そのため、脳鑑定の弁識能力の基準を刑事事件以外についても一般化するためには、法的な是非と法的ではない是非のどちらを判断する場合にも、判断する人がおかれた多種多様な状況を通じて同一の能力が関わっていることが示される必要があろう。

しかし「法的ではない是非」といっても、そこには極めて雑多な事柄が含まれている。たとえば個人的な趣味嗜好や社会的な慣習上の是非、経済的な損得、あるいは道徳的・宗教的な善悪、といったものである（他にもある）。そしてこれらの是非の判断には、一般常識や知識の有無、経験の蓄積量、臨機応変の柔軟性といったものが関わってくるし、また個々の場面での具体的な状況認知や抽象的な一般原則についての理解も関わってくるだろう（こちらも他にもいろいろある）。そのため、たとえば私が寝坊したことを自責する場合と大企業のＣＥＯが経営責任を問われる場合とでは、問題となる行為の是非を判断するさいに要求される弁識能力の内実とその程度はまったく異なっているはずである。これと同様の事情はまた、制御能力の場合についても成り立つだろう。つまり、刑事事件に関わる責任能力の基準を法的ではない場面での責任能力にもそのまま適用することは難しいのである。したがって、刑事責任に関わる責任能力の程度を調べるという文脈から切り離し、日常的な帰責といった他の場面に脳鑑定をそのまま利用することには慎重でなければならないだろう。

4　適切な鑑定へ向けて——精神鑑定を利用する

これまで論じてきたように、刑事責任の判定に限れば脳鑑定は極めて有効な手法であるといえるだろう。しかし現実には微妙な境界事例があり、その場合には容疑者が心神喪失／心神耗弱、あるいは心神耗弱／完全責任能力のどちらに該当するのか明瞭ではないことを考えると、脳鑑定による機械的な振り分けでは、冤罪（そして有罪であるべきにもかかわらず刑事責任が減免されるという「冤罪の逆」）

が生じる危険性があるだろう。もちろん人間が裁く以上、冤罪の可能性は刑事裁判に常に付きまとうものではある。しかし、脳鑑定を導入するだけでその可能性が自動的にゼロになる保証はない。というのも、境界事例をどちらに振り分けるかという判断の曖昧さは、精神鑑定や脳鑑定といった鑑定方法の不正確さに由来する欠陥ではなく、アナログな事象をデジタルに区別し分類するさいに生じる一般的な困難だからである。(12)

ここで境界事例として、脳に軽度の障害があるために制御能力が減退している人物Aが、その脳障害の治療期間中、完治に向かっているちょうどその時期に傷害事件を起こしてしまったという場合を考えよう。さてこのAは、事件直前の通院時にはまだ若干の障害が認められたのだが、事件の後の検査では完治していることが確かめられた。それゆえ、事後的な脳鑑定に基づけば十全な責任能力があると判断されるが、事件直前までの治療や検査の記録を考慮するならば、犯行時にまだ若干の障害が残っていたかも知れないと分かった。つまり、脳鑑定と治療記録などによれば、Aは心神耗弱と完全責任能力の中間であるグレーゾーンに該当するわけである。しかし、だからといってこの段階で「疑わしきは罰せず」としてAを心神耗弱と判断するのは早計ではなかろうか。

こうした場合、われわれは最大限慎重に判断を下すべきだろう。そして、さらに別の角度からAの責任能力を調べるためには、A本人に事情を聞き、質疑応答などを通じて彼の人物像や生育環境・生活史といったその人固有の個別的な側面を考慮することで、犯行時のAの精神状態を推測するという従来の精神鑑定の手法をとるしかない。精神鑑定は、確かに正確さの面では脳鑑定に劣るかもしれないが、だとしても、脳鑑定の結果を異なった観点から再確認するためには最善かつ唯一の方法ではなかろうか。そしてなお責任能力の減退が疑われるのであれば、この段階にいたってようやく「疑わしきは罰せず」の方針をとるべきなのである。犯行時の責任能力の程度を脳鑑定と精神鑑定という本質的に異なった二つの手法を介して鑑定することで、上のような境界事例についてより慎重な判定が可能になる。

つまり、脳鑑定は責任能力の有無や程度について極めて正確な見当を付けることができるが、その最終的な判定は、さらに容疑者の精神に関して責任能力以外の要素も考慮した上で確認されなければならない。いいかえると、脳鑑定には精神鑑定によるチェックと微調整が必要なのである。それゆえ、たとえ脳鑑定が導入されたとしても、精神鑑定を一挙に放棄することは望ましくないといえるだろう。

5　まとめ

まとめよう。精神鑑定が科学鑑定としての十分な信頼性を得られていないのは精神障害の因果的理解が欠けているからであり、脳神経科学に依拠した脳鑑定の導入によって、精神鑑定はより正確で信頼できる科学鑑定になると予想される。しかし、脳鑑定はあくまで刑事事件における容疑者の責任能力を判定する限りで有効性をもつのであり、一般的な責任能力の有無や程度を判定するのに有効であるとは必ずしもかぎらない。それゆえ脳鑑定の適用範囲を拡げることには、慎重な姿勢が必要である。さらにまた、刑事責任能力の判定のために脳鑑定が現実に利用されるようになったとしても、従来の精神鑑定によってその判定をチェックすることが望ましい。

しかしこのことは、人間の精神を理解するために脳神経科学が無力であることを示すわけではない。もともと精神鑑定は精神医学と刑法の交わるところで成り立っており、そこに脳神経科学が加わることで脳鑑定が可能となったのであった。脳鑑定を拡張するために脳神経科学とさまざまな領域との協同が要求されるのは当然のことであり、脳神経科学の進歩によって今後脳鑑定が現実化されるにしても、社会的な要請や従来の精神鑑定を踏まえて運用されていくことが望まれる。

注

(1) また心理学者の滝沢武久は、精神障害者の兄が七回の診断で五つの病名を受けたことに大いに困惑したことを回想している（滝沢 二〇〇三、四一～四頁）。二〇〇一年六月八日に起きた大阪教育大附属池田小学校での児童殺傷事件でも、被告に対して統合失調症や人格障害、詐病と複数の診断がなされたことは記憶に新しい。

(2) ある人が何を考え何を欲しているかといった心理的情報からその人の人物像（すなわちその人が他に何を信じ何を欲しているか、どのような価値観・世界観をもっているか等々）を構成し、責任能力の程度を推定するという方法は、われわれの日常的な人間理解の枠組み（素朴心理学 folk psychology）によるものにほかならない。そしてこの枠組みは、科学理論とは大きく性格が異なっていることが知られている。ここで詳しく論じることはしないが、この枠組みを科学理論のような法則の体系へと洗練できない点についてはDavidson 1970 を、また自然科学的な（よって法則化された）人間理解の浸透につれて素朴心理学が駆逐される可能性については Churchland 1981 を参照されたい。

（3）　これはＤＳＭ（Diagnostic and Statistical Manual of Mental Disorders：精神疾患の診断・統計マニュアル、APA 2000, 最新は第4版新訂版：ＤＳＭ—Ⅳ—ＴＲ）と呼ばれ、現在は精神医学の診断において標準的なものとされる。なおＤＳＭと並ぶ統計的な診断基準としては、ＷＨＯによるＩＣＤ（International Statistical Classification of Diseases and Related Health Problems：疾病および関連する健康の諸問題についての国際統計分類、最新は第10改訂版：ＩＣＤ—10）も利用されている。ＷＨＯのウェブサイト http://www.who.int/classifications/icd/en/および厚生労働省の「疾病、傷害及び死因分類」http://www.mhlw.go.jp/toukei/sippei/index.html を参照されたい。

（4）　実際にＤＳＭ—Ⅳ—ＴＲでは、精神疾患の原因にはまったく踏み込むことなく、疾患の網羅的で精確な記述と分類が目指されている。ＤＳＭのこうした記述的性格への批判としては Kutchins and Kirk 1997、また統計的手法の問題点については Morse 2006 を参照。

（5）　躁鬱病や統合失調症をはじめとするさまざまな精神疾患について、弁識能力や制御能力の減退・喪失と関わるのはどの疾患であるか、そして関わるとすればどの程度なのかを決定し、精神鑑定のための一般的な指針を確立することは、精神医学（とくに刑事事件に関わる精神疾患を研究する司法精神医学）の重要な課題の一つである。精神鑑定におけるこうした諸疾患の評価については福島（一九八五）および小田（一九九七）を参照。

（6）　たとえば、嘘をついているかどうかを脳を調べて判定することや、証言の信頼性を確かめるために脳の記憶に関わる部位を検査するといった技術である。嘘をはじめとするプライバシーについては本書の第四章を、記憶については第八章を読まれたい。

（7）　ゲージの事故後の行動や脳の損傷、および類似の事例の詳細については Damasio 1994 を参照。

（8）　アメリカの場合は州によって一二〜一五才と開きがある。

（9）なお、制御能力が減退する疾患の中には前頭前野以外の部位の障害が関わっていると見られるものがある。したがって、制御能力の程度をより正確に判定するためには、前頭前野以外の部位も検査する必要があろう。責任能力を調べるさいにこうした部位にも注目すべきことは Levy 2007 の第七章を参照。

（10）もちろん障害の基準が脳ではなく精神にあるということは、事実上、現在のわれわれの基準がそうなっているというだけであり、将来この関係が逆転する可能性を排除するものではない。たとえば Churchland 1981 のいう消去主義が正しいとすれば、逆転どころか「精神」という概念自体がなくなることになる。

（11）性転換手術の執刀医が傷害罪として検挙された例としては、一九六九年のブルーボーイ事件が有名である。この事件を含め、日本における性同一性障害の取り扱いやその歴史については『性同一性障害に関する診断と治療のガイドライン』に詳しい。精神神経学会のウェブサイト http://www.jspn.or.jp/04opinion/2006_02_20pdf/guideline-no3.pdf で見ることができる。

（12）Sapolsky 2006: 229-230 では、自然科学は対象を連続的なもの（continua, アナログ）として扱うのに対し、法は対象を離散的なもの（categories, デジタル）として扱うことが指摘されている。

参考文献

American Psychiatric Association（APA）ed., 2000, *Diagnostic and Statistical Manual of Mental Disorders: Text Revision*, 4th edition, American Psychiatric Publisher. アメリカ精神医学会編／高橋三郎・染矢俊幸・大野裕訳、二〇〇三『ＤＳＭ―Ⅳ―ＴＲ――精神疾患の診断・統計マニュアル』医学書院

Andreasen, N. C., 1984, *The Broken Brain: The Biological Revolution in Psychiatry*, Harper & Row. Ｎ・Ｃ・アンドリアセン／岡崎祐士・安西信雄・斎藤治・福田正人訳、一九八六『故障した脳――脳から心の

病をみる』紀伊國屋書店
Andreasen, N. C., 2001, *Brave New Brain: Conquering Mental Illness in the Era of the Genome*, Oxford, Oxford University Press. N・C・アンドリアセン／武田雅俊・岡崎祐士訳、二〇〇四『脳から心の地図を読む――精神の病を克服するために』新曜社
Baird, A. and Fugelsang, J., 2006, “The Emergence of Consequential Thought: Evidence from Neuroscience”. In Zeki and Goodenough 2006.
Churchland, P. M., 1981, “Eliminative materialism and the Propositional Attitudes”. In *Journal of Philosophy* 78, no.2. P・M・チャーチランド／関森隆史訳、二〇〇四「消去的唯物論と命題的態度」、信原幸弘編『シリーズ心の哲学Ⅲ　翻訳篇』勁草書房
Damasio, A. R., 1994, *Descartes' Error: Emotion, Reason, and the Human Brain*, Penguin Books. A・ダマシオ／田中三彦訳、二〇〇〇『生存する脳――心と脳と身体の神秘』講談社
Davidson, D., 1970, “Mental Events”. In his *Essays on Actions and Events*, Clarendon Press, 1980. D・デイヴィドソン／服部裕幸・柴田正良訳、一九九〇「心的出来事」、『行為と出来事』勁草書房
Gazzaniga, M., 2005, *The Ethical Brain*, New York: Dana Press. M・ガザニガ／梶山あゆみ訳、二〇〇六『脳の中の倫理――脳倫理学序説』紀伊國屋書店
Kutchins H. and Kirk, S. A., 1997, *Making Us Crazy: DSM - The Psychiatric Bible and the Creation of Mental Disorders*, The Free Press. H・カチンス、S・A・カーク／高木俊介・塚本千秋監訳、二〇〇二『精神疾患はつくられる――DSM診断の罠』日本評論社
Levy N., 2007, *Neuroethics: Challenges for the 21st Century*, Cambridge University Press.
Morse, S. J., 2006, “Brain Overclaim Syndrome and Criminal Responsibility: A Diagnostic Note”, *Ohio*

State Journal of Criminal Law, volume 3, 397-412.

Sapolsky, R., 2006, "The Frontal Cortex and the Criminal Justice System". In Zeki and Goodenough 2006.

Zeki, S. and Goodenough, O. eds., 2006, *Law and the Brain*. Oxford: Oxford University Press.

小田晋、一九九七『精神鑑定——ケースブック』青土社

性同一性障害に関する委員会、二〇〇六『性同一性障害に関する診断と治療のガイドライン』第三版、日本精神神経学会

滝沢武久、二〇〇三『精神障害者の事件と犯罪』中央法規

中谷陽二、一九九七『精神鑑定の事件史——犯罪は何を語るか』中公新書

福島章、一九八五『精神鑑定』有斐閣

第六章　メディア暴力と人間の自律性

原　塑

1　はじめに

一日の多くの時間を人々が仮想世界の中で過ごすようになったことは、現代社会の顕著な特徴である。自宅や仕事場にはインターネットやテレビが置かれ、人々は外出時には携帯電話やノート型パソコンを持って出かける。これらの機器は実に便利な道具である。仕事を効率的に処理し、世界中で起こっている出来事を時々刻々と知り、遠隔地にいる人々と即座に連絡を取り合うことを可能にしてくれる。しかし、それらは同時に仮想世界への入り口でもある。現実世界で感じるストレスは耐えがたい。そのため人間は、たとえ仕事中であっても、ついつい魅惑的な仮想世界の中に誘い込まれてしまう。

仮想世界の重要な特徴の一つは、脱身体性である。テレビドラマや映画を見るとき、テレビゲームを行うときに、自分の身体は仮想世界の中には決して登場しない。たとえ自分の身体が仮想世界に現れることがあったとしても、それはあくまで仮想的なものであって、このことが仮想世界の魅力の源泉となっている。というのも、仮想世界では、恐竜に追いかけられたり、テロリストと戦ったり、王子や王女と恋に落ちたりといった劇的な体験を楽しめるが、その際に、これらの出来事の結果として自分は死ぬかもしれない、怪我をするかもしれない、鞭打たれるかもしれないなどと不安になる必要はないからである。われわれの身体はここにあり、仮想世界の住人から触れられることはない。しかし、仮想のイメージを知覚したり、操作したりすることによって、人間が何か心理的影響を受けてしまうことは十分考えられる。仮想世界で遊ぶことで開放感を感じることができるのもその一例だが、視聴者が受ける心理的影響は、このような好ましいものだけではないかもしれない。

仮想世界が与える望ましくない心理的影響は、ここ四〇年間、もっぱらメディアにおける暴力表現、つまり、メディア暴力との関連で論じられてきた。毎年アメリカやヨーロッパ、日本で猟奇的な殺傷事件が起こるたびに、そうした悲劇がメディア暴力に関する論争を沸騰させる要因となっている。実際、猟奇的殺人犯がスプラッター映画や暴力的テレビゲームの愛好者であることはしばしばあり、そうした報道をもとにして、メディア暴力を公開したり、視聴したりすることには法律な制限が加えられるべきではないかという見方が強く主張されることになる。しかし、他方で、そのような制限は不当だという見方も根強い。

メディア暴力の法的規制に関する論争は、これから明らかにしていくように、言論の自由の原則や(1)

人間の自律性の尊重といった倫理上の基本的な原則に関わっている。そこで本章ではまず、メディア暴力の法的規制に関する論争を、その賛成論と反対論が依拠している倫理原則を明らかにすることで整理する。その上で、メディア暴力の法的規制を正当化できるかどうかを、神経科学におけるメディア暴力の心理的影響に関する研究を参照しながら、議論していく。

神経科学は人間の社会的行動を支える神経メカニズムを視野に入れるようになってきたが、それに応じて社会の側では、神経科学に対して社会制度を設計するための基礎データとなる人間の行動や思考に関する科学的知見を提供してくれることを期待し始めている。実際のところ、暴力的行動をコントロールするための脳内のメカニズムは神経科学的手法により徐々に明らかにされてきており、人間がどのような環境に置かれたときに過剰な攻撃的行動を示すようになるのかについて、われわれはより深く理解できるようになってきた。このため、メディア暴力の法的規制の倫理的是非を考察する際に神経科学上の知見は不可欠となっている。そこで本章では、メディア暴力の法的規制問題を主題として、神経科学研究が社会制度を設計していく際にもつ意義を検討することを中心的な課題としたい。

2　法的規制をめぐる倫理的論争

メディア暴力に関して議論されている主題は二つある。第一の主題は、科学的事実についてのものである。仮想世界において広まっている暴力表現を視聴した場合、それによって人々は暴力的行動をおこしやすくなってしまうと考える人々がいる一方で、この見解に反対する人々も少なくない。彼らによれば、メディア暴力に関する社会心理学上の研究の結果は多様であり、そこから明確な結論を引き出すことはできない。言い換えると、暴力表現の視聴が視聴者の暴力的行動傾向を因果的に高めるのかどうかはまだよくわからないのである。(2) 第二の主題として、メディア暴力と言論の自由との関連性についてしばしば論争が生じている。メディア暴力の視聴が人間の心理に悪影響を与える場合には、メディア暴力を公開したり、視聴したりすることに何らかの規制をかける必要があると考えるのが普通であろう。しかし、メディア暴力が視聴者を攻撃的にさせるかもしれないと認めながらも、メディア暴力の法的規制には反対する人々がいる。その反対論の根拠になるのが、言論の自由の原則である。反対論によれば、たとえメディア暴力が視聴者の暴力的行動傾向を強めるとしても、メディア暴力の法的規制は言論の自由の原則に抵触し、したがって、許容できない。

このどちらの主題に関しても、メディア暴力の規制賛成派と反対派は、水かけ論に近い仕方で論争している。ただし、第一の主題、つまり、メディア暴力は視聴者を攻撃的にするのかどうかという問題は、純粋に科学的手法によって決着をつけることができるだろう。これについては第3節において論じることにする。それとは対照的に、二つ目の論争、つまりメディア暴力は法的に規制されるべきかどうかという問題の背景にあるのは、いくつかの社会的価値の対立である。そのため、倫理学的手法をも取り入れなければ、この論争を決着させることは困難である。そこで、以下では、メディア暴力に関する論争において、どのような社会的価値がいかなる仕方で対立しているのかを明確化していきたい。

メディア暴力を法的に規制することに賛成する人々が懸念しているのは、暴力表現を視聴した人々の暴力的行動傾向が強まるのではないかということである。対照的に、法的規制に反対する人々は、メディア暴力の法的規制は言論の自由の原則に抵触するのではないかと論じる。ここで、対立しているのは二つの倫理的原則である。その一方は、言論の自由の原則であり、この原則によれば、いかなる言論や表現に関しても、その配布やそれへのアクセスを制限してはならないとされる。これと対立しているのが、他者の身体や精神に危害を加えることを禁じる無危害原則である。この原則が目指しているのは、社会の構成員の身体的、精神的安全を保障することである。私はこの無危害原則を、通常よりもやや拡張して理解したい。拡張された無危害原則によれば、人間は他者に対して危害を加えてはならないだけではなく、第三者に対して危害を加えるように他者を強要、誘導してはならないのである。この拡張された無危害原則からすれば、メディア暴力が規制の対象とされる可能性があることは明らかだろう。というのは、もしもメディア暴力の視聴によって人間の暴力的行動傾向が上昇するのであれば、メディア暴力を視聴した人々は暴力的行為を行うように誘われていると解釈してよいからである。

次に、メディア暴力を公開したり、視聴したりすることを擁護する根拠となる言論の自由の原則が尊重されなければならないのはなぜなのか、その根拠は何かを考えてみよう。言論の自由の原則を正当化する根拠にはいくつかの種類があるが、よく言われるのは次のような根拠である。言論への自由なアクセスは、政府が行っている政策がもつ本当の意味合いや目的を人々が知り、それを正しく評価するための前提となる。したがって、言論の自由は民主主義社会が正常に機能するために必要だというのである。しかし、暴力的テレビゲームなどのメディア暴力はあくまで娯楽を目的としたものなので、言論の自由の原則がこのような仕方で根拠づけられた場合には、この原則によって擁護されることにならない。

では、言論の自由の原則に基づいて娯楽のための暴力表現を擁護する根拠をどこに求めることができるのだろうか。その答えは、これはやや大がかりに見えるのではあるが、人間が持っている自律性に訴えることである。自律性とは、自分が何をしたいのか、すべきなのかをじっくり考えて、決断し、行動する能力、つまり熟慮的な意思決定能力や行動制御能力のことである。このような自律性は、ある言論の理解に基づいて人間が意思決定を行う場合に、いかんなく発揮されると考えられる。というのも、人間は、聞いたり、読んだりした言論の内容が真実か虚偽か、良いか悪いかをじっくりと考えて判断し、その言論を受け入れて、従うかどうかを決定することができるからである。

さて、自由主義社会で受け入れられている原則として自律性尊重の原則がある。この原則によると、ある人間が熟慮に基づいて下した意思決定を他者は尊重しなければならないが、その行為の責任は本人が引き受けるべきとされる。とすれば、ある言論に影響されて人間が何か行動を起こした場合、その言論に従うかどうかは本人が熟慮して決めたことだから、本人がその行動に対する責任を負わなければならない。問題の言論をそもそも公開した人は、その言論が与える影響に対して責任を負わなくてもよいことになる。まとめると、ある言論が様々な人々に心理的影響を与え、影響を受けた人々が何か行動を起こした場合には、その行動の責任はもっぱらその言論の受け取り手に帰せられるということである。このような前提があるので、言論を公開する自由も、公開された言論にアクセスする自由も、それが熟慮にもとづくものであるかぎり、自律的な人間には認められなければならないのである。以上のように、言論の自由の原則が自律性尊重の原則に基づくと考えた場合には、いかなるタイプの言論も、つまり報道だけではなく、娯楽における暴力表現も、言論の自由の原則によって擁護することが可能になる。

これまでの議論から明らかになったのは、メディア暴力の法的規制に関して対立しているのは、自律性尊重原則と無危害原則という二つの倫理的原則であるということである。このことを考慮して、メディア暴力の法的規制に対する反対論と賛成論を整理しよう。

反対論　暴力表現を含むメディアの視聴者は、自分たちが受けた心理的影響を熟慮的に制御することができる。したがって、視聴者は、暴力表現を含むメディアコンテンツを見て、それに影響されて行った自分自身の行為に対して、責任の大部分を負う。自律性尊重原則によれば、暴力表現を含む映像内容を視聴することを人々が決断し、その責任を負う場合、その決断は尊重されなければならない。この点で、自律性尊重原則は無危害原則よりも優先される。したがって、メディア暴力の自由な公開やそれへのアクセスは許容される。

賛成論　視聴したメディアコンテンツに含まれている暴力表現によって引き起こされた心理的影響を視聴者が熟慮的に制御することは、実際には困難である。この意味で、メディア暴力を消費した場合に、その影響を制御する際に発揮される視聴者の自律性は限定的である。したがって、暴力的メディアコンテンツの影響下でなされた行為に対して、視聴者はあまり大きな責任を負うことはできず、また視聴者の意志決定はさほど尊重される必要はない。このことが、無危害原則が自律性尊重原則よりも優先する理由である。それゆえ、メディア暴力への無制限なアクセスはとても保護できない。

この論争は、経験科学によって答えられるべき問いに関連している。その第一は、暴力的イメージを視聴することによって人々の暴力的行動傾向が本当に上昇するのかということである。もしも、メディア暴力が視聴者の暴力的行動傾向を強めるわけではないことが明らかになれば、論争はただちに決着する。実は無害であるとわかったメディア暴力へのアクセスは制限されるべきではなく、したがって、メディア暴力の規制に対する反対論が正しいことになる。しかし逆に、メディア暴力が視聴者の暴力的行動傾向を強めることが明らかになったとしよう。この場合には、さらなる経験的事実を確認しなければならないだろう。暴力表現を視聴した人々の暴力的行動傾向が高まってしまった場合に、その暴力傾向を人間が熟慮的に制御することができるかどうかが問題となる。もしも、暴力的行動傾向の自律的制御が極めて困難であるのならば、メディア暴力への自由なアクセスはとても許容できないという結論が得られるだろう。この場合には、メディア暴力の規制に対する賛成論が正しいことになる。

3　自律性の神経哲学的検討

有力な二つの心理学モデル

メディア暴力の法的規制を根拠づけることができるかどうかは、結局、メディア暴力を視聴することによって人間がより攻撃的になるかどうか、またその攻撃性を、人間が熟慮してコントロールできるかどうかにかかっている。メディア暴力を視聴することで人間がより攻撃的になり、しかも人間が自分の攻撃性を抑えることができない場合には、メディア暴力の公開や視聴は公共的手段によって規制されなければならない。そこで、これらの点についての科学上の知見を概観してみよう。

メディアコンテンツが視聴者に対して強力な心理的影響力をもつこと、例えば、メディアに登場する人物やその人の行動傾向に対して視聴者が親しみを感じ、同調しやすくなることは、政治家も企業経営者も経験的に知っている。社会心理学的研究は彼らの考えが実際に正しかったのだということを示唆している（Pratkanis and Aronson 1992）。暴力的なメディアコンテンツも同様の効果をもつようである。例えば、二〇〇〇年に開催された公衆衛生サミットで採択された『暴力娯楽表現のインパクトに関する共同声明』では、「現在では、この主題に関して優に一〇〇〇報を超える研究があるが、それらが強く示唆していることは、メディア暴力が、一部の子供たちが示す攻撃性に対して因果的関連性を持つことである」と言われている（Joint Statement 2000）。その因果的効果はかなり大きい。ある比較研究によれば、メディア暴力を視聴することで暴力的な人物の比率が上昇する割合は、喫煙が肺がん罹患者の比率を上昇させる割合と同程度である。またその割合は、アスベストを吸った場合に中皮腫罹患率が上昇する割合や、鉛に接触することでＩＱが低下した人が増える割合よりも高い（Bushman and Anderson 2001 の p.481 に掲載されている図2を参照）。このように、メディア暴力を視聴した場合に、一定数の人間の集団の中で暴力的傾向を示す人々の割合が増えてしまうこと、この因果的効果は、短期にとどまるわけではなくて、もしかしたら長期にわたるかもしれないことは、それなりに受け入れられている科学的見解だとみなしてよい。

メディア暴力が視聴者を攻撃的にするのはなぜかを説明するために、いくつかの心理学的モデルが提案されている。その中で有力なのは、観察学習モデルと脱感作モデルである（Anderson et al. 2003 : 94-6）。観察学習とは、他者の振る舞いを繰り返し観察しているうちに、自分も同じ振る舞いができるようになってしまう現象である。暴力的行動の場合でも、他者の行う暴力的行動を観察していると、見ている人々はついついその行動を模倣し始めるのではないかというのである。他方、脱感作モデルは、暴力が引き起こす強い抵抗感や暴力行動に対する抑制に関わっている。人間は、通常、他者が暴力を振るうのを見ると嫌な気分になる。また、自分が他者に対して暴力を振るおうとすると強い抵抗感を感じて、暴力行動を抑制する。しかし、暴力表現を繰り返し視聴していると、そのような抵抗感が鈍化し、その結果として暴力を振るうことを抑制しなくなるのではないかとするのが、脱感作モデルである。

これらの心理学的モデルの正しさを確かめるための最も重要な観点の一つは、メディア暴力を視聴したときやそれ以降の脳の機能状態が、これらのモデルと整合的であるかどうかということである。

そこで、神経科学上の文献を検討しながら、人間が、メディア暴力を視聴することによって高まった自分の攻撃性を、熟慮的な仕方でコントロールできるかどうかを考察していこう。

観察学習モデルとは

観察学習や模倣に関する神経科学上の知見として重要なのは、サルの前運動野のＦ５や人間の脳の対応する個所に見つかったミラーニューロンについてのものである。前運動野は身体運動をコントロールする機能をもっていることが知られており、Ｆ５の細胞の特徴は、動物が身近にある物体に働きかける身体動作を行ったときに、選択的に活動することである。具体的には、これらの細胞は、「つかむ」、「投げる」、「引き裂く」などの動作タイプを区別しており、人間が物をつかむ動作を行うときに活動する細胞は、人間が物を引き裂いているときには活動しない。面白いことに、このＦ５の細胞の一部は、動物が自分である身体動作を行っている場合だけではなく、他の個体が同じ身体動作を行っているのを観察した場合でも全く同じように活動することがわかった。鏡に映したように反応することした特異な性質をもつことから、この細胞はミラーニューロンとよばれるようになった（Gallese and Goldman 1998）。人間もサルも、他者が行う様々な行動を観察することによって行動パターンを学習し、それを実際に自分自身で行う模倣能力を持つ。この模倣を支える神経メカニズムにおいて、ミラーニューロンは中心的な役割を果たしていると考えられている。

観察学習によって身につけた行動パターンを人間は熟慮によって制御することは可能なのだろうか。つまりハーリーは、ミラーニューロンによる観察学習は、しばしば自動的に起こってしまうと考える。

り、メディアにおける暴力表現を繰り返し見ているうちに、人間は暴力的行動パターンを学んでしまうのであるが、この学習は自動的に起こってしまうので、人間は自分が暴力的になったことに意識的には気がつかない（Hurley 2004: 173）。つまり、メディア暴力は、視聴者の一部において、その暴力的行動傾向を因果的に強化するとともに、その心理的影響の多くは、視聴者の熟慮的な行動制御機構を迂回してしまうと考える。この現象をハーリーは、メディア暴力の「迂回効果」と名づけている（Hurley 2004; 2006）。もしもメディア暴力が本当に迂回効果をもつのならば、メディアにおける暴力表現を視聴した場合に人々が発揮できる自律性には限界があると考えられる。

とはいえ、迂回効果によって人間の自律性が掘り崩されてしまうとは単純には言えないだろう。ミラーニューロンシステムは、観察による模倣学習一般をささえる神経メカニズムであり、この観察学習のプロセスの大部分は熟慮によって導かれていない。また、人間はしばしば格別に意識しないまま、観察学習によって身につけた行動を実行している。このことが意味するのは、人間の日常生活の様々な場面で、迂回効果が表れているということである。実際、日常的行為の多くの場面で、人間は熟慮的な行動制御を行っていないし、ある習慣的行為を熟慮して制御しようと努力しても失敗することは珍しくない。とはいえ、人間は、大抵、あまりひどい失敗をすることなく生活している。その意味では、人間は自律性を失ってしまっているようにはとても見えない。また、他者から頻繁に助力や助言を受けずともそれなりにうまく生活している人間を、自律性が欠如した存在だとみなすのは適切ではないと考えられる。

日常生活の多くの場面において、人間は、熟慮的には行動制御を行わず、かなり自動的な仕方で振る舞っているように見える。そうであるにもかかわらず、あまりひどい失敗をせず、生き延びていくことが可能なのは、人間の自動的な振る舞いが周りの環境にうまく適合しているからだろう。実際、模倣は、自分が生活している環境に適合的な行動を身につけるためには有益な学習法である。というのも、日常生活において出会う他者の多くは、人間のかなり複雑な社会的環境において生存に成功している者たちなのであり、彼らの行動様式を身につけることができれば、自分がその社会的環境において生存できる可能性も高まるはずである。

とはいえ、人間は観察によって学習した行動様式で常時自動的に振る舞っていればよいわけではない。人間は遠い将来を見越して決断を行わなければならないこともあるし、また不慣れな出来事に対して対処しなければならないことがあるし、このような時に熟慮して意思決定する能力をもつことは必要不可欠である。また、社会生活の場面では、観点に応じて異なった評価を受ける難しい行動選択を迫られることも多い。ひもじい思いをしているときにパンを盗んで食べてしまうことは、生物学的な生き延びの観点から見れば合理的かもしれないが、社会的正義の観点から見れば不合理であり、盗人は罰せられる。このような時に、盗みをしようとする衝動を熟慮的に抑制する能力は、社会的存在としての人間が自律性を保つために必要不可欠である。つまり、人間が日常生活で大抵ほとんど考えもなしに振る舞っているのにもかかわらず自律的であるとみなされ、自分の行動に責任を負わなければならないのは、人間が、慎重にならなければならない場面では、熟慮することができ、そして熟慮に基づいた意思決定を行うことができるからである。こう考えれば、人間が日頃熟慮せずに行動決定しているように見えることも理解できる。つまり、日常生活の多くの場面でも人間は自律性を保持してはいるのだが、ただ単にその自律性を発揮する必要がないのである。

以上の観点からみると、メディア暴力を視聴することの問題点の一つは、視聴者が、自由主義社会においては不適切であると見なされることの多い暴力的行動様式を観察学習してしまうことにあるといえるだろう。暴力的行動は現代社会の多くの局面で不適切な行動であると見なされるから、頻繁に暴力を振るってしまう人物は自律性に欠けていると見なされる。しかし、他方、メディア暴力を見ることで暴力的行動を観察学習してしまったとしても、衝動的に暴力を振るいそうになる局面で、その衝動を熟慮して抑制することが出来さえすれば、その人は十分に自律的であるといえるだろう。したがって、たとえ人間が暴力的なメディアに接することで暴力行動を観察学習してしまうとしても、それだけでは人間が不合理的になってしまうとも、自律性を失ってしまうとも言えない。

脱感作モデルとその検証

次に、メディア暴力の心理的効果を説明するもう一つのモデルである脱感作モデルについて見てみよう。このモデルによれば、人間は、繰り返し暴力表現を見ているうちに、だんだん暴力を見慣れてしまう。その結果として、かっとして暴力を振るいそうになるときに、暴力を振るうことに抵抗感がなくなり、暴力行動をしないようにと自分を抑えることができなくなるのである。

さて、「暴力を見慣れてしまう」と述べたが、これには二つの意味合いがある。その第一は、暴力表現に頻繁に触れていると、暴力的光景を他の日常的光景とは異質で特別なものとは見なさなくなってくることである。暴力的ゲームで遊びなれている人々がこのような傾向を示すことは、暴力的光景と暴力的内容を含まない光景を彼らに見せて、そのときの彼らの脳波をとる実験によって明らかにされている（Bartholow et al. 2006）。もう一つは、暴力表現を見慣れてくると、新たに暴力的光景を見たときに、感情的な興奮があまり起こらなくなることである。暴力的光景を見た時に、人々は通常感情的に興奮する（その生理的指標として、心拍数があがり、皮膚電位が変化する）ことが知られている。ところが、暴力的ゲームでしばらく遊んでもらってから暴力的光景を見せた場合には、暴力的ではないゲームで遊んでもらった後で暴力的光景を見せた場合と比較して、人々はあまり感情的に興奮しないことがわかった（Carnagey et al. 2007）。これらの実験の結果が示唆しているのは、暴力表現に慣れが生じてくると、人間は、目の前で行われる暴力を、特に注意すべき出来事とは知覚しなくなり、また暴力を目にすることにより感情が高ぶることもなくなってくるということである。

とはいえ、暴力に見慣れてくることと、自分が暴力を振るうことに躊躇がなくなることの間には、やはり大きな隔たりがある。脱感作モデルが正しければ、メディア暴力を見続けた場合に、人間は単に暴力に見慣れてしまうだけではなくて、暴力を振るおうとする衝動を抑えることが難しくなるはずである。このことを調べるには、どうしたらよいのだろうか。一つの可能性として、人間がメディア暴力を視聴することによって、前頭葉の活動がどのように変化するのかを調べればよいかもしれない。というのは、前頭葉は熟慮的な行動決定において重要な役割を果たしていると考えられているからである（Daw et al. 2007; Wood and Grafman 2003）。例えば、慢性の統合失調症や重いうつ病、認知症などの精神病理にかかった人々では、前頭葉の機能が著しく低下する。その結果として、彼らは熟慮的に行動を制御することが困難になる（Fuster 1997: chap. 7）。つまり、このような重い精神病理を抱えている人々の自律性はかなりの程度損なわれているのである。

そこで、単純に、前頭葉の機能の程度が人間の自律性と連動していると考えてみよう。このような単純な自律性の概念によれば、前頭前野の機能検査が、人間の自律性を評価するための最も重要な調査項目となる。例えば、メディア暴力を視聴することによって人間の前頭前野の機能が著しく低下してしまうことがわかったとしよう。この場合明らかになるのは、メディア暴力に見慣れてくると、視聴者は自律性を失っていき、暴力を振るおうとする自分の衝動を制御することが徐々に困難になるということである。

メディア暴力を視聴することによって、前頭前野の機能は低下してしまうのだろうか。この主題に関する研究はあまり見当たらない。松田と開は、最近、NIRSを使った研究を行っているが、それによると、子供たちがテレビゲームを行っている最中に前頭前野背部における血流が低下するという。この現象は、パズルゲームを行っている場合と、ファイティングゲームを行っている場合の両方で観察された（Matsuda and Hiraki 2006）[3]。松田と開の推測によれば、テレビゲームの画面には視聴者の注意を引きつける視覚刺激が多く登場するが、視聴者の脳に保持されている認知的資源の多くがその視覚情報処理のために費やされてしまい、結果として視覚情報の処理にはあまり関与しない前頭前野の活動が低下するのではないかということである（*ibid.*: 710）。そのため、前頭前野の機能の低下は、テレビゲームの内容が暴力的であるかどうかとは無関係に生じることになる。

とはいえ、この知見がもつ意味合いはまだ明らかになってはいない。前頭前野があまり活発に活動しないからといって、テレビゲームを行っている最中か、あるいはその後に、この部位によって担われている抑制作用までが低下してしまうのかどうかはまだ調べられていない。したがって、テレビゲームを行うことで、前頭前野の機能低下が生じ、それにより視聴者の自律性が損なわれるという単純な見方が成立するかどうかについてはまだわからないのである。(4)

メディア暴力による視聴者の攻撃性の強化

脱感作モデルは、暴力表現に見慣れてきた場合に視聴者が暴力的行動を熟慮的に抑制することが難しくなってくる可能性を強調している。しかし、実際には、メディア暴力により人々は暴力的行動をより強く好むようになり、その結果として、攻撃的に振る舞うことを熟慮的に選択しているとも考えられる。もしもそうだとすれば、暴力に対する感受性が鈍化することを意味する「脱感作」という概念によって、メディア暴力の心理的悪影響を説明することは不適切である。メディア暴力は、暴力的行動傾向の増強作用を持ち、暴力的行動を優先的に選択させるように視聴者の熟慮的意思決定メカニズムを歪めているのかもしれないからである。

暴力的イメージに接する機会が多ければ多いほど、その分、より攻撃的な思考や感情をもちやすい傾向を人々が示すことは以前から知られていたが（Anderson et al. 2003: 86）、ウェーバーと共同研究者によるｆＭＲＩを使った最近の研究は、その暴力的思考や感情の神経的基盤に焦点をあてている。この研究によれば、暴力的内容を持つテレビゲームを行っている人間の脳では、前頭葉の内側にある帯状回前部（ＡＣＣ）の機能と扁桃体という感情制御に関与している脳部位の機能が、特徴的な仕方で変調されるようである。ゲームプレイ中に暴力の応酬を行っている際は、帯状回背部の認知情報処理に関与する部位が活発に活動するのに対して、帯状回の中で感情情報の処理に関与する吻部の活動、および扁桃体の活動が低下するのである（Weber et al. 2006）。

暴力的行動傾向を示す人間の脳活動に関して以前行われた研究から、ウェーバーと共同研究者は、帯状回や扁桃体を含む感情情報処理ネットワークの活動性の低下が、人間の暴力的行動傾向の増大と相関するという仮説を立てている。この仮説に基づき、彼らは、帯状回吻部と扁桃体の活動の低下と帯状回背部の活動の上昇は、被験者が攻撃的認知、攻撃的感情をもっていることを示唆しているのではないかと推測している（*ibid.*: 43）。

この研究が正しければ、メディア暴力の視聴者は、脱感作モデルが言うように、単に暴力に見慣れて暴力的行動を抑制しなくなるだけではなく、場合によっては、攻撃的な行動を熟慮的に好んで選択してしまうと考えられる。この場合、熟慮的に選択されているとはいえ、暴力的行動は、必ずしも正常な機能を持っているとはいえない意思決定メカニズムによって制御されている。したがって、攻撃的な振る舞いを熟慮的に選択している人間は、十全な意味で合理的だとも、自律的だともいえないだろう。

とはいえ、このウェーバーらによるｆＭＲＩを使った研究は、神経活動に対する暴力的テレビゲームの短期的影響を確認したものでしかない。攻撃性に向かって方向づけられた認知や感情が行動選択において中・長期的に因果的効力を持つかどうか、つまり、攻撃性の指標となる神経活動パターンが、ゲーム終了後においてもなお攻撃的行動を因果的にもたらすのかどうかは、まだ調べられていない。また、暴力的テレビゲームを行っている時の前頭前野の活動性の変化についても、調べられていない。

以上、暴力的内容を含むメディア表現の視聴に関連する科学的研究の一部を見てきたが、それらによれば、人々はメディア暴力に接する時間が長ければ長いほど、思考や感情、行動がより攻撃的になる可能性が高い。これらの認知面、行動面での特徴を支えている神経基盤は、現時点では、まだよくわかっていない。しかし、様々な種類の研究がおおむね共通して示唆しているのは、暴力的内容を含むテレビゲームは、視聴者の思考や感情をより攻撃的な方向に歪め、その結果として、非合理的な暴力的行動へと人々を導いてしまうかもしれないことである。今後、研究が積み重ねられ、その結果、この想定の正しさが確証されれば、視聴者の自律性はメディア暴力の効果によって損なわれてしまうと結論づけられることになるだろう。しかし、今のところ確定的なことは主張できない。

4　まとめ

人間が合理的に行動できるのはなぜなのだろうか。ここで、ある人の行動様式が合理的であるとは、その人が自然的環境、社会的環境に適合的であり、その環境の中で長期的に生き延びていくことができるような生き方をしていることだと考えてみよう。人間は、日常生活の多くの場面で、あまりじっくり考えこむことなく、直観的に生きている。こうした態度は、作業を次々と効率的にこなしていくためには必要不可欠である。では、人間は、環境に適合的な行動様式を、じっくりとは考えこまずとも、どのように見つけ出し、身につけることができるのか。

その一つの有力な方法は、他者の行動をまねることである。日々出会う他者は、自分が生きている環境において、それなりに生き延びに成功している人々である。成功者の生き方を、とりあえずまねておくことは、それなりに合理的だろう。とはいえ、このような方針によって、いつでも環境に適合的な行動ができるわけではない。社会で出会うすべての人々が成功者であるわけではないだろうし、社会情勢は柔軟に変化してしまう。また人間の社会生活はかなり複雑であり、他者の振る舞い方をまねしているだけでは対処できない課題に直面することも多い。

したがって人間は、必要があれば自分の生活や生活環境についてじっくりと熟慮できなければならない。このためには、熟慮しなければならない局面に立っている時、それをそれとして適切に見極める能力を持っていなければならない。また、とりうる行動の選択肢がいくつかあって、それらを比較考量して意思決定する際には、それらを適切な仕方で評価できなければならないのである。

暴力的なテレビゲームを長時間にわたって、また頻繁に視聴した場合、このような人間の合理的な生活が全面的に崩れてしまう可能性がある。暴力的メディアが描き出す仮想世界は、われわれが現在生活している自由主義社会とは大きく異なっている。仮想世界で暴力的行動様式を知らず知らずのうちに身につけて、その行動様式に基づいて現実世界において振る舞ってしまうことは望ましくない。というのも、暴力的行動様式は、現実の自由主義的な社会には全く適合していないからである。また、メディア暴力を継続的に視聴していると、暴力を、熟慮的な態度をとって対処しなければならない特別な出来事であると感知する能力も低下してしまう。これでは、暴力を目撃したり、自分が暴力をふるいそうになったときに、それに対して熟慮的な仕方で対処することが難しくなる。また、メディア暴力を視聴することによって、人間の思考や感情がより攻撃的になり、そのことで人間が不合理な攻撃的行動を熟慮的に選択してしまうことも十分に考えられる。このような人間行動の合理性の全面的な崩壊はまれなのかもしれないが、こうした事態が起こりうる可能性があることは十分に考慮しておく必要があるだろう。

もしも、現在のいくつかの研究が示唆するように、メディア暴力が視聴者の暴力的行動傾向を強めてしまい、さらにそれを自律的に制御する能力を低下させるのであれば、メディア暴力は何らかの公共的手段によって規制されなければならないはずである。とはいえ、メディア暴力に関する神経科学上の研究は始まったばかりであり、メディア暴力を法的に規制すべきか否かを判断するために必要な知見はまだ十分には得られていない。今後、メディア暴力を視聴することにより人間の自律性がどのように変容するのかをさらに詳細に明らかにしていかなければならないが、そこでメディア暴力の神経科学研究が果たすべき役割は極めて大きい。

注

（1）ゲーム機器には様々な種類があるが、本章では、プレイ場面が映像として提示される遊具を、習慣にしたがって「テレビゲーム」と総称する。

（2）メディア暴力には二つの種類がある。一つめはテレビ番組のように、人々が受動的に視聴する暴力表現であり、もう一つはテレビゲームのように、視聴者自らが仮想世界において能動的に操作する暴力表現である。少なくともテレビにおける暴力表現の視聴者がどのような心理的影響を受けるのかに関しては十分な研究の蓄積があり、それによれば、メディア暴力の視聴者は実際により攻撃的になることが明らかにされている。他方、テレビゲームの視聴者が仮想世界の中で自ら暴力を振るうことからどのような心理的影響を受けるのかを調べた論文の数はまだ少なく、それらは一定の明確な結論を示しているわけではない（坂元 二〇〇四、渋谷 二〇〇一）。

（3） ＮＩＲＳは脳機能測定法として比較的最近使用され始めた技術であり、データ解析法や解釈法が確立しているわけではないと言われることがある。そこで、松田と開の研究を、他の脳機能測定法による実験結果と比較照合することが重要である。そのようなものとして、川島隆太『自分の脳を自分で育てる』の一二頁以下に述べられているＰＥＴを使用した実験データがあり、このデータは松田と開によるＮＩＲＳを使った実験の結果と一致している。ただし残念ながら、川島のデータは査読付きの専門雑誌に公刊されているものではない。

（4） Mathews et al. 2005 で報告されているｆＭＲＩを使った研究によれば、前頭葉の活動を上昇させる認知課題を被験者に実行させた時に、テレビゲームをあまり行わない被験者の前頭葉はよく活動するが、それとは対照的に、習慣的に長時間暴力的テレビゲームを行っている被験者の前頭葉はあまり活発に活動しない。

参考文献

Anderson, C.A., et al., 2003. "The influence of media violence on youth", *Psychological Science in Public Interest* 4, 81-110.

Bartholow, B.D., Bushman, B.J., Sestir, M.A. 2006. "Chronic violent video game exposure and desensitization to violence: behavioral and event-related brain potential data." *Journal of Experimental Social*

Psychology 42. 532-9.

Bushman, B.J. Anderson, C.A., 2001. “Media violence and American public”. *American Psychologists* 56, 477-89.

Carnagey, N.L., Anderson, C.A., Bushman, B.J. 2007. “The effect of video game violence on physiological desensitization to real-life violence.” *Journal of Experimental Social Psychology* 43, 489-96.

Daw, N.D., Niv, Y., Dayan, P., 2005. “Uncertainty-based competition between prefrontal and dorsolateral striatal systems for behavioral control”, *Nature Neuroscience* 8, 1704-11.

Fuster, J.M., 1997. *The Prefrontal Cortex: Anatomy, Physiology, and Neuropsychology of the Frontal Lobe,* 3rd Edition. Lippincott-Raven. 福居顯二監訳、二〇〇六『前頭前皮質——前頭葉の解剖学、生理学、神経心理学』新興医学出版

Gallese, V., Goldman, A., 1998. “Mirror neurons and simulation theory of mind-reading”. *Trends in Cognitive Sciences* 2, 439-501.

Hurley, S., 2004. “Imitation, media violence, and freedom of speech”, *Philosophical Studies* 117, 165-218.

——, 2006. “Bypassing conscious control: unconscious imitation, media violence, and freedom of speech” in: Pockett S. et al. (eds.), *Does Consciousness Cause Behavior?* MIT Press, 301-337.

Iacobini, M., 2004. “Understanding others: imitation, language, empathy” in Hurley S., Chater N. (eds.), *Perspectives on Imitation: From Neuroscience to Social Science,* Vol.1, MIT Press.

Jentsch, J.D., Roth, R.H., Taylor, J.R., 2000. “Role for dopamine in the behavioral functions of the prefrontal corticostriatal system: implications for mental discorders and psychotropic drug action”, *Progress in Brain Research* 126, 434-53.

Joint statement on the impact of entertainment violence on children: Congressional Public Health Summit. (2000, July 26).

川島隆太、二〇〇一『自分の脳を自分で育てる』くもん出版

Matsuda, G., Hiraki, K., 2006. "Sustained decrease in oxygenated hemoglobin during video games in the dorsal prefrontal cortex: A NIRS study of children". *NeuroImage* 29, 706-11.

Mathews, V.P., et al., 2005. "Media violence exposure and frontal lobe activation measured by functional magnetic resonance imaging in aggressive and nonaggressive adolescents", *Journal of Computer Assisted Tomography* 29, 287-92.

Pratkanis, A.R., Aronson, E. 1992. *Age of Propaganda.* W.H. Freeman. A・プラトカニス、E・アロンソン／社会行動研究会訳、一九九八『プロパガンダ――広告・政治宣伝のからくりを見抜く』誠信書房

坂元章、二〇〇四『テレビゲームと子どもの心――子どもたちは凶暴化していくのか?』メタモル出版

渋谷明子、二〇〇一「テレビゲームの暴力描写が攻撃行動に及ぼす影響――研究の現状と課題」、『慶應大学大学院社会学研究科紀要』第五三号、五五～六七頁。

Weber, R., Ritterfeld, U., Mathiak, K., 2006. "Does playing violent video games induce aggression? Empirical evidence of a functional magnetic resonance imaging study", *Media Psychology* 8, 39-60.

Wood, J.N., Grafman, J., 2003. "Human prefrontal cortex: processing and representational perspectives", *Nature Review Neuroscience* 4, 139-47.

第七章　薬で頭をよくする社会
――スマートドラッグにみる自由と公平性、そして人間性

植原　亮

1　スマートドラッグの現状と将来

脳神経科学の進歩によって、認知の化学的な基礎が解明されつつある。注意や集中、あるいは記憶などの仕組みや、それに関与する神経伝達物質の働きが詳細に理解できるようになってきたのだ。そして、脳神経科学の発展と歩調を合わせて、神経薬理学は新しい可能性を切り開いている。その可能性のひとつが、薬物による認知機能の増強（エンハンスメント）である。薬を飲めば、集中力や記憶力が増し、勉強がはかどり、試験の点数も上がるかもしれない。あるいは、大量の仕事を効率よくこなすことができるようになるかもしれないというのである。

集中力・注意力・記憶力といった認知機能を増強させる効果をもつ薬物、つまり頭のよくなる薬を

スマートドラッグ（以下ではSDと略記する）という。SDは、SF的な想像の産物ではなく、米国などにおいては、認知機能の増強に一定の効果があるとされる薬物が現実に使用されており、普及の兆しをみせている。

その典型例がリタリン（物質名：メチルフェニデート）である。[1] もともとリタリンは、ADHD（注意欠陥・多動性障害）の症状緩和を目的とした薬物である。ADHDに効果があると考えられている理由は、シナプスから放出される神経伝達物質（ドーパミンとノルエピネフリン）の活性を高めるとされているからである。そして、おそらくこうした作用のために、ADHDではなくても飲めば注意力が増強すると信じられるようになった。これが、病気の治療という本来の目的ではなく、勉強の効率化や試験の成績向上を目的とする服用につながるわけである。しかし、リタリンが脳に作用するメカニズムの詳細については不明な点もあり、それだけに現段階では、服用すれば誰もが成績向上を望めるなどとはとてもいえない。また、副作用の問題もある。[2]

とはいえ、米国では、リタリン服用が拡大する流れは変わらないようだ。ある報告によると、米国のあるキャンパスでは、学業のためにリタリンなどを飲んでいる学生は一六％に上ったという（Farah et al. 2004）。M・ガザニガは次のように述べている。「リタリンを飲めばSAT（大学進学適性試験）の点数が一〇〇点以上アップするといわれている。現に大勢の健康な若者がその目的でリタリンを飲んでおり、率直にいって、それを止めることはできない」（Gazzaniga 2005: 72, 邦訳一一一頁）。

ほかにも、SDとして使用可能な薬物が着々と開発中である。[3] 例えば、睡眠障害のための薬を米軍のヘリコプター・パイロットに投与して、集中力ないし実行機能の増強が認められたという報告がある。あるいは、アルツハイマー病の処方薬が、記憶力増強剤として利用可能かもしれないともいわれている。こうした研究に基づき、より効果的で、しかも副作用が軽微にとどまるSDが開発されていけば、それらはいずれ社会に浸透していくだろう。

だがそのとき、様々な倫理的問題が浮上してくる。はたして、そうした薬を飲んで試験に臨むことは正しいことだろうか。あるいは、仕事の効率向上のためとはいえ、こうした薬物が世の中に出回ってよいものだろうか。そもそも、何かを成し遂げたとしても、その達成がSDを用いてなされたものだとしたら、あまり価値ある達成とはいえないのではないか。SD反対派はこのような疑義を提出するだろう。しかし一方で、SD容認派も存在している。彼らは、薬理的な認知増強には何の倫理的問題もないというだろう。利用できるものを利用するのは、他人に迷惑をかけない限り本人の自由だというわけである。

以下では、反対派と容認派の対立を軸に、SDが自由や公平性にかんして社会に与える影響をまず考察する。次いで、努力と効率という二つの価値が対立する場面、さらには人間性に関わるより根本的と思われる対立点を扱っていく。最後に、こうした対立を改善していく見通しを立てるために若干の方法論的考察を加えることにする。

2　社会的帰結をめぐる対立――自由と公平性

ＳＤの使用の是非を論じるには、まずそれがいかなる社会的帰結をもたらすのかを見積もる必要がある。その際に焦点となるのが自由と公平性である。(4)

格差拡大

ＳＤ服用の容認派は、自由という理念に訴えて、このように議論する。特に他人に迷惑をかけるわけではないのだから、自分の判断で服用することに何の問題もない。それを規制するということは、個人の自由を侵害することにほかならない。したがって、ＳＤの服用は、個人の自主的な決定に委ねるべきだ、というのである。

例えばガザニガは、次のように述べて服用を認める（Gazzaniga 2005)。まず、ＳＤの服用は、一見そうみえるほど、ずるいことではないというのである。考えてみれば、世の中には何時間も集中して数学の問題に取り組み続けることのできる人や、英単語を一目で覚えてしまうような記憶力のよい人がいて、こういう人たちはたいてい試験の成績もよい。おそらく彼らは、脳内化学物質を司るメカニズムが、そもそも生まれつき優れているのであろう。しかし、これをずるいとみなす人はほとんどいないだろう。そして、ＳＤは平凡な人をこうした人々に近づけているにすぎない。しかも、すでにわれわれの文化には、塾や家庭教師が存在していて、これらは、優れた人々に並ぶための問題のない手段として定着しており、利用するかどうかは、個人や親にゆだねられている。だとしたら、SDの服用も同様の選択肢として認めてよいのではないか。規制は、こうした選択の自由を侵害する、というわけである。

だが、公平性という観点からみれば、個人の自由な判断に基づく行為が社会全体に対して望ましい結果をもたらすとは限らない(5)。というのも、SDを利用できるのはある程度の富裕層に限られており、それが利用できない貧困層と富裕層との格差がますます拡大する、という問題があるからである。経済格差によってSD服用の有無に違いが生じ、それが入学試験の合否の違いにつながるとしたら、そもそも教育の機会均等すら著しく損なわれるのではないか。SDを利用できる富裕層は大学等での教育を受ける機会に恵まれるのに対し、SDを利用できない貧困層はそうした機会を奪われる、と懸念されるのである。そして、就業に際して、高等教育を受けることができた場合には、そうでない場合に比べて収入が高い職が得られる傾向があるということには、あまり異論がないだろう。そうだとすると、SDは、それを利用することができる富裕層がますます富み、経済格差がさらに拡大するという結果を招くことになる。もちろんそれは、教育における機会均等の喪失をいっそう促すであろう。このように、SDは公平性を欠いた社会を生み出す可能性があるのだ。したがって、ここには何らかの規制を設ける必要があるようにも思われる。

とはいえ、次のような意見もありえよう。たとえば美容整形は治療ではなく、審美的な観点からの増強効果をもたらすものにほかならない。ところが美容整形の利用には経済的障壁が存在しているために、その増強を享受するのは富裕層に限られる。しかし、われわれは美容整形を不当とかずるいとか思っていない。ここには決定的な不正義はないものとして現在のところ社会的に容認されているのだ。その理由はおそらく、美容整形が、幸福や人生の成功の決め手になるとは考えにくいからだろう。もちろん、容貌の美しさでいくぶん得をするようなことはあるかもしれないのは確かだ。だが、人生の成功や幸福は、整形を受けていない場合と同じく、本人の努力や偶然に左右されると考えられているのである。とすると、ＳＤを用いた認知能力の増強も、ただちに公平さを損なうとはいえないのではないだろうか。ＳＤも美容整形と同じように社会に受容される可能性は否定できないのだ。じっさい、試験でリタリンの服用が現在のところ禁止されていないのは、試験の成績が人生に決定的な影響をもたらさないと考えられているからであるとする意見もある（Gazzaniga 2005）。

容認派のこうした切り返しについては、次のように応答すべきであろう。容認派はＳＤが美容整形と同様に受容されるとしているが、その根拠はまったく不明確である。ただたんに、そのように受容される可能性があるということを表明しているにすぎないように思われる。そして逆の可能性として、きわめて効果の高いＳＤが開発され、しかも富裕層にしか利用できないとなった場合は、やはりそこには懸念どおりの不正義が発生するのではなかろうか。容認派の主張を支えるためには、新技術がどのように社会的に受容されるのかということにかんする経験的な知見が不足しているのである。

しかしながら、経験的な知見の不足という点では、格差拡大に訴える反対派も同じである[6]。ＳＤによって、反対派が述べるような仕方で格差が拡大すると主張するためには、やはり一定の経験的知見に基づいた議論を提示する必要があるだろう。この論点にかんしてはあとで扱うことにして、自由の問題が関係するもうひとつの議論に目を移そう。

競争社会の激化――結局は自由を損なう

格差拡大とならんで、ＳＤが競争社会の激化をもたらす可能性も問題となる（Brock 1998, President's Council 2002）。ＳＤの効果が知られるにつれて、ＳＤを飲んでいなければ受験に不利だという認識が広まってくると、やがて多くの受験者が服用を開始する。それだけではなく、社会全体としても、ＳＤによって増強した状態で仕事に励むのが常態となってくるだろう。つまり、競争の底上げが生じるのである。現在でも、栄養ドリンクを飲みながら仕事をするのが当たり前となっているのに、さらに競争社会を激化させるような薬が出回るのを認めてよいものだろうか。

次のことが重要だろう。競争社会の激化という事態が出来すると、簡単に「ＳＤ服用は個人の自由」と言って済ますことはできなくなる。ＳＤの普及に伴って周囲の状況が服用を当然視するので、服用せずに勉強や仕事をしたいと望む人に対して、暗黙的な強制力が作用するようになってくるからである。すると当初は服用にかんして自由な判断が下されていたとしても、そうした自由によってやがて服用が強制される社会が出来上がってしまう。ここには、個々人の自由な判断が必ずしも社会全体としての自由をもたらすわけではないという背理を見て取ることができる。この点で、ＳＤの自由な服用は社会全体の自由を脅かすのだ、というわけである。

こうした議論はある程度もっともらしいものだと思われる。では、具体的にどの程度もっともらしいのか。この問いに答えるには、社会全体にＳＤが普及することによって、どの程度の競争激化および服用の暗黙的強制が生じるのかを見積もることが必要となる。それは、許容可能な程度のものに収まるかもしれないし、重大な問題を含むものであるかもしれない。ただしここでも、経験的知見なしには、ＳＤの導入がもたらす帰結にかんして十分な評価を行うことできない。いずれにせよ、その見積もりに基づいて、個人の自由と規制の望ましいバランスをはかりながら、適正な規制を設けなければならないと、少なくともそれだけはいえるだろう。

しかしながら、ここでの反対派は、ＳＤに根本的に反対しているわけではない、ということも指摘しておかなければならない。暗黙的な強制につながるがゆえに反対するという陣営にとっても、適正な規制が設けられさえすれば、ＳＤは受容可能なのである。そうだとすると、もっと強い主張、すなわち適正な規制が存在するとしてもなおＳＤを受け入れることはできないという主張を行おうとする場合には、以上で論じてきた反対派とは別の直観ないし判断の枠組みが働いていることになる。これについては、第3節で論じることにしよう。

社会的帰結をめぐる対立——まとめ

ＳＤ服用にかんして、容認派の論拠は自由の尊重であるのに対し、反対派の主張は社会的な公正を損なう可能性に基づいている。しかし、ここまでのところ、両陣営ともに単なる可能的事態を持ち出して議論しているにすぎない。そのため、対立は直観のぶつかり合いに終始し、結局のところ「やってみないとわからない」と結論するだけになりかねない。したがって、この対立を少しでも生産的な論争にするには、それぞれの論拠の可能性を見積もり議論の妥当性を評価することが必須である。そこで、評価の土台となる経験的な知見が必要となるが、そうした知見を形成する方法については最終節で触れることにしたい。

このようにSDが社会にもたらす影響にかんする対立を改善するためには経験的知見が必要となるということは、裏を返せば、ここでの容認派と反対派の対立は、SDそのものについての対立ではないということを示している。むしろ、ここでの対立は、SDが社会にもたらす影響の見積もり、すなわち事実認識における対立だといえるのである（そのため、反対派も規制のあり方しだいでSDを認めるはずである）。

3　価値と人間性をめぐる対立

前節では、SDが社会にもたらす影響をめぐっての対立は、ひとまず事実認識における相違に起因するということを確認した。しかし、SDをめぐる対立は、その社会的影響についてのみ生じるのではない。きわめて根の深い、価値や人間性についての対立も存在しているのである。たとえば容認派の背景には、効率重視という顕著な価値観を透かしみることが可能だが、これに対する反発が生じるのはごく自然といえよう。本節ではこうした対立について検討していきたい。

努力と効率

効率を重視する容認派の論拠として直ちに思い浮かぶのは、次のような議論である。何より重要なのは、SDは人間を賢くし、生産性を向上させるということだ。この点で、SDはこれまでの人間のあり方にも適っている。歴史を振り返ってみよ。現在の人間が享受している豊かさは、技術の発展なしには考えられない。農耕や灌漑などの技術がなければ、生存上の不安は大きいままだろうし、鉄道網や通信技術などがなければ、われわれはごく限定された範囲でしか活動できないだろう。あるいは洗濯機や電子ジャーといった家電なしには、われわれは多大な時間や労力を家事に割かれることになるだろう。こうした技術は、人間の様々な営為における効率や生産性を向上させ、それを通じて人間に豊かさをもたらすものである。同様にSDも人間の豊かさに貢献するに違いない。

ここで強調されているのは、人間に生産性や効率性を与える技術がもつ道具的な価値である。そうした技術によって節減された時間や労力は、より内在的な価値のあるものへと振り向けることができるようになるだろう。というわけで、この立場に立つと、勉強や仕事をより効率的にこなすための手段としてSDを使用することは認めてよいことになる。

これに対してどのような反論が出てくるだろうか。少なくとも試験の場面にかんしては、次のような反論がなされるだろう（cf. President's Council 2002）。試験でよい成績をとることが賞賛されるのは、それが、受験者の能力とともに、本人が時間をかけ努力して知識や技能を身に付けたということの証しであるからにほかならない。ところが、試験でのSD服用を認めてしまうと、よい成績が努力の結果として獲得された受験者の知識や技能を反映するものなのか、つまりは自己達成といえるようなものであるのか、それともSDによって増強された能力に由来するものなのかは判然としなくなるだろう。そうだとすると、よい成績と努力ないしは自己達成との結びつきは大きく切り離されてしまうことになる。試験に際してSD服用を認めるべきでない理由は、このように、よい成績と努力や自己達成との含意関係を損なうからなのである。

これを一般化すれば、ＳＤは試験の場面に限らず、努力や自己達成という価値を損なうものであるから禁じるべきだ、という主張になるだろう。ここにおいて、容認派と反対派の対立が鮮明に浮かび上がってくる[7]。

容認派が効率や生産性を重視したのに対し、この主張では、価値ある目標としての努力や自己達成が強調されている。ＳＤの使用に踏み切るかどうかで心を揺さぶられながらも、ためらう気持ちがあるとしたら、それは努力や自己達成への価値意識が働いているからだろう。たとえばＪ・ブッチャー（Butcher 2003）は、これにかんして、逆境の克服や困難の経験から学ぶことが、人間であることの意義に貢献するのに、ＳＤを用いてそうした逆境や困難を軽減してしまってよいのか、と問う。Ｍ・ウィンクラー（Winkler 1998）もまた同様に、肉体の持つ脆弱性・不完全さ・有限性への愛と賛美にこそ人間性は存するということをしみじみと訴えている。技術の専制は、社会に安定をもたらすが、そのために人間性が犠牲になっているというのだ。技術が人間の生活のすみずみまで浸透し、人間の不完全さや有限性を補完することによって、欲求の多くが容易に、しかもすみやかに充足されるようになると、個人が立てる目標や選択する行為は、かえって技術的に可能なものに限定されてしまうという傾向が生じることになる。つまり、個人の目標と行為の幅はせばめられ、そこにはほとんど逸脱の余地がないのである。確かに技術によって社会に安定がもたらされているとはいえるだろう。しかし、それはとうてい人間性が十全に発揮されている社会などではない、というわけである。

人間性をめぐる対立へ

このように反対派の主張は、効率や生産性の向上を重視する陣営に対し、努力や自己達成から出発して人間性に訴えることになる。しかし、反対派がここで依拠している人間性とはどのようなものなのかは、必ずしも明らかではない。そこで、すでに登場した論点も含めて断片的な主張を集積し擦り合わせることによって、人間性に依拠する反対派の主張を、より広い文脈において明確化することをめざそう。そのうえで、容認派が採りうる応答の可能性を検討する。まずは、SD反対陣営の主張を際立たせるために、ここでは便宜上、次のような「人間性論法」を定式化しておきたい。

【人間性論法】人間性は、価値・人格・感情といった根元的要素が緊密に結びついて構成されている。SDは、これらの要素やその結びつきを変化・損傷することによって、人間性を破壊する可能性がある。したがって、SDを容認することはできない。

人間性論法は以下のような要素からなる。

①努力・達成などの価値の低下　すでに確認済みであるが、努力や自己達成という価値を重要視する陣営にとって、SDによる認知的増強が深刻なのは、これらの価値が軽視されるようになるという点にある。これは、自己改善や自己修養を通じて得られた人間的完成という生の目標をないがしろにすることにも結びつく（cf. McKenny 1998）。また同時に、伝統的には知恵や思慮深さといった言葉で述べられてきた知性のあり方も、相対的に軽んじられることになる。なぜなら、SDの普及は、処

理能力の速さや生産性の高さといった、知性の一側面でしかない能力の価値ばかりを強調するからである。

②古典的主体概念の凋落と機械的人間観の伸長　反対派の懸念は、①のように価値にかんすることだけではなく、それと密接に結びついた主体という概念が変化してしまうという可能性にも関わっている。

古典的主体観においては、個人は責任を持った行為主体であるとされる。意思の力によって、自分のふるまいは自分の制御下に置かれている。それゆえ、ある行為の失敗や成功は行為者に帰属されることになる。努力や達成が重要な価値だとみなされるのは、個人がこうした帰責可能な主体だと考えられているからにほかならない。

しかし、ＳＤの普及に伴い、仕事や学業上の達成が個人に帰属されるものではなくなるおそれがある。簡単にいえば、成績が上がったのは努力の甲斐あってというよりはＳＤのおかげだ、ということになる。そこには、自動車を速くするには、ガソリンを良質のものに代えればよいと考える場合と大きな違いはない。そして、こうした考え方は、人間を意思と責任能力を兼ね備えた主体ないし人格としてみるよりは、操作や介入の対象となる一種の機械としてみる観点を採ることを促すであろう（Brock 1998, Freedman 1998）。いわば人間は単なる物体として扱われるようになる。ＳＤの普及が受け入れがたいのは、現在の人間観にこうした耐え難い破壊的帰結をもたらすからである。

③人格・自己の同一性　このように、ＳＤによる主体概念の変化ないしは消滅の可能性が示唆されるが、「人格」や「自己」のような同じく古典的な概念にかんしてもまた同様の事態が生じることが

考えられる。それは、ＳＤ服用の前後で「人格の同一性」を問うのが難しくなるからである。

Ｐ・ウォルプの議論（Wolpe 2002）を参照して、次のように論じることができる。ウォルプによれば、アルツハイマー病患者は徐々に認知機能を失っていくが、そのことは周囲の目に「人格の喪失」と映るという。認知能力は、まさにその人自身にとって根本的なものとみなされているので、家族からすると「パパはもうパパじゃない」となるわけである。ＳＤによる認知能力の増強も、認知機能の変化という点においてこれと同じ帰結をもたらす。認知能力の全面的な改善は、われわれ自身が誰であるかにとって根本的であること、すなわちアイデンティティの変容を意味する。家庭教師をつけて受験勉強をするのが社会的に受容されているのに対し、ＳＤが問題を孕むように思われるのは、ひとつにはこの点に存する。家庭教師によって人格が変化するということはあまり生じそうにないが、ＳＤの服用はまさに本人そのものを変化させるのである。このように薬学の進歩は、人格や自己の従来のありようを変化させ、そうした概念や枠組みを不用のものとする可能性があるのだ。

④感情的拒否　こうしてみるとＳＤへの反発は、われわれ自身を根本的に変えてしまうことに対する恐れと結びついていることがわかる。この恐れのひとつの源泉は、人間は被造物であるという宗教的感情にある（cf. Parens 2006）。作られた状態のまま、つまり自然のままの状態こそが人間にとって望ましいのであり、そこに介入するような薬物による増強など、神ならぬ人間の身でやってはいけない傲慢な所業なのだというわけである。

あるいは、宗教的感情を引き合いに出さずとも、ＳＤの服用に対して禁忌に触れるような感情を覚えることは十分考えられるだろう。人間はそのままの状態が望ましく、人体に介入するようなテクノロジーはきわめて不自然だといえる。そうした技術が自分自身を根底から変化させてしまいかねない可能性は、恐怖といってよい忌避感情を引き起こす（Parens 1998b）。例えば、脳にチップを埋め込むことで記憶力を増大させることができるとしても、これには多くの人が抵抗感や嫌悪感を覚えるだろう。ＳＤはこれと同じなのだ。というわけで、脳状態を人工的に変化させるようなＳＤを受け入れることはできない、と結論される。この議論には、②で挙げた、機械的人間観への反発との強い連関を見出すこともできるだろう。

⑤自己破壊　人間性論法には次のような洞察も含まれている。たとえ仕事や勉強の効率がよくなったところで、自分自身がもとの自分ではなくなってしまうのだとしたら、何のために生産性を向上させたのかわからなくなってしまう。あくまで、本質的に変化しない自己といったものが存在するからこそ、認知的増強をして勉強や仕事を行い、より多く価値あることを達成することに意味があるはずだ。効率や生産性の向上のような価値は、一定の自己というものを前提にしなければ意味を失うのではないか。認知機能の増強を容認する主張は自己破壊的なのである。

このように、価値や感情、あるいは自己や人格といった観点から人間性の内実を明らかにすることによって、反対派の主張を人間性論法という形で再構成することができるわけである。

積極的容認派からの反論——人間性は変動的である

以上の反対派の主張に対し、積極的なＳＤ容認派は、人間性の変化はＳＤ反対派が述べるほどの重大事ではない、と主張することになる。[8] 積極的容認派は、その論拠として以下のような議論を展開するだろう（これも反対派と同じく断片的主張に基づいた再構成の形をとることにする）。

①価値の相対性　価値規範は共同体ごとに異なり、また時代を通じて変化する。努力や自己達成が、西洋では伝統的に重んじられてきたとしても、東洋では話は別かもしれない。また西洋においても、そうした価値意識が形成され存続してきたのは、歴史的な偶然の所産でしかないとも考えられる。それゆえ、現在ある地域で優勢であるだけの価値を維持しなければならない根拠、あるいは価値が変化することを恐れるべき明確な理由があるわけではない。したがって、SDの使用によって、努力や自己達成にかんする伝統的な価値意識が維持できなくなり、そのため変化を余儀なくされたとしても、そのこと自体にわるいところはないのである。

②感情　こうした相対主義的な議論は、人間性論法の一部を構成する「人間が自らを改造することは、自然な宗教的感情に反するから許されない」という反論にも適用される。すなわち、この反論は、たとえばキリスト教の土壌で育った人間からはある程度の共感を得られる可能性があるものの、他の信仰をもつ者や無宗教者にとっては訴える力に乏しいというわけだ。さらに、自然科学的世界観とりわけ進化論の浸透に伴って被造物感情が薄れていけば、キリスト教圏でも反発は弱まっていくかもしれない(9)。

感情一般に訴える反論もまた宗教的感情に訴える反論と同様に批判されるだろう。抵抗感や嫌悪感、あるいは忌避感情などに訴える反論も伝統的価値と同じく文化依存的な仕方でしか力を発揮せず、そのため、特定の文化圏においては自然だとみなされる感情的反応によっては、SD拒絶が決定的に根拠づけられはしないのである。

③介入的技術もまた自然である　人間の認知能力の増強がもつ介入的側面を指して、それはきわめて不自然であるがゆえに許容不可能である、といった論法は、人類史の実相に合致しておらず、それゆえあまり説得力はない。人間自身に対する介入的なテクノロジーの事例は、人類の歴史の中で絶え間なく存在してきた。呪術的効果を目的として刺青やピアスを用いるのはいまだに世界の各地で見られる。医療の場面では、人体にメスを入れ病巣を除去し、必要であれば人工臓器を取り付ける。SDの出現を待つまでもなく、人体への介入はありふれた歴史的事実だったのだ[10]。

さらに技術がもたらす変化そのものを否定するのは困難な立場である。最近の例では、携帯電話はコミュニケーションのありようを変化させてしまったが、これは社会的な関係の結節点としての個人そのものを変化させてしまったとも考えられる。このことにまったく問題がないわけではないにしても、人類はこうした新技術をうまく受容してきた。そして、薬理的・脳神経科学的な介入による人間性の変化と、コミュニケーション・ツールの発達による人間性の変化とを区別することに十分な根拠を見出すことができないのであれば[11]、SDもまた受け入れられてよいだろう。SDが不自然だとする人間性論法は、自然さにかんする恣意的な直観に立脚しているといわざるをえないのである[12]。

④自己・人格　積極的容認派は、価値観の非固定的な相を強調するが、自己や人格についてもまたしかりである。時間を通じて変化しない自分自身などありはしない。一〇年前の自分と今日の自分とは同じ自分ではない。とりわけ、ほとんど別人になってしまったというような、習慣や記憶や知識の面での著しい変化も考えられるだろう。こうした変化を支える基本的な変化は脳における変化として生じているとみてよい。するとここで重要になるのは、SDなど使用せずに自分で学習に励んでいた

り、あるいはたんに遊んでいたりするだけでも、つまり日常的な行動によっても、自己の変化のプロセスは進行し続けているということである。勉強によって知識が増えれば、脳は変化するのだから、勉強の前後で自己は変化したのだといえる。同じことは、伝統的な価値観を強調する論者が好みそうな事例でも生じる。弦楽器の奏者は他の人の脳と解剖学的に異なるということが知られている。たゆまぬ反復練習を必要とする楽器演奏のような技能習得の場面においても脳は変化し、それゆえ脳と深く結びついた自己や人格にも変容が起こることになる（Cole-Turner 1998, Naam 2005）。

さて、このプロセスをＳＤによって加速させたところで、何の問題があるのだろう。もちろん、この場合も自己が変化するが、いつでも変化しているのだから、恐れることは何もない。そもそも固定的な自己観・人格観を前提にしているがゆえに、自己変容への恐怖が生じるのであり、自己にかんして適切な見方、すなわち動態的な自己観を取れるようになれば問題は生じないのである。

しかもこうした議論は、脳神経科学の発展が旧来の自己観を一掃する可能性によって補強されるだろう。例えば、われわれの生の大部分は意識下で処理されており、ふるまいのほとんどは自動的・機械的に産出されているにすぎないという見解がそれである。あるいは、信念や欲求といった概念に基づく日常心理学は役に立たないものとして放棄されるかもしれない。酸素説の登場によって、フロギストン説が燃焼の説明と予測のために用いられることがなくなったのと同様に、脳神経科学が十分に発展すれば、日常心理学が人間のふるまいの説明と予測のために用いられることがなくなるかもしれないのだ。いずれにせよ、責任のある行為主体としての個人という現在の枠組みは、いずれ脳神経科学にもとづく別の枠組みに取って代わられる可能性がある（cf. Churchland 2002, Roskies 2002）。

⑤自己破壊的？ こうなってくると、ＳＤ容認派の主張が自己破壊的だとする反論は、暖簾に腕押しといった観を呈することになる。容認派にとっては、現在の自己・人格ひいては人間性といったものは、積極的な改変によって常に乗り越えられるべき対象として存在しているのだ。とりわけR・ナム（Naam 2005）のように、ＳＤなどの増強技術によって帰結する人間性の断片化をかえって喜ばしいものとして考えている論者にとっては、自己破壊的だという批判はむしろ心地よい評価にすら感じられることだろう。[13] 人格あるいは自己にかんする見方が根本的に異なっているのだから、この点にかんしては決着を望むどころか有効な議論すらなかなか難しいといわざるをえないのである。

積極的容認派の弱毒化の試み

それでも、積極的容認派に対しては次のように牽制できると思われる。たとえ伝統的価値や人間性の変化そのものに問題はないということを認めたとしても、変化の仕方に由来する問題がありうる。すなわち、変化といっても多様であって、漸進的な変化ならば害悪は少ないと見積もられるが、急激な変化は多大な害悪をもたらすかもしれないので、入念に吟味したうえでの慎重な判断が必要なのではないだろうか。

より詳しく論じよう。ＳＤを含め、新技術にかんする情報へのアクセス可能性には、経済的・文化的階層や年齢などの要因に基づく不平等が存在していることは疑いない。こうした不平等がある限り、ＳＤが急激に普及しつつあるときに、十分な情報を活用することで変化に柔軟に対応できる集団と、なすすべなく変化に取り残される集団との分断が生じるだろう。そうだとすると、ＳＤがもたらす急激な変化に伴って、少なくとも一時的にであれ、現在の不平等がさらに増幅される可能性があるのだ。確かに、いずれ市場原理によって最適に近い配分状態に達するかもしれない。そのときには、より安価なＳＤの入手が可能になっているのでそれまでの不公平さが緩和されるという主張にも一定の説得力を見出すことは可能である。しかし、それは時間幅ゼロで達成されるわけではない。その間の痛みに耐えねばならない人々は放置されるほかないのだろうか。

この可能性を大きく見積もるならば、公平性という、容認派と反対派の間で共有されうる理念までないがしろにされることになるだろう。認知機能の増強にかんしても不公平の（一時的な）拡大を可能な限り防ぐことが望ましいのだ。したがって、積極的容認派にとっても、公正や平等といった理念を手放さないのであれば、ＳＤの服用についてなすがままにしておいてよいということにはならず、適正な規制を定めるべきだろう。

とはいえ、この反論には弱点がある。この反論は、社会変化のプロセスにかんする直観に訴えることで一応のもっともらしさを確保しているにすぎない。それは、経験的な裏付けを欠いた限定的なものにすぎず、そのため決定的な説得力を備えているとはいいがたい。ＳＤによって不平等の拡大ないし増幅が生じるという議論には、果たしてどれほどの現実的な妥当性があるというのだろうか。不平等の拡大は、かりに生じたとしても、憂慮に値するほどの長期にわたることはないのではなかろうか。積極的容認派はおおよそこのように抗弁するだろう。したがって、結局のところ、上記の可能性を真剣に検討すべきであることを積極的容認派に納得させるためには、十分な経験的根拠が必要となるのである。

ここでもＳＤをめぐる対立の越えがたい障壁になっているのは経験的知見の不足にほかならない。しかし、それを確認するだけでは、最終的には「やってみないとわからない」と結論づけるほかなくなるように思われる。次節では、こうしたある意味でペシミスティックな結論を乗り越えるには何が必要かということを論じることにしたい。

4　人間性と社会の変化をどう捉えるか

本章では、ＳＤによる認知機能の増強について、反対派と容認派との間で交わされる議論のいくつかを概観してきた。最後にこの節では、両者の対立の根を確認したうえで、その対立を改善して、さらに実り豊かな議論を成立させていくために必要な方法について考察しよう。

反対派と容認派の対立点は、第一に、ＳＤが社会や人間性にどのような影響を及ぼすかということにかんする事実認識の不一致に存する。別の言い方をするならば、認知機能の増強にかんする適切な判断を下せるほどには、われわれ自身のことや社会の可能性について知らないことがきわめて多いのである。その意味では、この対立点は、経験的な知識の不足に起因しているといえるだろう。

第二の対立点は、重視する価値や人間性の捉え方の根本的な相違に由来する。前節でみたように、この対立点にかんしては反対派と容認派の間に有効な議論を成立させることもなかなか難しいといわざるをえない。その意味では、ここでの両陣営の対立は膠着状態にあるともいえる。しかしそうだとしても、前節の末尾での考察が示唆するところによれば、この対立点に固執するよりも、ＳＤが公平性などの点で社会にもたらす影響にかんする問いへとあらためて議論を定位しなおすことで、そうした膠着状態を打開することができるように思われる。また、一見したところ非常に深刻で解消しがたく思われている第二の対立点が、じつは第一の対立点と同様に、根元的には事実認識の相違に由来しているということも十分ありうる。この場合、事実認識の一致によってこの対立点は解消してしまうか、あるいはたとえ対立点が残っていたとしても、それがごく局所的であまり重要ではないものにとどまることになるであろう。

というわけで、なによりもまず目標とすべきなのは、第一の対立点の要因である事実認識の違いを縮小させることだと思われる。そうすると、ＳＤが社会や人間性にどのような影響を及ぼすかということにかんする知識不足を補う有効な方法が必要だということになる。そうした方法が利用できれば、反対派と容認派の両陣営から提出される諸見解が、たんに可能性に訴えるだけではない現実的な説得力をもてるようになるだろう。では、具体的にはどのような方法が要請されるのだろうか。

はじめに、歴史上の事例を丹念に分析しなければならない。これまで多くの技術が生み出され、その影響で社会や人間性は様々な仕方で変化を余儀なくされてきた。そこで、そうした事例を集めて新技術の出現によって社会や人間性にどのような変化が生じるのか、その変化のパターンを抽出してみる。たとえば、通信技術の歴史を事例として分析することにより、その普及に伴う社会の変化のパターンにかんして多くの示唆が得られるだろう。また、ある時期に実践されていたロボトミー手術について、その登場が、精神疾患という観点からみた当時の人間理解にいかなる影響をもたらしたのか、などということを調べてみるのもよいだろう。次に、こうして得られた知見をもとに、ＳＤの普及がもたらす変化について、反対派と容認派が提示するそれぞれのシナリオの実現度にかんする評価を下せばよい。これによってシナリオの実現度についての両陣営の見積もりの相違は小さくなるので、この点の不一致に由来していた対立が大きく改善されるわけである。

この作業を通じて、SDが社会や人間性にもたらす影響についての知識が拡充されると、そこからさらに政策的な議論、とりわけどのような規制を設けるべきかを論じることが可能となる。たとえば、SDの導入は少なからぬ不平等を長期にわたってもたらすということが見込まれるときには、強い規制が課されるようになるだろう。逆に、政府の規制は多くの場合にむしろ公平性を阻害し、しかもSDが内在的な価値の獲得に貢献することを通じて人間性の豊かな発展をもたらすという展望が得られるような場合には、規制を設けずに服用は個人の自由な判断に任せることになると考えられる。こうして、歴史上の事例を参照することによって知識不足を補い、未来にかんする事実認識の違いを小さくすることによって反対派と容認派との対立が大きく改善されるだけでなく、SDをいかに受容すべきなのかについての政策立案にも結びつきうる具体的な議論を展開することができるようになるのである。

注

（1）米国におけるADHDおよびその治療目的でのリタリン服用の現状についてはGarber et al. 1996などを参照。教育補助目的でのリタリン使用にかんしては、伝統的な教育方法の軽視・生物学的決定論の優勢化・服用の強制・保険適用の範囲・精神疾患の定義・治療と増強の区別、などの問題点が挙げられる。これらにかんしては Greely 2006 によって概観が得られる。個々の論点にかんしては Cooper 2004; Farah 2005; Fukuyama 2002; Parens 1998; Schwartz 2005; Singh 2005; Wolpe 2002 などもみよ。

（2）じっさいに、健康な成人にリタリンを投与し、注意力等の変化を観察する実験としては Elliott, R. et al. 1997; Mehta et al. 2000 を参照。医師の処方範囲内で知られている副作用については Kapner 2003 などを参照。健康な成人が服用を続けた場合の副作用については依存症のほかにはよく知られていないようだ。

（3）Farah et al. 2004; Hall 2003; Naam 2005; Wolpe 2002 などを参照。

（4）ＳＤ使用がもたらす社会への影響について、ここでは網羅的な議論を示そうとしているわけではない。たとえば、注1で挙げた論点に加えて、ＳＤの普及が社会の構成員の能力の画一化をもたらす可能性などが問題となる。

（5）社会的な公平性にかんする以下の二段落の反対派・容認派それぞれの主張については Farah et al. 2004 を参照。

（6）ただし、公平を期すために述べておくならば、ナム（Naam 2005）のように、ＳＤが格差拡大をもたらすか否かを歴史的事例に即して論じている論者もいる。

（7）効率と努力との価値対立の先鋭化という見方は Farah et al. 2004 から学んだ。

（8）ここでは、反対派との対立を際立たせるために積極的容認派の主張を示しているが、穏健な容認派というものも考えられるだろう。彼らは、ＳＤが人間性を破壊するものではなく、カフェインや栄養ドリンクと同じ仕方で、あるいはスポーツにおけるドーピングと同様に一定の制約を課されたうえで、社会はＳＤを受容する、と主張するわけだ。

（9）宗教的感情の源泉を脳神経科学が解き明かすことによって（宗教の自然化）、こうした潮流が加速する可能性も考えられる（cf. Churchland 2002; Roskies 2002）。

（10） この種の議論は Cole-Turner 1998; Naam 2005; Parens 2006 などにある。また Clark 2003 をも参照。

（11） 能力増強の文脈で、脳への介入と、身体および道具の使用を含む外的環境の改変とを区別しない立場としては、Clark 2007; Levy 2007 がある。

（12） これに対して以下のような再反論が可能だろう（この再反論は一部、信原幸弘氏の示唆にもとづく）。かりに自分自身に介入しようとする傾向が人間の本性だとしても、必ずしもそのことによって介入的な技術が正当化されるわけではない。むしろ、そのような人間の本性こそが現在におけるさまざまな問題を引き起す要因なのだと認識すべきだとするのである。そうだとすれば、人間の本性は容認派の主張を支えるものなどではなく、逆にその発露は抑制されねばならないものだということになるだろう。このような再反論を提出する反対派は、自分自身に介入しようとする人間の本性がもたらすものについての現状評価において、容認派と根本的に相違しているのである。

（13） ナム（Naam 2005）は、増強技術によって将来的に現人類とは異なる無数の種がわれわれから派生してくるという可能性に言及し、そうであるならばわれわれは創成の開始者となれるのだから実に喜ばしいことだと述べている。統一的な人間性は消滅して構わないという立場だと考えてよいだろう。

参考文献

Brock, D. W., 1998, "Enhancement of human function: Some distinctions for policymakers", in Parens ed. 1998a.

Butcher, J., 2003, "Cognitive enhancement raises ethical concerns", *The Lancet,* 362, 132-3.

Churchland, P. S., 2002, *Brain-Wise,* MIT Press.

Clark, A., 2003, *Natural-Born Cyborgs,* Oxford University Press.

Clark, A., 2007, "Re-inventing ourselves: the plasticity of embodiment, sensing, and mind", *Journal of Medicine and Philosophy,* 32 (3), 263-82.

Cole-Turner, R., 1998, "Do means matter?", in Parens ed. 1998a.

Cooper, P., 2004, "Education in the age of Ritalin", in Rees and Rose eds., *The New Brain Sciences,* Cambridge University Press.

Elliott, R. et al., 1997, "Effects on methylphenidate on spatial working memory and planning in healthy young adults", *Psychopharmacology,* 131, 196-206.

Farah, M. J., 2005, "Neuroethics: the practical and philosophical", *Trends in Cognitive Science,* 9(1), 34-40.

Farah, M. J., Illes, J., et al., 2004, "Neurocognitive enhancement: what can we do and what should we do?", *Nature Reviews Neuroscience,* 5, 421-5.

Fukuyama, F., 2002, *Our Posthuman Future: Consequences of the Biotechnology Revolution,* Profile Books. フランシス・フクヤマ／鈴木淑美訳、二〇〇二『人間の終わり――バイオテクノロジーはなぜ危険か』ダイヤモンド社

Freedman, C., 1998, "Aspirin for mind? Some ethical worries about psychopharmacology", in Parens ed. 1998a.

Garber, S. W., Garber, M. D., and Spizman, R. F., 1996, *Beyond Ritalin,* Harper Perennial. 原仁・篁倫子訳、二〇〇四『リタリンをこえて――その効用と限界』文教資料協会

Gazzaniga, M. S., 2005, *The Ethical Brain*, Dana Press. マイケル・S・ガザニガ／梶山あゆみ訳、二〇〇六『脳の中の倫理――脳倫理学序説』紀伊國屋書店
Greely, H. T., 2006, "The social effects of advances in neuroscience: legal problems, legal perspectives", in Illes ed. 2006.
Hall, S. S., 2003, "The quest for a smart pill", *Scientific American*, September 2003, 289(3), pp.54-7, 60-5. S・S・ホール／石浦章一訳、二〇〇三「頭の良くなる薬をつくる」『日経サイエンス』二〇〇三年一二月号、三〇～四〇頁
Illes, J. ed., 2006, *Neuroethics*, Oxford University Press.
Kapner, D. A., 2003, "Recreational use of Ritalin on college campuses", in Infofacts Resources. The Higher Education Center for Alcohol and Other Drugs Prevention.
Kennedy, D., 2006, "Neuroethics: mapping a new interdiscipline", in Illes ed. 2006.
Levy, N., 2007, *Neuroethics*, Cambridge University Press.
McKenny, G. P., 1998, "Enhancements and the ethical significance of vulnerability", in Parens ed. 1998a.
Mehta, M. A. et al., 2000, "Methylphenidate enhances working memory by modulating discrete frontal and parietal lobe regions in the human brain", *Journal of Neuroscience*, 20, RC65: 1-6.
Naam, R., 2005, *More Than Human*, Broadway Books.
Parens, E., ed., 1998a, *Enhancing Human Traits*, Georgetown University Press.
Parens, E., 1998b, "Is better always good? The enhancement project", in Parens ed. 1998a.
Parens, E., 2006, "Creativity, gratitude, and the enhancement debate", in Illes ed. 2006.
The President's Council on Bioethics, 2002, "Human Flourishing, Performance Enhancement, and

Ritalin", Staff Background Paper.

Roskies, A., 2002, "Neuroethics for the New Millenium", *Neuron,* 35, 21-3.

Schwartz, P. M., 2005, "Defending the distinction between treatment and enhancement", *American Journal of Bioethics,* 5(3), 17-9.

Singh, I., 2005, "Will the 'real boy' please behave: dosing dilemmas for parents of boys with ADHD", *American Journal of Bioethics,* 5(3), 34-47.

Winkler, M. G., 1998, "Devices and desires of our own hearts", in Parens ed. 1998a.

Wolpe, P. R., 2002, "Treatment, enhancement, and the ethics of neurothrapeutics", *Brain and Cognition,* 50(3), 387-95.

第八章　記憶の消去と人格の同一性の危機

中澤栄輔

1　はじめに

時間とは何か、とか、心とは何か、といった問いと同じように、「人格とは何か」という問いも簡単に答えられるものではない。心理学用語で「人格」というと、個人の性格や基本的行動パターンを指す。哲学用語の「人格」はそれとは少し異なる。歴史的に見ると、ボエティウスは人格を「理性的な本性を持つ個別的な実体」と定義し、カントは人格を「道徳法則を実現する自律的で自由な主体」と考えた。カントのこうしたアイデアは現行の法制度に組み込まれ、人格は法律の基礎的概念になっている。法学の観点から言うと、人格は法を犯したときに問われる責任の主体である。このように、人格という言葉はそのつどの文脈に応じてさまざまな意味で用いられる。

しかし、「人格」という概念がさまざまな意味で用いられているとしても、実際にはあまり問題が生じない。なぜならば「人格とは何か」というような人格の定義を求める問いに答えることが社会の要請になるような機会はほとんどないからである。とはいえ、「そんなことはない、人格と法的な責任概念が密接に連関しているのならば、刑事裁判において被告の責任能力の有無が争点となる場合、『人格とは何か』という問いが少なくとも間接的には問題になっているのではないか」と言われるかもしれない。しかし、刑事裁判で被告の責任能力の有無が争点となるときに問題になっているのは、通常の人間が持っているはずの機能が不全に陥っていないかどうか、陥っているとすれば、それが当該の刑事事件とどのような因果関係を持っているかということである。そうだとすると、さしあたって人格を定義しなくても、刑事裁判における被告の責任能力の有無を判別することは可能であると考えられる。

もしほんとうに「人格とは何か」という問いに答えることが社会的に要請されるとしたら、たとえば、技術が発達した未来において、仮に人間にそっくりのロボットが作られたとして、そのロボットに人権を付与するかどうかといったことが議論されるような場合であろう。現在のところ、やはり「人格とは何か」という問いに答えることが社会的に要請されているとは思えない。本論でも「人格とは何か」という問いを立て、その答えを追求することはしない。さしあたり大雑把に人格とは「人間本来のあり方」と捉えることで満足しよう。というのも、人格にかんしてはもっと差し迫った問題があるからである。

人格が問題になりうるのは「人格の同一性」を問うときである。子供のころの私と現在の私は同じ

1　はじめに

私であると私は考えている。人格の同一性はわれわれの人生にとって決定的に重要である。しかし、子供のころの私と現在の私が同じ私であると言える基準はいったいなんだろうか。人格の同一性の基準、それも質的な同一性ではなく数的な同一性の基準を求めて、多くの哲学者がこれまでさまざまな主張を行ってきた。

人格の同一性の基準は身体の物理的な継続性、突き詰めると脳の物理的な継続性にほかならない、というように物理的基準に訴える議論がある一方で、人格の同一性の基準は記憶の継続性にほかならない、というように心理的基準に訴える議論もある。両者の立場は確かに異なっているが、しかしながら人格を人格以外のもの（脳あるいは記憶）で捉えようとする点で双方とも還元主義と呼ばれる。還元主義にたいしては非‐還元主義という立場が成り立つ。非‐還元主義は人格を人格以外のもので説明することを拒み、人格は個別的に存在する実体であると考える。以下の論述では、人格の同一性の基準として還元主義的、かつ心理的な基準を採用する。繰り返すと、還元主義的かつ心理的基準を採るということは、記憶の継続性こそが人格の同一性にとって重要であると考えることである。

本論は以上のような立場から、脳神経科学の発展に伴って問い直される人格の同一性の問題を考察する。記憶の継続性こそが人格の同一性にとって重要であるならば、記憶を人為的に消去したり変更したりすることは人格の同一性への人為的な介入となるのではないか。人格の同一性を脅かす可能性がある記憶の操作は倫理的に許されるのだろうか。こうした問いを念頭に置きつつ、具体的に本論ではＰＴＳＤ（心的外傷後ストレス障害）の治療薬としても用いられるプロプラノロールの薬効に焦点を当て、プロプラノロールの服用がもたらす記憶の消去あるいは変更と人格の同一性の問題、なかでもその倫理的な側面を考察したい。

2　忘れたくても忘れられない記憶

記憶が脳の重要な働きのひとつであることは疑えない。それにもかかわらず、記憶装置としてのわれわれの脳の出来具合は、それほど良いとは言えない。われわれの脳には毎日、感覚器官をとおして大量の情報が入力されているにもかかわらず、しっかりと脳に保存される情報はそのなかのほんの一部にすぎないのである。情報を正確に保存しておくことのできる装置という観点からいうと、脳は携帯電話に入っている薄いメモリカードにも及ばないようにも思える。エビングハウスは無意味な綴りを用いて記憶の忘却量を測定したが、それによると、忘却量は時間の経過に対して負の加速度をもつ曲線で表すことができる（図８―１）。この曲線を忘却曲線という。エビングハウスの忘却曲線は三〇日間で八〇％の忘却率を示している（Ebbinghaus 1885）。忘却曲線にしたがって、たいていの情報はすぐに失われてしまう。

もちろん、こうした情報の喪失はランダムに起こるわけではない。つまり、脳に入力された情報には、失われやすいものと失われにくいものがある。そしてどういう情報が失われやすく、どういう情報がそうでないかは、当該の情報の質と、人それぞれで異なる既存の情報の蓄積の仕方（言い換えると、われわれの経験の総体、あるいはそれを担っている脳の神経細胞の結合の仕方）によって決定されると考えられる。情報の質にかんして言うと、われわれの脳は日常的で陳腐な情報よりも非日常的で新奇な情報を記憶するのに優れている。また、喜びや恐怖といった感情と結びついている情報のほうが感情に中立的な情報よりも記憶に残る。さらに、空間的位置や時間的位置といった関連情報を伴っている情報、すなわち、なにかしらの文脈に位置づけられる情報ほど記憶に残りやすい。そして、こうした情報の質（陳腐か新規か、感情と結びついているかどうか、文脈に位置づけられているかどうか、など）は人それぞれの情報の集積の仕方に応じて変化しうる。エビングハウスの実験は無意味な綴りを使うことで情報の質を限りなくゼロに近づけようとしたが、それでも取り去ることのできなかった情報の質があり、その質と被験者の既存の情報の蓄積の仕方が、三〇日間の忘却を免れた二〇％の無意味な綴りがどのようなものになるかということに反映しているはずである。

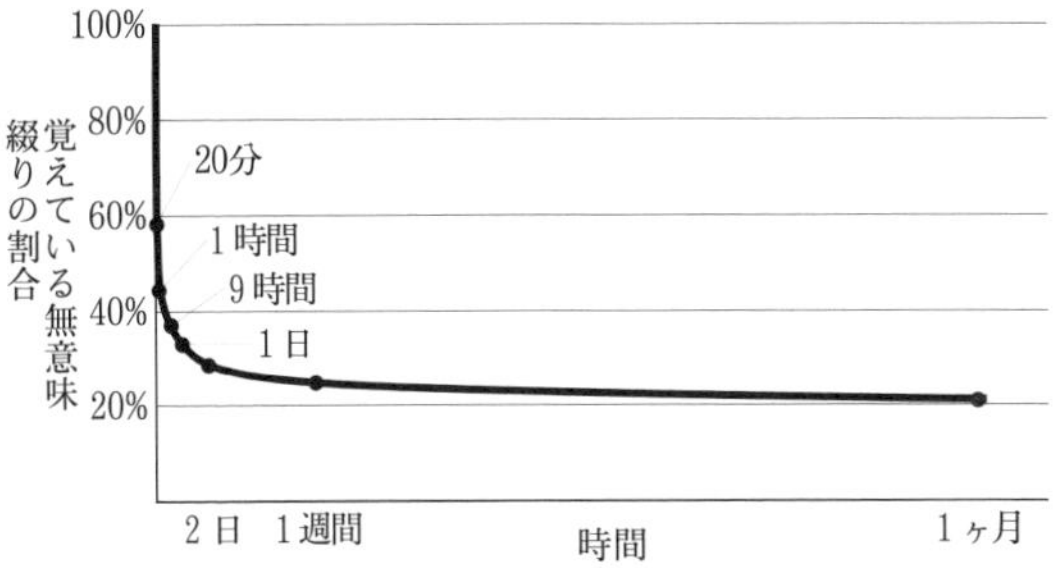

図8−1　エビングハウスの忘却曲線

　当該の情報の質と既存の情報の蓄積の仕方がうまく組み合わさった場合、脳は当該の情報を比較的長期間にわたって保存することができる[1]。しかしながら、情報の長期的な保存に成功することがかならずしもわれわれにとって好都合であるとはいえない。たとえば、「試験に落ちてしまった」、「仕事で失敗し、上司や同僚に迷惑をかけてしまった」、「なにげなく発した言葉で友人を傷つけてしまった」、「殴られた」など、おそらく多くの人がこうした苦い経験の記憶を持っていることだろう。このような苦い経験の記憶がなんらかのきっかけで突然脳裏に浮かび、再び悲しい思いをしたり、恥ずかしい思いをしたり、後悔の念に駆られたり、恐怖を感じたりすることもおそらく多くの人が経験していることだろう。こうしたタイプの記憶は、いわゆる「忘れたくても忘れられない記憶」である。「忘れたくても忘れられない記憶」とは、失敗や恐怖といったマイナスの価値を持つ記憶であり、その記憶が想起された場合にはその記憶の内容に応じて、悲しみや羞恥や悔恨や恐怖といった感情を伴う。そして「忘れたくても忘れられない記憶」は自分で「思いだそう」と努力しなくても、ふとしたきっかけで勝手に「思い出されてしまう」（＝忘れられない）、そういった記憶である。このようにして「忘れたくても忘れられない記憶」はわれわれにつきまとい（cf. Schacter 2001）、繰り返しわれわれを苦しめるのである。

3　ＰＴＳＤ

「忘れたくても忘れられない記憶」はときに疾病の要因となる。ＰＴＳＤは自然災害、事故、犯罪、戦争などにおけるトラウマ体験によって引き起こされる精神疾患であり、日本では阪神淡路大震災や地下鉄サリン事件の被害者の一部（一部といっても症例は多数に及ぶ）がＰＴＳＤを発症したことで社会的に注目された。次の引用は地下鉄サリン事件の被害者のインタビューである。

突然、何かの拍子に事件のことがふっと頭をよぎることがあります。すると何か内側に閉じこもってしまうような感じになるんですね。

夢もよく見ます。事件直後はあまり見なかったんですが、最近になって逆に、頻繁に見るようになりました。あのときの情景がそのまま夢に出てきます。私はそういう情景をものすごく鮮明に覚えているものですから。そしてぱっと目が覚めてしまうんです。夜中に。それはとても怖いです。

夢じゃなくても、狭いところに入るとときどき体が立ちすくむことがあります。とくに地下――地下鉄とか、地下から入るデパートとか。電車に乗ろうと思っても、足がすくんで動かないんですよ。〔……〕そんなとき、「人にはわかってもらえないだろうな」という気持ちはあります。〔……〕「わかってほしい」とも思わないけれど……。(2)

体験した事件の侵入的な想起、夢、それに伴う恐怖感、事件現場を象徴する「地下」の回避、こうした特徴から推して、この被害者はPTSDを発症している可能性がある。(3) PTSDは「忘れたくても忘れられない記憶」、とりわけ恐怖の感情を伴った記憶に囚われてしまい、通常の生活が困難になるほど心理的・生理的な苦痛が深刻なものとなる疾病である。

脳神経科学において、PTSDは大脳辺縁系とりわけ扁桃体のはたらきとの相関で研究されている。PTSDにとって本質的な恐怖の感情が扁桃体と深く関係していることは、これまでの研究から明らかである。扁桃体は各感覚系からの情報をもとに「それが自分の生存を脅かすような恐ろしいものかどうか」を判定し、恐ろしいものだと判定した場合には、心拍数の上昇や発汗、筋肉の緊張といった生理的な恐怖反応を引きおこす。そして、いったん「恐ろしいものだ」と判定された情報は扁桃体に保存される。保存のしくみは扁桃体におけるシナプスの長期増強（LTP）によって説明されるが、扁桃体におけるＬＴＰはかなり長期間保たれるということが分かっており（Quirk, et al. 1995）、情動の脳神経科学で有名なルドゥーは「扁桃体によって形成された無意識の恐怖記憶は脳の中に消すことができないほど強く焼きつけられるようである」（LeDoux 1996: 邦訳二九九頁）とも述べている。扁桃体におけるこうした恐怖感情の長期的な固着がＰＴＳＤの症状に本質的にかかわっていることは間違いない。

4　ＰＴＳＤの治療とプロプラノロール

ＰＴＳＤは多様な症状として現れるため、ＰＴＳＤの治療は患者それぞれの症状の種類や段階に応じて試みられる。方法的には心理療法[(4)]や薬物療法[(5)]が用いられる。心理療法は有効な治療法であるが、患者にかかる負担は大きい。他方、薬物療法は患者にかかる負担も小さく、有望な治療法であるけれども、ＰＴＳＤを治癒へと導くような薬物療法は少ないと言われている（van der Kolk et al. 1996: 邦訳五九九頁）。ただ、双方に共通しているのは、どちらの治療法も（１）ＰＴＳＤの原因になっているトラウマ記憶の恐怖条件づけを解除すること、（２）それを通して、個人の統合性と感情のコントロールを再獲得すること、を目指しているということである（cf. *ibid*.: 邦訳四五五〜九〇頁）。さらにもっと根本的に言うと――これはすべての精神障害の治療にかんして言えることであるが――心理療法も薬物療法も患者の脳状態を変更させ[(6)]、患者が訴える苦痛を取り除くことを目的としている。

二〇〇七年七月、イギリスのニュースサイト「テレグラフ Telegraph」（http://www.telegraph.

co.uk/）が「科学者が悪い記憶を消すことができる薬を見つけた」との表題でプロプラノロールを紹介し、[7]その記事はいくつかの日本語サイトでも紹介されて話題になった。テレグラフの記事は、プロプラノロールを服用することで過去の忌まわしい記憶を（他の記憶を傷つけることなく）消すことができ、ＰＴＳＤの治療に効果が期待できるといった内容で、さらにプロプラノロールは記憶を選択的に消すことができることから、英国議会科学技術室（ＰＯＳＴ）がプロプラノロールのような記憶改変薬の治療目的外での使用を規制すべきだというレポートを出した[8]と報じている。

たしかに、プロプラノロールの服用はＰＴＳＤを軽減するという臨床事例は以前から報告されている（Taylor and Cahill 2002 など）。[9]また、ピットマンらの実験によると、心的外傷をもたらすような体験をしたあと、六時間以内から一〇日間にわたってプロプラノロールを服用した場合と偽薬を服用した場合とでは、三ヵ月後にその体験を再想起した時の生理学的反応（心拍数、発汗など）に差異が出た。[10]この実験からピットマンらはプロプラノロールをトラウマ体験の直後に服用することでＰＴＳＤの発生を予防することができるかもしれないと論じている（Pitman et al. 2002; cf. Vaiva et al. 2003）。

テレグラフの記事のソースは以上のような研究を踏まえたブルネットらが二〇〇七年に行った実験である（Brunet et al. 2007）。ブルネットらは、およそ一〇年前に幼少時の性的虐待、自動車事故、性的な暴行、火事などを経験し、それがもとでＰＴＳＤを発症している被験者一九人に一〇日間、プロプラノロールあるいは偽薬を投与し、ＰＴＳＤを発症する原因となったトラウマ体験を描写するよう依頼した。その結果、偽薬を投与したグループとの比較において、プロプラノロールを投与したグループでは、トラウマ体験を想起する際の心拍数、皮膚電位、顔の筋肉電位の反応が緩和されていることが確認された。この実験結果からブルネットらが結論するのは（１）既存の研究で示されているように（ex. Pitman et al. 2002）トラウマ体験直後のプロプラノロールの服用がＰＴＳＤの緩和に有効であるのみならず、トラウマ体験から時間が経っていたとしても、そのトラウマ体験によって引き起こされているＰＴＳＤの症状を改善することができる、ということであり、また、[11]（２）トラウマ体験を想起することでそのトラウマ記憶の感情的な（恐怖にかんする）部分の再固着化が起こる、ということである。[12]

5　記憶の消去・変更と人格の同一性

テレグラフの記者がとりわけブルネットらの二〇〇七年の実験に注目したのは、プロプラノロールが記憶を消す薬であり、記憶を消すということが人格の同一性を損なうことになるのではないかと考えたからであろう。その記者が実際にどのような見解を持っているかは別としても、倫理的観点からプロプラノロールの服用に反対する立場はあってもおかしくない。

以下、プロプラノロールの服用にたいする異なった三つの立場を検討しながら、プロプラノロール服用の是非と人格の同一性の関係を考察したい。

(1)　反対派

想定されるプロプラノロール服用反対派は次のように論じると考えられる。

プロプラノロールの服用はたしかにPTSDの治療に有効かもしれない。しかしながら、その治療が記憶の一部を消去することで達成されるのだとしたら、プロプラノロールの服用は患者の人格を変更させることにならないか。プロプラノロールがPTSDの治療目的に使用される分にはそういった人格の変更もやむなしと考えられるかもしれない。しかし、もしPTSDを発症していないような人が、たんに嫌な記憶を忘れたいからといってプロプラノロールを服用する（エンハンスメント目的でプロプラノロールを服用する(13)）ようになれば、人格を変更するということが問題になるのではないか。薬物によって人格を操作するということは倫理的に許されないのではないだろうか。

こうした反対派に対して、プロプラノロールの服用に賛成する積極的賛成派、また、プロプラノロールの服用の倫理的是非を問題としない消極的容認派が考えられる。

(2)　積極的賛成派

この派に属する人々はプロプラノロールをPTSDの治療のために使用することはもとより、エンハンスメント目的に使用することも別に問題がないと考える。プロプラノロール積極的賛成派は次のように主張するであろう。

だれしも忌まわしい記憶を消去してしまいたいと願うことがあるに違いない。プロプラノロールによって記憶を消去することは、人間の幸福という目的にかんして喜ばしいことであり、規制する理由は見当たらない。

積極的賛成派にとって重要なのは実生活における幸福の追求であり、自分自身を積極的に変化させていくことで幸福を得ることに価値を置く。

反対派と積極的賛成派の意見は真っ向から対立している。もしも両派がプロプラノロール服用の是非について論争したら、その論争は水かけ論になってしまうだろう。両派の論争を実りあるものにするためには、両派に共通の地盤を整備する必要がある。そこで、両派を直接対決させる前に見ておきたいのはプロプラノロールの服用の倫理的是非を問題としない消極的容認派の意見である。反対派と積極的賛成派、この両派とも消極的容認派の意見には耳を傾けると思われる。

(3)　消極的容認派（薬効懐疑派）

プロプラノロールをエンハンスメント目的で使用することについて消極的に容認する消極的容認派にはいくつかの種類が考えられる。プロプラノロールの服用が人格の同一性を脅かすことに同意しつつ、プロプラノロールの服用によって得られる幸福に与りたいと願う人の自己決定を尊重しなければならないと考える人がいたら、その人はプロプラノロール消極的容認派と言えるかもしれない。また、プロプラノロールを服用したとしても人格の同一性を脅かすことはない、と考える人はプロプラノロールの服用をそもそも倫理的問題とは考えないだろう。このように考えれば、プロプラノロールの服用について倫理的観点から反対する理由がない。こうした主張もプロプラノロール消極的容認派の一種であると考えられる。

本論では後者のタイプのプロプラノロール消極的容認派に着目する。このようなタイプのプロプラノロール消極的容認派はさらにふたつのバリエーションを持つ。プロプラノロールの薬効に着目して、プロプラノロールの服用によってほんとうに記憶を消去することができるかどうかを問題にする薬効懐疑派と、記憶の消去がほんとうに人格の同一性を脅かすのかどうかを問題にする人格同一性概念再考派である。後者の人格同一性概念再考派にかんしては後で考察することにして、まずは薬効懐疑派の議論を見てみたい。以下、この薬効懐疑派の見解が反対派と積極的賛成派の意見にどのような影響を及ぼしうるかを考えることにする。

薬効懐疑派はプロプラノロールの服用によってほんとうに記憶を消去することができるかどうかを問題にする。薬効懐疑派は次のように主張するであろう。

たしかに、プロプラノロールの服用によって記憶が消去されるとしたら、人格の同一性を脅かすことになる。しかし、プロプラノロールの薬効は、ある記憶とそれに付随する恐怖感情の結びつきを緩和することであり、プロプラノロールを服用することで記憶それ自体が消去されるということはない。したがって、プロプラノロールの服用は治療目的であれ、エンハンスメント目的であれ、人格の同一性を脅かすことはない。

たしかに、ピットマンの実験からも、ブルネットの実験からも、「プロプラノロールが記憶を消去する」という結論は引き出すことができない。二つの実験から言えることは、プロプラノロールの服用がPTSD患者の生理的・心理的苦痛を軽減させる可能性があるということである。

このような薬効懐疑派の議論は次のような認知モデルを前提にしている。すなわち、「扁桃体は感覚器官から送られてきた情報に情動的な情報を付加する働きをもつ」というモデルである。このモデルを前提とすれば、恐怖を喚起させるような情動的な記憶に含まれる情動の情報は当該の記憶が持っている他の情報と分離することができる。

しかし、このモデルは妥当だろうか。海馬は感覚器官からもたらされた情報を時間的・空間的位置のような文脈情報に結び付ける働きをする。海馬には扁桃体からの投射もあり、扁桃体から海馬への情動的情報の入力刺激が強ければ強いほど海馬の反応も強くなるが、こうした比例関係には極限がある。つまり、扁桃体から海馬への刺激の入力がある一定の値を超えてしまうと逆に海馬は反応しなくなってしまう。[14] すなわち、扁桃体の反応は記憶システム全体に影響を与えうるのである（cf. LeDoux 1996: 邦訳二八五〜三〇〇頁）。

ルドゥーは情動的な情報がたんに記憶の認知的な情報に影響するのではなく、情動の情報それ自体が記憶プロセスとして扱われるべきだと主張する（LeDoux 1992）。たとえば自動車事故を目撃し、それを記憶した場合、その記憶には飛び散るガラスやブレーキの音といった視覚的、聴覚的情報（これらをまとめて認知的情報という）とともに、そのときに感じた恐怖などの情動的情報が含まれる。こうした情動的情報は認知的情報と切り離すことができないというのがルドゥーの考えである。というのも、認知的情報がどの程度記憶として保存されるのか、また、そもそもどういった認知的情報が記憶として保存されるのかは、情動的情報を司っている扁桃体の影響を受けるからである。ルドゥーの言うとおり、情動の情報が記憶プロセスに組み込まれているとすると、「恐怖を喚起させるような情動的な記憶に含まれる情動の情報は当該の記憶が持っている他の情報と分離することができる」という先ほどのモデルは妥当ではない。

薬効懐疑派のそもそもの主張は、プロプラノロールの服用によって記憶を消去することはできず、人格の同一性は脅かされないので、プロプラノロールの服用が倫理的に問題になることはない、というものである。しかし、プロプラノロールを扁桃体に作用させて情動をコントロールすることは、記憶の消去をもたらすとまでは言えないまでも、記憶の変更をもたらすと言うことはできる。そうだとしたら、エンハンスメント目的でのプロプラノロール服用の倫理的是非は、（記憶の消去ではなく）記憶の変更と人格の同一性との関係に論点が移行する。こうした論点の移行に伴い、反対派と積極的賛成派の議論は次のように変わってくるだろう。

（1′）反対派（変化型）

振り返ると、反対派は記憶の消去が人格の同一性を脅かすためにエンハンスメント目的でのプロプラノロールの服用は倫理的に許されないと考える。それではプロプラノロールの服用によってもたらされるのが「記憶の消去」ではなく「記憶の変化」である場合、反対派の意見はどう変形するのだろうか。

考えられる変形は二つある。変形1は、「記憶の変化」であれば人格の同一性を脅かさない、よってプロプラノロールの服用は治療目的であれエンハンスメント目的であれ倫理的問題にならない、というものである。この変形1はもはや反対派ではなく、消極的容認派となる。

そしてもうひとつの変形2は「記憶の変化」であっても人格の同一性は脅かされる、よってプロプラノロールのエンハンスメント目的での服用は倫理的に許されない、というものである。変形1については後述することにして、まずは後者の変形2を論じよう。すなわち、反対派（変化型）の主張は以下のようになる。

プロプラノロールの服用は記憶の変更をもたらす。記憶の変更を引き起こすのだとしたら、プロプラノロールの服用は人格を変更させることになる。人格を薬物によって変更することは倫理的に許されない。

反対派のこのような変形に対して、積極的賛成派のほうはどう変形するだろうか。

(2′) 積極的賛成派（変化型）

プロプラノロールを服用しても記憶を消去することはできず、ただ変化させることができるだけだとすれば、積極的賛成派は、嫌な記憶の消去ではなく、「嫌な記憶」を「嫌ではない記憶」に変化させることに価値を見出すようになるだろう。

プロプラノロールによって記憶を変化させることは、人間の幸福という目的にかんして喜ばしいことであり、規制する理由は見当たらない。

このような積極的賛成派（変化型）の主張にたいして反対派（変化型）は次のように反論することができる。

あなたがいう人間の幸福の中には人格の同一性が保たれるということは含まれないのか。また、あなたは自分の幸福に関心を抱いているが、それはそもそも幸福を望む自分の同一性を前提にしているのではないか。

積極的賛成派（変化型）はこうした反論にたいしてさらに、「自分の同一性などに関心はない」と刹那的享楽的に答えるかもしれない。しかしこの答えを果たして自己矛盾に陥らずに押し通せるかは疑問である。とはいえ、本論ではこうした積極的賛成派（変化型）の議論をこれ以上追うことは避けて、人格の同一性がわれわれの人生にとって重要であるという大前提に固執したい。すると以下で問題にしなければならないのは、反対派（変化型）の主張の正当性である。

(3′) 消極的容認派（人格同一性概念再考派）

本論は既に示したように、人格の同一性にとって重要なのは記憶の継続性である、という前提を採用している。人格の同一性を記憶の継続性に訴える限り、もしかりにプロプラノロールの服用によって記憶の消去が可能だとすれば、プロプラノロールの服用は人格の同一性の危機をもたらす。しかしながら、先ほど登場した消極的容認派（薬効懐疑派）はプロプラノロールを服用することでは記憶を消去することはできないということを示し、したがってプロプラノロールの服用は倫理的に問題にはならないと論じた。薬効懐疑派の議論を経ることで、論点は「記憶の消去」から「記憶の変更」へと移行し、今度は記憶の変更と人格の同一性との関係が問題になっている。

記憶の変更が人格の同一性の危機をもたらすならば、反対派（変化型）の主張は正当であるように思われる。それに対して、人格の同一性を保持するという観点からすると積極的賛成派（変化型）の主張は受け入れがたい。しかしほんとうに記憶の変更が人格の同一性の危機をもたらすのだろうか。この問いに答えるためには、人格の同一性が危機に陥るのはどういった場合かを明らかにしなければならない。すなわち、本論の前提である「人格の同一性の基準として心理的基準を採る」ということの内実を考える必要がある。それを行うのが消極的容認派（人格同一性概念再考派）である。消極的容認派（人格同一性概念再考派）は上で述べたような反対派（変化型）の反論にたいして、反対派が使用している人格同一性概念の再検討を促す。

消極的容認派（人格同一性概念再考派）は次のように主張する。

たとえプロプラノロールの服用によって記憶を変更することが可能になったとしても、それによって人格の同一性が脅かされることはない。

まず反対派（変化型）が問題にしているような人格の同一性とはどのような同一性かを明確にする必要がある。同一性は質的同一性と数的同一性に分けることができる。たとえば、二つのそっくりなリンゴがあったとき、リンゴAとリンゴBは質的には同一であるが、数的には同一ではない。反対派（変化型）が問題にしているような人格の同一性はじつは人格の質的同一性にすぎず、数的同一性ではない。最初に述べたように、人格の同一性で問題になるのは数的同一性である。よって、プロプラノロールの服用によって記憶を変更することが可能になったとしても、それによって人格の同一性が脅かされることはない。

しかしながら、記憶の変更、それも大幅な記憶の変更は人格の数的同一性を脅かすのではないかと思われるかもしれない。たとえば、仮に、プロプラノロールを服用することで現在持っている私の記憶の大部分を変更することに成功したとしたら、そのとき私の数的同一性は脅かされ、別の人格になってしまうのではないか。

この疑問に答えるため、最後にパーフィットを援用しよう。パーフィットは次のように述べる（Parfit 1984: 邦訳二九九～三〇〇頁）。

重要なのは〈R関係〉である。〈R関係〉とは正しい種類の原因を持った、心理的連結性および／

あるいは心理的継続性のことである。

パーフィットによると、われわれの人生で重要なのはR関係が成立していることである。人格の同一性の基準をR関係の成立と考える。R関係とは記憶が部分的にであれ継続していることであり、次のようなことを指す。現在のA時点において過去のB時点の記憶を持っているとする。このとき、A時点とB時点には直接的な心理的連結性があるという。B時点よりもさらに過去のC時点を考えたとき、C時点とB時点には直接的な心理的連結性があったとしても、A時点とC時点には直接的な心理的連結性がないことも考えられる。しかしこの場合であっても、A時点とC時点は無関係ではなく、B時点を中継点として関係を持つ。こうしたA時点とC時点の関係を心理的継続性という。R関係が成り立つとは少なくともこのような心理的継続性が存在していることである。

もしもプロプラノロールを服用することで現在持っている私の記憶を消去できるとしたら、それも私の記憶をすべて消去してしまったら、R関係が成り立つ余地はないように思われる。しかし、プロプラノロールは記憶を消去することはできず、せいぜい記憶を部分的に変更することができるだけだということは既に述べた。記憶が部分的に変更されたとしても、心理的継続性は損なわれず、R関係は成り立ちうる。

本論が想定する消極的容認派（人格同一性概念再考派）は人格の同一性にかんして還元主義的かつ心理的な基準を採り、プロプラノロールの服用によってもたらされる人格の同一性の問題に次のように応答する。

プロプラノロールの服用によって記憶を部分的に変更することは可能であろう。たとえそうだとしても、それによってR関係が脅かされることはない。

記憶に部分的な変更が加えられたとしてもR関係は脅かされない。すると、すくなくとも反対派（変化型）の主張は妥当ではない。反対派（変化型）は、「プロプラノロールの服用は記憶の変更をもたらす。記憶の変更を引き起こすのだとしたら、プロプラノロールの服用は人格を変更させることになる。人格を薬物によって変更することは倫理的に許されない」と主張するのであるが、しかしながら、記憶に部分的な変更を加えることがすぐさま人格の数的な同一性の危機を招くことはないからである。

6　まとめ

現在のところ、ＰＴＳＤを引き起こすようなマイナスの価値を含む記憶を選択的に消去することができる薬物はない。プロプラノロールの服用によってもたらされるのは記憶の消去ではなく、記憶の部分的な変更である。記憶を部分的に変更したとしても、Ｒ関係は成り立ち、人格の同一性が損なわれることはない。だからこそ、プロプラノロールを服用することでＰＴＳＤ患者の心理的・肉体的苦痛が和らぐのであれば、他の薬物療法や心理療法と組み合わせながら、プロプラノロールを有効に利用するのは極めて自然である。

また、プロプラノロールをエンハンスメント目的に使用する場合であっても、プロプラノロールの薬効が記憶の部分的な変更にとどまるのであれば、人格の同一性の観点から、積極的に反対する理由はないと思われる。

しかしながら、もしも未来の科学技術によって記憶を選択的に消去することができる薬物が開発されたらどうなるのだろうか。記憶の消去、記憶の大規模な変更が人格の同一性を脅かすことは確実である。もしもこうした記憶消去薬が誕生した場合、エンハンスメント目的での使用はおろか、ＰＴＳＤの治療を目的とした使用であっても、その倫理的是非が問われなければならない。たとえそうした記憶消去薬を服用することで、嫌な記憶を消去することができるとしても、人格の同一性の崩壊という甚大な副作用を伴うことになるからである。

注

（1） Atkinson and Shiffrin 1968 の二重貯蔵モデルによると、長期的な情報の保存にはこのような情報の獲得の仕方と並んで、当該の情報を繰り返し入力することが重要である。

（2） 村上 一九九九、三四八〜九頁。本書には地下鉄サリン事件の被害者のインタビュー六〇件が収録されている。

（3） 診断基準（DSM-IV-TR）によると、生命の維持や身体の保全にかかわるような出来事を目撃・体験・直面したのち、ＰＴＳＤ患者には主に次のような症状があらわれるという。

①再体験　出来事の反復的・侵入的な苦痛を伴う想起、夢。外傷的出来事を象徴するきっかけによって生じる強い心理的な苦痛、など。
②回避　外傷と関連した場所、人物、会話などを避けようとする努力。活動意欲の減退や孤独感、など。
③覚醒亢進症状　睡眠障害。感情のコントロールの困難。過度の警戒心、など。

（4）　心理療法は二つのカテゴリーに分けられる。ひとつは患者にトラウマ記憶の想起を求める暴露療法であり、もうひとつは不安対応トレーニングである。

（5）　ＰＴＳＤの薬物治療に用いられるのは、抗うつ薬であるＳＳＲＩ（選択的セロトニン再取り込み阻害薬）や三環系抗うつ薬、その他の選択肢としてベンゾジアゼピンといった抗不安薬やバルプロ酸のような抗てんかん薬、また、本文で紹介するプロパノロールのようなβ - アドレナリン遮断薬などである。

（6）　ここで述べた、心理療法も薬物療法も脳状態を変更させることを目的とするということにかんしては多少奇異に感じられるかもしれない。たしかに、脳にたいする外科手術であれば脳に直接的に介入していることは誰の目にも明白であろう。しかしながら、心理療法も薬物療法も脳に介入していることに変わりないのである。薬物療法にかんして言うと、投与された薬物がシナプスにおける神経伝達物質の量を制御したり、それ自身が神経伝達物質となったりすることでシナプスの働きに変化を与え、結果的にニューラルネットワークの変更を導く。こうした薬物療法は外科療法と同じく、脳への直接的介入と言える。また、心理療法の場合も、ニューラルネットワークの変更を導くという点では、薬物療法と目的に違いはない。ただ、心理療法におけるニューラルネットワークの変化は緩慢であり、患者はカウンセラーとのコミュニケーションをとおしてゆっくりと自分の脳を変化させていくことになる。こうした心理療法は脳への間接的な介入と言える。

（7）　http://www.telegraph.co.uk/earth/main.jhtml?view=DETAILS&grid=&xml=/earth/2007/07/01/scimemo 101. xml（二〇〇八年一月三一日現在）。

(8)　このレポートの所在については確認できなかった。

(9)　プロプラノロールの神経薬理学的機序にかんしては Hu et al. 2007 などを参考のこと。プロプラノロールのようなβ‐アドレナリン遮断薬は扁桃体シナプスに作用して、扁桃体シナプスにおける恐怖心の長期増強（LTP）を阻害する。

(10)　トラウマ体験を再想起したときに有意な生理学的反応が見られたのは、プロプラノロールを服用したグループだと八人中〇人、偽薬を服用したグループだと一四人中六人であった（Pitman et. al. 2002）。

(11)　ここでいう「再固着化」とは次のようなことを指している。まず、のちにトラウマとなるような体験をして、その体験を記憶することを「固着」と言う。さらに、そのトラウマ体験を想起することでその体験を追体験し、その追体験を記憶することが「再固着化」である。つまり「再固着化」とは、追体験による記憶のいわば「上書き保存」である。

(12)　しかしながらこの結論は――ブルネットらも論文中で述べているように――さらなる追実験を必要とする。Brunet et al. 2007 の実験はプロプラノロールを投与したあと、トラウマ記憶を再想起しなかったグループの生理的反応にかんしては確かめていない。プロプラノロールがトラウマ記憶の感情的部分を再固着化するかどうかは、プロプラノロールを投与したあと、トラウマ記憶を再想起したグループのほうが、トラウマ記憶を再想起しなかったグループよりも生理的反応が減少していることが確かめられなければならない。

(13)　PTSDを発症していない人がプロプラノロールを服用し、自分の記憶を消去することはエンハンスメント（介入的増強）のひとつであると考えられる。通常、薬物によるエンハンスメントとして考えられているのはメチルフェニデート（商品名リタリン）のようなナルコレプシー治療薬を用いて注意力を高め、仕事や勉強の作業効率を上げるような場合である（本書第七章を参照）。しかし、もしもプロプラノロールを使用してほんとうに記憶を操作することができるとしたら、こうした記憶の操作もまた人間の能力増強の一環として考えることができるだろう。

(14) このことはＰＴＳＤの原因になっているトラウマ記憶の本質にかかわる。トラウマ的な記憶は時空的文脈から外れており、孤立した異質な記憶という特徴をもつ。

参考文献

Atkinson, R.C. and Shiffrin, R.M., 1968, "Human Memory: A Proposed System and Its Control Processes" Spence, K. W. and Spence, J. T. ed., *The Psychology of Learning and Motivation.* Vol. 2, New York: Academic Press, 89-195.

Brunet, A., et al., 2007, "Effect of post-retrieval propranolol on psychophysiologic responding during subsequent script-driven traumatic imagery in post-traumatic stress disorder." *Journal of Psychiatric Research,* in press.

American Psychiatric Association 編／高橋三郎・大野裕・染矢俊幸訳、二〇〇三『DSM-IV-TR 精神疾患の分類と診断の手引』医学書院

Ebbinghaus, H., 1885, *Über das Gedächtnis.* Leibzig: Duncker and Humbolt. H・エビングハウス／宇津木保訳、一九七八『記憶について』誠心書房

Hu, H., et al., 2007, "Emotion Enhances Learning via Norepinephrine Regulation of AMPA-Receptor Trafficking" *Cell,* 131, 160-173.

LeDoux, J. E., 1992, "Emotion as memory: Anatomical systems underlying indelible neural traces" Christianson ed., *Handbook of Emotion and Memory,* Hillsdale, NJ: Erlbaum, 269-288.

LeDoux, J. E., 1996, *The Emotional Brain: The Mysterious Underpinnings of Emotional Life.* Simon &

Schuster. J・ルドゥー／松本元・川村光毅ほか訳、二〇〇三『エモーショナル・ブレイン――情動の脳科学』東京大学出版会
村上春樹、一九九九『アンダーグラウンド』講談社文庫
Parfit, D., 1984, *Reasons and Persons.* Oxford University Press. D・パーフィット／森村進訳、一九九八『理由と人格――非人格性の倫理へ』勁草書房
Pitman, R. K., et al., 2002, "Pilot study of secondary prevention of posttraumatic stress disorder with propranolol" *Biological Psychiatry,* 51(2), 189-192.
Quirk, G. et al., 1995 "Fear conditioning enhances auditory short-latency responses of single units in the lateral nucleus of the amygdale: Simultaneous multichannel recordings in freely behaving rats" *Neuron,* 15, 1029-1039.
Schacter, D. L., 2001, *The Seven Sins of Memory: How the Mind Forgets and Remembers.* Houghton Mifflin. D・L・シャクター／春日井晶子訳、二〇〇二『なぜ、「あれ」が思い出せなくなるのか――記憶と脳の7つの謎』日本経済新聞社
Taylor, F. and Cahill, L., 2002, "Propranolol for reemergent posttraumatic stress disorder following an event of retraumatization: a case study" *Journal of Trauma Stress,* 15(5), 433-437.
Vaiva, G., et al., 2003, "Immediate treatment with propranolol decreases posttraumatic stress disorder two months after trauma" *Biological Psychiatry,* 54(9), 947-949.
van der Kolk, B. A., et al., 1996, *Traumatic Stress: The Effects of Overwhelming Experience on Mind, Body and Society.* The Guilford Press. B・A・ヴァン・デア・コルクほか／西澤哲監訳、二〇〇一『トラウマティック・ストレス――PTSDおよびトラウマ反応の臨床と研究のすべて』誠信書房

Ⅲ　人間観への深刻な影響

第九章　脳神経科学からの自由意志論
——リベットの実験から

近藤智彦

脳神経科学が、他の科学分野にもまして倫理的な問題を引き起こすと思われるのは、その対象である脳が、人間をまさに人間たらしめている心の座（少なくともその中心）だと考えられるためである。例えば、われわれは自らのことを、自由意志によって行為しうる主体であり、それゆえ自らの行為の倫理的責任を問われる存在だとみなしており、そのような人間観に基づいてわれわれの社会の倫理的規範も成立している。しかしながら、自然科学の手が脳神経の活動にまで及びつつある現在、そのような脳神経科学の進展によってわれわれの心のはたらきが十全に解明されるようになった暁には、自由意志なるものは実のところ幻想に過ぎなかったことが明らかになるだろう、というような言説がまことしやかに囁かれているのである。

自由意志の問題に対する脳神経科学からの議論において、近年主導的な役割を果たしてきたのが、一九八三年に発表されたベンジャミン・リベットによる実験である（Libet et al. 1983）。そこで本章では、このリベットの実験とその解釈をめぐる論争の批判的検討を通して、脳神経科学が自由意志論に寄与する可能性とその限界を見定めることにしたい。

1　リベットの実験のインパクト

この今や有名なリベットの実験については、リベット自身によって書かれた一般向けの著書『マインド・タイム』の第四章でも紹介されているので、ここでは簡潔に確認しておくにとどめたい（Libet 2004: 123-156, 邦訳一四三〜八四頁）。

リベットの実験に先立つこと二〇年ほど前、一九六五年に発表されたH・H・コルンフーバーとL・デーケの実験によって、人が自発的に行う身体運動に先行して、脳活動の電位変化が記録されることが示された（Kornhuber and Deecke 1965）。彼らは、被験者に手首または手指の急激な屈曲運動を自発的に任意の時点で実行させながら、その手の運動を筋電図（electromyography: EMG）によって計測するとともに、合わせて頭皮脳波図（scalp electroencephalography: scalp EEG）によって脳活動の電位変化をも計測した。すると、実際の手の運動より約八〇〇ミリ秒以上も前に、脳活動の電位変化が記録されたのである。この電位変化は、「準備電位（Bereitschaftspotential, Readiness Potential: RP）」と名づけられた。

この実験結果を受けて、例えば心脳二元論の立場をとる脳科学者J・エックルスは、この準備電位を引き起こすのは、それに先行する「意識をもった自己」の「意志」だと考えようとした（Eccles 1976: 115-117)。しかし、そうだとすると、準備電位が実際の運動より八〇〇ミリ秒以上も前に生じるというのは、少し早すぎるのではないだろうか。このような疑問に応えて、むしろ準備電位の方が意識的な意志よりも前に生じることを示した――と少なくともリベットは考えた――のが、このリベットの実験である。

リベットの実験において被験者は、光の点が二五六〇ミリ秒で一回転する時計を見ながら、同じく自発的に任意の時点で手首の急激な屈曲運動を実行することを求められた。そしてさらに、その手の運動を実行しようとする意識的な「意欲（wanting）」が生じた時点（W）を覚えておいて、後で報告するように指示されたのである。（なおリベットは、「意欲」という語の他にも、「衝動（urge）」、「意図（intention）」や「決定（decision）」、さらには「願望（wish）」や「欲求（desire）」などの語を、とくに区別することなく用いている。この点については、以下で問題にすることになる。）

その結果、意識的な意欲が生じた時点（W）の報告を平均すると、筋電図によって計測された手の運動の開始時点よりも約二〇〇ミリ秒前となった。ただし、これとは別の試行実験で、被験者の手に皮膚刺激を与えて、その刺激を感じた時点を後で報告させたところ、不思議なことに、報告された時点は実際に刺激が加えられた時点よりも約五〇ミリ秒早くなった。意識的な意欲が生じた時点の報告の場合にも、この五〇ミリ秒の報告誤差があると考えてそれを差し引くならば、実際に意識的な意欲が生じるのは手の運動の開始時点よりも約一五〇ミリ秒前と考えられることになる。

この実験で被験者は、どの時点で運動を開始するのかを予定することのないように求められていた。

−1000〜800ミリ秒（RP Ⅰ）／ −550ミリ秒（RP Ⅱ）	：	準備電位の始動
↓		
−200ミリ秒	：	意識的な意欲が生じた時点の報告（W）
↓		＞報告誤差
−150ミリ秒	：	実際に意識的な意欲が生じた時点
↓		
0ミリ秒	：	実際の手の運動

図9−1

しかし、それにもかかわらず、だいたいこの時点で運動を開始しようと予定してしまったと、後で被験者が報告した場合もあった。そこで、準備電位の始動時点については、被験者がそのように「予定していた」場合と「予定していなかった」場合とに分けて、それぞれの場合における平均が求められた。その結果によると、「予定していた」場合の準備電位（RP Ⅰ）は、手の運動の開始時点よりも八〇〇〜一〇〇〇ミリ秒前に、「予定していなかった」場合の準備電位（RP Ⅱ）は、平均して五五〇ミリ秒前に、それぞれの始動が計測された。つまり、意識的な意欲が生じた時点よりも少なくとも約三五〇ミリ秒も前に、準備電位が生じ始めていたことになるのである（図9—1）。

このリベットの実験結果は、I・ケラーとH・ヘックハウゼンの実験などによって基本的に再現されているが（Keller and Heckhausen 1990）、そこからさらに一歩進めているのが、一九九九年に発表されたP・ハガードとM・エイマーによる実験である（Haggard and Eimer 1999）。リベットの実験では、被験者はあらかじめ決められた側の手を動かすように指示されていたが、ハガードとエイマーは、左右の手のどちらを動かすかという選択を被験者に任せる仕方で、同じような実験を行ったのである。

その上で彼らは、リベットの実験と同じく準備電位を記録するのとは別に、選択された方の手と反対側の脳半球の活動が同じ側の脳半球の活動をどれくらい上回るかということも計測した。これは、選択された側の手の運動に関与する特定の運動野の部位の活動を表すと考えられるものであり、とくに「外側《がいそく》の準備電位（Lateralised Readiness Potential: LRP）」と呼ばれる。なお、準備電位の最初の段階は、頭頂部の補足運動野に由来すると考えられており（Libet 2004: 132, 邦訳一五二頁; Pockett 2006: 15-19）、左右両方の脳半球に等しく確認される。その後、選択された方の手と反対側の脳半球の活動が同じ側の脳半球の活動に比べて上回るようになり、この「外側の準備電位」が測定されるのである。

さらにハガードとエイマーは、意識的な意欲が生じた時点（W）が手の運動の開始時点から計って比較的早かった場合と遅かった場合とに分けて、それぞれの場合における準備電位と外側の準備電位の平均を求めた。すると、外側の準備電位の始動が早かった場合には、意識的な意欲が生じた時点（W）も早く、外側の準備電位の始動が遅かった場合には、意識的な意欲が生じた時点も遅いという結果が得られた。しかし、同じような共変（covariation）は、準備電位の始動時点と意識的な意欲が生じた時点（W）との間には見られなかったのである。この実験結果は、意識的な意欲を引き起こす脳神経活動があるとすれば、それは準備電位ではなくむしろ外側の準備電位として表される活動である可能性が高いことを示したと言えるだろう。

以上のハガードとエイマーの実験では、準備電位の始動時点はリベットの実験よりもかなり早くなり、外側の準備電位の始動時点も、意識的な意欲が生じた時点（W）よりも平均して約五〇〇ミリ秒前という結果になった。ここからハガードは、被験者が左右の手のどちらを動かすかを選択する最後の段階で意識が関与するという可能性も排除され、むしろ外側の準備電位が一定の閾値を越えることによって、はじめてその選択が意識に上るようになると考えられる、という結論を導いている(Haggard 2003: 113-119)。

さて、以上の実験結果からリベットは、「自発的な行為につながるプロセスが、行為しようとする意識的な意志が現れるよりもずっと前に、無意識のうちに脳によって始められる」ことが示されたと結論づけている(Libet 2004: 136, 邦訳一五九頁)。そして、「人が自発的に行為しようとする意図や願望に気づくよりもずっと前に、脳が意志プロセスを無意識に始動するという発見……が、自由意志の本性についてのわれわれの見方と、個人の責任と罪についての問題に、大きな影響を与えることは明らかである」と論じるのである(Libet 2004: 201, 邦訳二三七〜八頁)。

さらに、このリベットの実験結果は、そもそも自由意志というものは実のところ存在しないのだということを示す脳神経科学の知見としても、好んで取り上げられることになった。例えばD・ウェグナーは、行為を始める原因となる「意識的な意志」というものは「幻想」であり、実際には行為にいかなる因果的作用もなしえない「付随現象(epiphenomenon)」に過ぎない、という立場をとる代表的な論者の一人であるが、その彼も、論争を呼んだ著書『意識的な意志という幻想』の中で、このリベットの実験を自らの立場を補強する論拠として挙げている(1)(Wegner 2002: 49-55)。自由意志というものは幻想だという主張自体は、思想史を振り返れば、スピノザやニーチェ、あるいはフロイトなどに、その類例を見出すことができるだろう。しかし、このリベットの実験がとくに興味深いのは、そのような主張をはじめて科学的に根拠づけたように思われる点にある。

しかし、本当にリベットの実験は、自由意志についてわれわれがもっている考え方を、根本的に覆すようなものなのだろうか。そこで次節以降では、リベットの実験は必ずしも自由意志を脅かすものではないと解釈しようとする試みを、一つずつ検討していくことにしよう。

2　内観報告は信頼できるのか

リベットの実験に対して、とくに脳神経科学の専門家から指摘されたのは、さまざまな点から計測上の誤差が生じる可能性があるという問題である。まず挙げられるのは、二〇〇二年に発表されたJ・A・トレヴィーナとJ・ミラーの論文で指摘されているように、準備電位の始動時点は多くの試行から平均することで求めざるをえないものであり、その正確な確定は難しいという点である（Trevena and Miller 2002: 163-165, 167）。さらに、トレヴィーナとミラーの実験によれば、準備電位はたしかに意識的な意欲が生じる時点（W）よりも前に生じ始めるが、外側の準備電位の方はかなりの割合でそれ（W）よりも後に生じ始めるという結果が示された。そのため彼らは、計測上の誤差がある可能性も考慮に入れれば、運動に向けての実際の準備が始まるのは意識的な決定（W）の後だとみなす余地もあると論じている（Trevena and Miller 2002: 186-188）。

しかし、準備電位の計測よりもさらに問題となるのは、意識的な意欲が生じる時点（W）については、被験者の内観報告に依拠するしかないという点である。意識というものを科学的研究の俎上に乗せ、さらにその意識についての主観的な報告を、客観的な脳活動の記録と関係づけた点こそ、リベットの実験の革新的な点であるとも言える。しかし、このような内観報告にどれほどの信頼性があるのかという点は、発表直後から論議の的になった(2)。

リベットの実験において被験者は、外的には時計に注意を向けると同時に、内的には自らの意欲に注意を向けて、両者の時間を比較対応させることを求められる。しかし、このような異なる知覚モダリティ間における同時性の判断は、どのように注意を振り分けるのかに左右され、誤りが多くなることが知られている（cf. Haggard and Libet 2001: 49）。その他にも、意識的な意欲が生じる時点の内観報告については、ランダムな誤差のみならず系統的な誤差を生むかもしれないと考えられる要因が、いくつか指摘されている（Banks and Pockett 2006: 659-662）。とはいえ、これらの要因によって生じると想定される誤差は、準備電位の始動時点と意識的な意欲が生じる時点との間のギャップを埋めるほど大きなものにはならないようである。

しかし、このような内観報告の問題をめぐっては、哲学者の側から、より根本的な議論が提起されている。例えばT・ビットナーは、意識を高階の心的状態とみなすD・M・アームストロングの説に基づき、リベットの実験において被験者が求められるような仕方で、自らの決定を内観的に意識するためには、次のような二つの段階を経る必要があると論じている（Bittner 1996; cf. Armstrong 1968）。すなわち、まずは決定が高階の心的状態によって意識されて「意識的な決定」となり、さらにその「意識的な決定」が内観的に意識されなければならない、というのである。そうだとすれば、リベットの実験結果が示したのは準備電位が「意識的な決定」についての内観的な意識に先行するということだけであり、準備電位が「意識的な決定」自体に対応すると考えることはなお可能である、という結論を彼は導いている。

さらにD・デネットによれば、リベットの実験結果からわれわれが得るべき教訓は、脳の中にはあらゆる仕事をまとめて意識的に行う「デカルト的劇場」たる「自己」など存在しないのだということであるとされる（Dennett 1991: 162-166, 邦訳一九七～二〇二頁）。そのような「自己」が存在しないとすれば、リベットの実験において被験者が実行する行為に際しても、手を動かそうとする決定と、時計についての視覚情報の処理、その両者の同時性の判断という三つの仕事は、脳の中で分散してなされると考えられる。そうであれば、リベットのように、脳の中で意識的な決定が生じる厳密な時点を求めようとすること自体が、そもそも無意味だということになるだろう。

このような哲学者からの議論は、意志や行為にとって意識というものがどのような役割を果たすのかという、根本的な問題に関わっている。この点に関しては、M・ヴェルマンズやD・M・ローゼンソールが、リベットの実験結果を受けて、そもそも意志が自由であるかどうかに、意識的であるかどうかは無関係であるという興味深い主張を行っている（Velmans 1991; Rosenthal 2002）。これに対してはリベット自身が再反論を行っているが（Libet 2004: 145, 201-203, 邦訳一七一、二三八～四〇頁）、おそらくは「意識的＝自由」対「無意識的＝不自由」という二項対立自体が不毛なのであり、例えばG・E・M・アンスコムの精妙な行為論にそれを脱する方途が見出されよう。しかし、この点について本章では示唆するにとどめておきたい。

−1000〜800 ミリ秒（RP I）／
−550 ミリ秒（RP II）　：　準備電位の始動
↓
−200 ミリ秒　：　意識的な意欲が生じた時点の報告（W）
↓　＞報告誤差
−150 ミリ秒　：　実際に意識的な意欲が生じた時点
↓　＞「拒否」に活用できる時間（？）
−50 ミリ秒
↓　＞脳活動から実際の手の運動までにかかる時間
0 ミリ秒　：　実際の手の運動

図 9−2

3　「拒否」の可能性

リベット自身は、自らの実験が自由意志の存在を否定するものではないと論じるために、新たに「拒否（veto）」の可能性というものを持ち出している（Libet 1985: 536-538）。リベットが注目するのは、意識的な意欲が生じてから実際に行為するまでの間には、なお一五〇ミリ秒の間があるという点である。ただし、大脳の一次運動野が脊髄の運動神経細胞を活性化し、さらにそれが筋肉を活性化するのに必要な五〇ミリ秒間を除くと、「拒否」に活用できる時間は一〇〇ミリ秒間になるとされる。リベットは、この一〇〇ミリ秒の間に、意志プロセスを意識的に「拒否」できるという意味で、その結果を「制御（control）」することはできるのではないか、と論じるのである（図9―2）。

しかし、ここで問題にすべきは、リベットが「意欲」、「意図」や「決定」という語の他に、「願望」、「欲求」、「衝動」などの語を無頓着に用いている点だろう(3)。この点を批判しているのが、A

・メレである（Mele 2006: 199; cf. Gomes 1999）。メレは、準備電位として表される脳神経活動は、「意図」や「決定」に対応するのではなく、むしろ単なる「衝動」や「欲求」に対応するのではないかと考えるのである。準備電位に対応するものが実際に単なる「衝動」に過ぎないことを示唆するのは、ケラーとヘックハウゼンの実験結果である（Keller and Heckhausen 1990: 352）。彼らは、被験者に暗算をさせたうえで、自発的ではあるが無意識的な手の運動の準備電位を記録したところ、その始動時点はリベットの実験の場合とほぼ同じく、実際に筋肉が運動し始める五〇〇ミリ秒前だったのである。

「衝動」や「欲求」であれば、それが無意識的な脳神経活動によって引き起こされ、遅れて意識されるものであったとしても、その後で「拒否」することもできるのだから、とくに自由意志にとって脅威とはならないだろう（ただし、不作為の責任が問われる場合に、なすべき行為をしようという「衝動」や「欲求」がそもそも生じなかったのだという抗弁を可能にしてしまうという問題は、なお残るかもしれない）。そして、その「衝動」や「欲求」に従って実行するのか、あるいはそれを「拒否」するのかという選択に対応するのが、本来「意図」や「決定」と呼ばれるべきものなのであり、これは意識的になされると考えることもできよう。

ところで、自由意志の問題をめぐる哲学的議論で伝統的に前提とされてきたのは、いわゆる「選択可能性原理（Principle of Alternative Possibilities）」であった。これは、ある行為が行為者の自由意志によってなされたものであり、その行為の（道徳的）責任が行為者にあると言えるためには、行為者にはその行為を選択した時点で「その行為とは別の行為を選択することもできた」という「選択可能性」があったのでなければならない、とする考え方である。以上で見てきたように、リベットの論じる「拒否」の考え方は、意欲に従って行為を実行することも「拒否」することもできたという点に、自由意志の存在を認めようとするものである。この点でリベットの議論は、選択可能性原理に基づく伝統的な自由意志の概念を踏襲していると言えるのである。R・ケインは、因果的に決定されていない選択可能性が自由意志にとっては不可欠だと考える「非決定論的な自由意志論者（libertarian）」の一人であるが、その彼も、リベットの論じる「拒否」をそのような選択可能性を示すものとして取り上げている（Kane 1996: 232 n.12）。

さらにリベットは、この自由な「拒否」をはじめとする心的現象の座になるものとして、脳神経活動から「創発（emergent）」する「意識をもった心的な場（Conscious Mental Field: CMF）」が存在するという仮説を提唱している。この仮説は、非決定論的な自由意志論の一形態である「行為者因果（agent causation）」説に類似した考え方だと思われる。例えば行為者因果説の代表的論者であるT・オコナーは、物理的性質に還元できない「創発的性質」としての「行為者」が、自由意志による行為の原因になっていると論じている（O'Connor 2000: 108-125）。

しかし、ここで問題になるのは、このような非決定論的な自由意志論が、自由意志をめぐる現代の哲学的議論において、必ずしも多くの支持を集めていないという点である。なぜなら、このような非決定論的な自由意志論は、自由意志というものを、基本的には決定論的だと言える自然法則の及ばないものとして捉える点で、悪しき「心身二元論」に陥っていると疑われるからである。O・フラナガンやA・メレが述べているように、現代の哲学的議論において、意識的な意欲が何らかの脳神経活動から生じるということを認めないのは、少数の頑迷な心身二元論者だけだろう（Flanagan 1996: 60; Mele 2006: 198）。リベット自身は、自らの「意識をもった心的な場」という仮説が、いわゆる「デカルト的二元論」ではないことを強調している。しかし、この「意識をもった心的な場」が示す性質は物質的な脳神経活動には還元できないものとされており、「創発」という概念が心身二元論の単なる隠れ蓑になっているという疑いは拭えないように思われる（Libet 2004: 185-198, 邦訳二一九〜三四頁）。

自由意志の問題をめぐっては、人間の意志や行為も含めたあらゆることが因果的に決定されているとしても、自由意志が損なわれることはないと考える「両立論（compatibilism）」も、古くから論じられてきた立場の一つである。この両立論の立場からすれば、意識的な意欲に脳神経活動が先行することを示したリベットの実験結果は、むしろ当然予想された結果であって、自由意志にとっての脅威とはみなされないことになる。もちろん自由意志の問題が、両立論によって完全に解決されるとも言えないだろう。しかし少なくとも、このように自由意志の問題をめぐってはすでにさまざまな立場から論じられてきていることを考えるならば、リベットの実験結果は「伝統的な自由意志概念」なるものの根本的な再考を強いるものであると論じるのは、哲学史的認識の不足に由来する大げさな物言いに過ぎないと言うことは許されるだろう。

リベットは、「拒否」というものが実際に存在することを示すものとして、次のような実験結果を挙げている。すなわち、被験者に『時計』の特定の時点で行為するように準備する」ことを求めたうえで、「時計がそのあらかじめ定められた時点の一〇〇〜二〇〇ミリ秒前に達するときに、しようとしていた行為を拒否する」ように指示したところ、準備電位（ＲＰＩ）に似た電位変化が記録されたというのである（Libet 2004: 138, 邦訳一六一〜二頁）。そもそもこの指示自体がどのようなものなのか理解しがたいが、いずれにせよここで被験者が行うことが本当の意味での自発的な「拒否」でないことは明らかであるため、決定的な根拠にはならないだろう。この「拒否」の議論に対しては、ヴェルマンズらによって、意識的な「拒否」自体も先行する脳神経活動の結果に過ぎないと考えるべきなのではないか、という批判が向けられている（Velmans 2003）。このような批判に対してリベットは、意識的な「拒否」にも先行する脳神経活動が必要だとする「論理的必然性」も「実験的証拠」もない、と応答するにとどまっている（Libet 2004: 146, 邦訳一七二頁）。すなわち裏を返せば、リベットの考えるような「拒否」の可能性もまた、もはや科学的な証拠のない思弁に過ぎないということに他ならない。

4　行為をより大きなプロセスの中で考える

すでに述べたように、自由意志の問題をめぐる議論では、「選択可能性原理」が伝統的には前提とされてきた。しかし、一九六九年にH・G・フランクファートが、この選択可能性原理を否定する論文「選択可能性と道徳的責任」（Frankfurt 1969）を発表したのをきっかけとして、自由意志の本性について考察するためには、行為選択の時点における選択可能性の有無に注目するのは不適当である――あるいは少なくともそれだけでは不十分である――という見解が共有されつつある(4)。したがって、

実験の指示に従うという意図

↓

−1000〜800 ミリ秒（RP I）／
−550 ミリ秒（RP II）　：　準備電位の始動

↓

−200 ミリ秒　：　意識的な意欲が生じた時点の報告（W）

↓

0ミリ秒　：　実際の手の運動

図9−3

リベットの実験結果を解釈するにあたっても、被験者が実行する手の運動の時点における選択可能性に注目することがそもそも適当なのかどうかを、根本的に検討しなおす必要があるのではないだろうか。

このような問題意識から見て興味深いのは、リベットの実験結果を正しく解釈するためには、被験者が実行する手の運動の時点だけでなく、その運動が置かれた行為のより大きなプロセスを考慮することが必要なのではないか、という議論である。このような議論は、R・ナータネンやO・フラナガンをはじめとする複数の論者によってなされているので、ここではまとめて紹介しておきたい（Näätänen 1985; Flanagan 1996: 61-62; Zhu 2003: 68-69）。

リベットの実験において問題なのは、被験者が実行する手の運動の時点のみに注目することで、ある明白な事実を見失いがちだという点である。それは、被験者がそのような手の運動を実行したのは、実験が始まる前に与えられた指示に従ってのことだという事実である。この事実を考慮すれば、被験者が実行する行為の制御に関わる要素としては、手の運動の直前に生じた意識的な意欲だけでなく、それ以前に実験の指示を受けて形成されていたはずの、その指示に従おうという意図をも考慮に入れなければならないだろう。そして、被験者の実行した手の運動が自由意志によるものだと考えられるのも、実験の指示に従おうというその意図を、実験が始まってから終わるまで、被験者が意識し続けていたからだろう。そのような意図に基づいて被験者は、無意識のうちに生じた衝動が意識に上ったのをおそらく合図（go signal）のようなものとみなして、手を動かしただけだと解釈すべきなのである（図9―3）。

これは的を射た批判であると思われる。そして、このように行為をより大きなプロセスの中で考えるならば、何らかの意味での意識的な意図が行為の生起に因果的に関与しているという可能性を、少なくともリベットの実験のみによって否定することはできないだろう。

この点に関しては、S・ギャラガーが現象学の考え方を背景にして、自由意志による行為における意識の役割を考えるには、リベットの実験において被験者が実行する手の運動に注目するだけでは不十分であると指摘している。なぜなら、その手の運動が置かれたより大きなプロセス全体を一つの意図的な行為として捉えるならば、その行為は「状況に埋め込まれた反省（situated reflection）」と呼べるような、自分がどんな状況でどんな行為をしようとしているのかに関する意識的な熟慮に基づいていると言えるからだというのである（Gallagher 2006: 117-121）。

リベットの実験で取り上げられた意識的な意欲だけでなく、このようにより大きな行為のプロセスに関わるさまざまな意識的経験まで含めるならば、何らかの意識的経験が行為の生起に対して何の役割も果たさないとは考えられないだろう。少なくとも、G・ゴメスやG・ヤングが指摘しているように、自発的な行為は必ず状況についての意識的経験に基づいて生み出されているとは言えるはずである（Gomes 1996: 72-73; Young 2006: 61-62）。彼らがそのことを示すものとして挙げているのは、第一次視覚野の損傷による「盲視（blindsight）」の症例である。盲視の患者は、例えば飛んで来るボールをよけるというような反射的反応はするものの、視覚意識はないため、視覚情報に基づいて自発的にボールをつかむというようなことはできないとされる。この盲視の事例は、自発的な意志の形成には何らかの意識的経験が不可欠であることを示していると考えられる。

もちろん、本当に意識が因果的作用をなしうるのかという問いに答えるためには、いわゆる「心身（心脳）問題」という難問を乗り越えなければならない。しかし、これまでの検討で明らかになったように、リベットの実験だけではこの問題にとうてい肉薄できず、したがって幸か不幸か、自由意志の問題に決着がつくこともありえないのである。

5　脳神経科学からの自由意志論の展望

リベットの実験に基づいて自由意志について議論することには限界があるということを、前節までで示してきた。しかし、そのことによって、脳神経科学から自由意志の本性について論じる道がすべて閉ざされたというわけではない。

リベットの実験結果は、それだけで自由意志の概念を切り崩すようなものではなかったものの、われわれの意志や行為には無意識的なプロセスが介在しているということを鮮明に示してくれたという点では、評価すべきだろう。同じように、無意識的なプロセスがわれわれの意志や行為に影響を与えることを示すものとして、「経頭蓋磁気刺激（transcranial magnetic stimulation: TMS）」を用いた次のような実験がある（Ammon and Gandevia 1990; Brasil-Neto et al. 1992）。その実験では、被験者に対してどちらか一方の手を動かすよう指示がなされたうえで、左右の脳半球のいずれかの運動野に磁気刺激が与えられた。その結果、被験者はその影響にはまったく気づかないにもかかわらず、磁気刺激を加えられた脳半球とは反対側の手を動かすことを選択する確率が上がったのである。この実験結果は、特定の行為に対する意識的な意志が、磁気刺激に影響されうる脳プロセスの結果として生じているという可能性を示唆する。ただし、B・F・モールが指摘しているように、磁気刺激が引き起こしたのは「意図」ではなく単なる「着想（idea）」や「選好（preference）」ないし「欲求」であり、被験者はそれを考慮に入れて決定しただけだと解釈することもできるだろう（Malle 2006: 225）。

リベットの実験をはじめとするこれらの研究は、われわれが実のところ自らが思っているほど自由ではないということを明らかにしているとは言えるだろう。しかしそれは、必ずしも否定的にのみ捉えるべきことではない。われわれはすでに、酒や薬物などが、自由意志のはたらきに影響を与え、場合によってはそれを大きく損なうことを知っている。あるいは、さまざまな社会的な影響などが、知らず知らずの内にわれわれの判断を歪めることがあることも知っている。そのような事実は、われわれの自由意志がそれほど確固たるものではないということをわれわれに教えるが、それを知ること自体は歓迎すべきことだと言うべきだろう。なぜなら、その事実を知ることによってこそ、そのようにわれわれの判断に影響を与えうる要因をあらかじめコントロールしたり、われわれの判断を補正したりできるようになるのであり、その意味でより「自由」な判断がわれわれに可能になるからである。この点については、「自律した自己が脅かされるこの意識下の現代にあっては、自らの潜在認知の働きを熟知することが、最大の防御でありまた責任でもある」という下條信輔の提言に耳を傾けるべきだろう（下條 二〇〇五）。

また、いまや古典的なW・ペンフィールドの実験によって、一次運動野に電気刺激を加えると非自発的な身体運動を引き起こすことができることはすでに知られていたが（Penfield 1975）、さらにI・フリートらは、補足運動野の特定の部位への弱い電気刺激が、特定の身体部位を動かそうとする「衝動」の主観的経験を引き起こし、さらに強い刺激を与えると、実際にその部位に筋肉収縮を生み出すことを示した（Fried et al. 1991）。しかし、これもモールが指摘しているように、これらの反応が被験者によって自らの意図的な行為や衝動として経験されたということを示唆するようなものはとくに何もない（Malle 2006: 225）。

さらに、より大きな行為のプロセスについて、すなわち、行為に向けた長期的な計画や意図を形成し、それに基づいて行為を開始し、身体運動を制御しながら行為を遂行していくという一連のプロセスについて、その各々の段階がどのような脳活動に基づいているのかは――とくに、その各々の段階にどの脳部位が関わっているのかは――、近年の脳イメージング技術の進展によって次第に明らかになりつつある。とはいえ、リベットの実験で用いられた頭皮脳波図（EEG）や脳磁図（magnetoencephalography: MEG）は、時間解像度は高いものの、空間解像度は低いし、また、機能的磁気共鳴画像法（functional Magnetic Resonate Imaging: fMRI）などの脳イメージング技術は、空間解像度は高いが、時間解像度は低い。このような技術的な困難がいまなお立ちはだかっているのが現状である。これら最新の脳イメージング技術を用いた研究成果をまとめているR・E・パッシンガムとH・C・

ラウの論文においても、リベットの実験で取り上げられた手の運動を越えたより複雑な行為について、意識がその生起に因果的に関わっているのかという問題の解明には、まだまだ時間がかかることが強調されている（Passingham and Lau 2006）。

現段階での意識に関する脳神経科学の研究は、例えばC・コッホの場合には、「意識の神経相関物（neuronal correlates of consciousness: NCC）」が存在するという仮説を実証しようとするところにとどまっている（Koch 2004）。これは、堅実な科学的研究の枠内で意識について探求するためには、賢明な方法なのだろう。しかし、仮に「意識の神経相関物」が見出されたとしても、それは意識と脳神経活動との間の「相関」が示されただけのことであり、その両者の間に因果的な関係があるのかどうかについては明らかにならないのである。例えば準備電位や外側の準備電位についても、仮にそれが意識的な意欲と「相関」するとは言えたとしても、リベットやハガードらが想定するようにその両者の間に因果関係があるとまで言えるかどうかは、現段階では知る術がない。したがって、脳神経科学の進展によって、哲学的な「心身（心脳）問題」が解消され、さらには自由意志の問題についても何らかの決着がつくということが万一あるとしても、それはかなり先の話だろう。

しかしながら、リベットの実験のような脳神経科学の知見が、脳神経科学者や哲学者の予測を超えて、弁護士や政治家などによって、自由意志概念を切り崩すような方向の議論に応用されるおそれはあり、現に応用されつつあることを、S・J・モースやL・V・キャプランら脳神経科学にも明るい法学者が指摘している（Morse 2005; Kaplan 2006: 294-297）。意地悪く言えば、脳神経科学からの自由意志論に関して、現段階で最も切迫した倫理的問題となるのは、このような脳神経科学の成果の濫用であるとすら言えるかもしれない。われわれはこのような濫用に抵抗するために、例えば「彼がやったのではなく、彼の脳がやったのだ」というような議論が、哲学的にはあまりにナイーヴなものでしかないことを知っておかなければならない。この点についても、先に引用した下條の言葉を借りて、次のように言うべきだろう。脳神経科学についての適切な知識——と少しばかりの哲学的素養——をもつことが、われわれにとって「最大の防御でありまた責任でもある」と。

注

（1）ただし Wegner 2004: 684 の留保も参照。中山 二〇〇八は、ドイツでのG・ロートらによる同様の議論のほか、本章では取り上げなかったJ・ハーバーマスらによるリベットの実験に対する批判も紹介している。

（2）Libet 1985 に寄せられた批判の多くは、この点を問題にしている。

（3）リベット自身は、この「意欲」について、「『衝動』や『意図』や『決定』とも記述できるが、被験者は通常『意欲』や『衝動』という語に落ち着いた」と記している（Libet et al. 1983: 627）。

（4）ただし厳密には、Frankfurt 1969 が問題にしているのは、「自由意志」ではなく「道徳的責任」である。

参考文献

Ammon, K. and Gandevia, S. C., 1990, "Transcranial magnetic stimulation can influence the selection of motor programmes", *Journal of Neuroscience, Neurosurgery, and Psychiatry* 53, 705-707.

Armstrong, D. M., 1968, *A Materialist Theory of the Mind*, Routledge. D・M・アームストロング／鈴木登訳、一九九六『心の唯物論』勁草書房

Banks, W. P. and Pockett, S., 2006, "Libet's work on the neuroscience of free will", in Velmans, M., 2006, *The Blackwell Companion to Consiouscsnes*, Blackwell Publishing, 657-670.

Bittner, T., 1996, "Consciousness and the act of will", *Philosophical Studies* 81, 331-341.

Brasil-Neto, J. P., Pascual-Leone, A., Valls-Solé, J., Cohen, L. G. and Hallett, M., 1992, "Focal transcranial magnetic stimulation and response bias in a forced-choice task", *Journal of Neuroscience, Neurosurgery, and Psychiatry* 55, 964-966.

Dennett, D., 1991, *Consciousness Explained*, Little, Brown. ダニエル・C・デネット／山口泰司訳、一九九八『解明される意識』青土社

Dennett, D., 2003, *Freedom Evolves*, Viking Penguin. ダニエル・C・デネット／山形浩生訳、二〇〇五『自由は進化する』NTT出版

Dennett, D. C. and Kinsbourne, M., 1992, "Time and the observer: The where and when of consciousness in the brain", *Behavioral and Brain Sciences* 15, 183-247.

Eccles, J. C., 1976, "Brain and free will", in Globus, G., Maxwell, G. and Savodnik, I. (eds.), *Consciousness and the Brain*, Plenum Publishing Corporation, 101-121.

Frankfurt, H. G., 1969, "Alternate possibilities and moral responsibility", *Journal of Philosophy* 66, 829-39; rpt. in Frankfurt, H. G., 1988, *Importance of What We Care About*, Cambridge University Press, 1-10.

Flanagan, O., 1996, "Neuroscience, agency, and the meaning of life", in *Self-Expressions,* Oxford University Press, 53-64.

Fried, I., Katz, A., McCarthy, G., Sass, K. J., Williamson, P., Spencer, S. S. and Spencer, D. D., 1991, "Functional-organization of human supplementary motor cortex studied by electrical stimulation", *Journal of Neuroscience* 11, 3656-3666.

Gallagher, S., 2006, "Where's the action? Epiphenomenalism and the problem of free will", in Pockett, S., Banks, W. P. and Gallagher, S. (eds.), 2006, *Does Consciousness Cause Behavior?,* MIT Press, 109-124.

Gomes, G., 1999, "Volition and readiness potential", *Journal of Consciousness Studies* 6 (8-9), 59-76.

Haggard, P., 2003, "Conscious awareness of intention and action", in Roessler, J. and Eilan, N. (eds.), *Agency and Self-Awareness,* Oxford University Press, 111-127.

Haggard, P. and Eimer, M., 1999, "On the relation between brain potentials and the awareness of voluntary movements", *Experimental Brain Research* 126, 128-133.

Haggard, P. and Libet, B., 2001, "Conscious intention and brain activity", *Journal of Consciousness Studies* 8 (11), 47-63.

Haggard, P., Newman, C. and Magno, E., 1999, "On the perceived time of voluntary actions", *British Journal of Psychology* 90, 291-303.

Kane, R., 1996, *The Significance of Free Will,* Oxford University Press.

Kaplan, L. V., 2006, "Truth and/or consequences: Neuroscience and criminal responsibility", in Pockett, S., Banks, W. P. and Gallagher, S. (eds.), 2006, *Does Consciousness Cause Behavior?,* MIT Press, 277-299.

Keller, I. and Heckhausen, H., 1990, "Readiness potentials preceding spontaneous motor acts: voluntary vs. involuntary control", *Electroencephalography and Clinical Neurophysiology* 79, 351-361.

Koch, C., 2004, *The Quest for Consciousness: A Neurobiological Approach,* Roberts and Company Publishers. クリストフ・コッホ／土屋尚嗣・金井良太訳、二〇〇六『意識の探求——神経科学からのアプローチ（上・下）』岩波書店

Kornhuber, H. H. and Deecke, L., 1965, "Hirnpotentialänderungen bei Willkürbewegungen und passiven Bewegungen des Menschen: Bereitschaftspotential und reafferente Potentiale", *Pflügers Archiv für die gesamte Psychologie,* 284, 1-17.

Libet, B., 1985, "Unconscious cerebral initiative and the role of conscious will in voluntary action", *Behavioural and Brain Science* 8, 529-566.

Libet, B., 2004, *Mind Time: The Temporal Factor in Consciousness,* Harvard University Press. ベンジャミン・リベット／下條信輔訳、二〇〇五『マインド・タイム——脳と意識の時間』岩波書店

Libet, B., Gleason, C. A., Wright, E. W. and Pearl, D. K., 1983, "Time of conscious intention to act in relation to onset of cerebral activities (readiness potential): the unconscious initiation of a freely voluntary act", *Brain* 106, 623-642.

Malle, B. F., 2006, "Of windmills and straw men: Folk assumptions of mind and action", in Pockett, S., Banks, W. P. and Gallagher, S. (eds.), 2006, *Does Consciousness Cause Behavior?,* MIT Press, 207-231.

Mele, A. R., 2006, "Free will: Theories, analysis, and data", in Pockett, S., Banks, W. P. and Gallagher, S. (eds.), 2006, *Does Consciousness Cause Behavior?,* MIT Press, 187-205.

Morse, S. J., 2005, "Moral and legal responsibility and the new neuroscience", in Illes, J. (ed.), 2005,

Neuroethics: Defining the Issues in Theory, Practice, and Policy, Oxford University Press, 33-50.

Näätänen, R., 1985, "Brain physiology and the unconscious initiation of movements", *Behavioural and Brain Science* 8, 549.

O'Connor, T., 2000, *Persons and Causes: The Metaphysics of Free Will,* Oxford University Press.

Passingham, R. E. and Lau, H. C., 2006, "Free choice and the human brain", in Pockett, S., Banks, W. P. and Gallagher, S. (eds.), 2006, *Does Consciousness Cause Behavior?,* MIT Press, 53-72.

Penfield, W., 1975, *The Mystery of Mind,* Princeton University Press.

Pockett, S., "The neuroscience of movement", in Pockett, S., Banks, W. P. and Gallagher, S. (eds.), 2006, *Does Consciousness Cause Behavior?,* MIT Press, 9-24.

Rosenthal, D. M., 2002, "The timing of conscious states", *Consciousness and Cognition* 11, 215-220.

Trevena, J. A. and Miller, J., 2002, "Cortical movement preparation before and after a conscious decision", *Consciousness and Cognition* 11, 162-190.

Velmans, M., 1991, "Is human information processing conscious?", *Behavioral and Brain Sciences* 14, 651-669.

Velmans, M., 2003, "Preconsicous free will", *Journal of Consciousness Studies* 10 (12), 42-61.

Wegner, D. M., 2002, *The Illusion of Conscious Will,* MIT Press.

Wegner, D. M., 2004, "Précis of *The Illusion of Conscious Will", Behavioral and Brain Science* 27, 649-692.

Young, G., 2006, "Preserving the role of conscious decision making in the initiation of intentional action" *Journal of Consciousness Studies* 13 (3), 51-68.

Zhu, J., 2003, "Reclaiming volition: An alternative interpretation of Libet's experiment", *Journal of*

Consciousness Studies 10 (11), 61-77.
下條信輔、二〇〇五「自由と責任」朝日新聞二〇〇五年二月二一日夕刊一六面
中山剛史、二〇〇八「現代の「脳神話」への哲学的批判――「意志の自由」は幻想か」中山剛史・坂上雅道編『脳科学と哲学の出会い――脳・生命・心』玉川大学出版部、一三九～一五四頁

第一〇章　脳神経科学からみた刑罰

鈴木貴之

1　反社会性の脳神経科学

われわれは、よいことをすれば賞賛され、悪いことをすれば非難される。しかし、悪い行為のなかには、ただ非難されるだけでは済まないものもある。現代社会では、そのような反社会的行為の一部を、法律によって犯罪と規定し、刑罰を科している。ある人が犯罪を行ったときには、警察が逮捕し、検察が訴追し、裁判官が判決を下す。そして、犯罪者には、裁判官の判決にしたがって刑罰が科される。刑罰の内容は、保護観察を受けること、罰金を支払うこと、刑務所に収容されることなどである。国や地域によって細部に違いはあるにせよ、現代社会では、ほとんどの国々がこのような刑事司法制度を採用している。

このような制度は、つぎのような考え方に基づいていると考えられる。人間は、自らの意志に基づいて行為でき、それゆえ、自らの行為の結果にたいして責任を負う。われわれは、困っている人を助ければ賞賛され、嘘をつけば非難される。それは、どちらもわれわれが自らの意志で行ったことだからである。そして、反社会的行動も自由意志に基づくものであるから、行為者はそれらの行為にたいする責任を負い、非難を受けたり、刑罰を科されたりするのである。

では、現在の刑事司法制度は、どの程度うまくいっているのだろうか。凶悪犯罪の報道などから、近年犯罪は増加傾向にあるという印象を抱いている人は多いかもしれない。しかし、『犯罪白書平成一九年版』（法務省法務総合研究所 二〇〇七）によれば、交通犯罪を除く一般刑法犯の発生率は、一〇万人あたり一五〇〇件から二〇〇〇件程度で推移しており、長期的にはほぼ一定である。このような統計を見るかぎりでは、現在の刑事司法制度は、まずまずの成果を挙げていると言えるだろう。

しかし、現在の刑事司法制度に問題があることを示唆するデータもある。それは、再犯率にかんするデータである。同書によれば、平成一八年度における日本の検挙人員に占める再犯者は三八・八％である。また、平成一三年度出所者の平成一八年度までの再犯率は四七・四％である。これらのデータから示唆されるのは、特定の人々が犯罪を繰り返しており、多くの犯罪は比較的少数の人々によって引き起こされているのではないかということである。このような人々には、現在の刑事司法制度のもとで科される禁固刑などの刑罰は、矯正効果を持たないように思われるのである(1)。

このようなデータは、犯罪にかんする心理学的な研究とも符合する。今日では、犯罪の原因や犯罪抑止の方法について心理学的な観点から研究する、犯罪心理学と呼ばれる分野が存在する。この分野で注目されているのが、精神病質者（psychopath）と呼ばれる人々である（cf. Bartol and Bartol 2005: Ch.4; Hare 1993）。精神病質者は、利己的な性格、他人を支配・操作する傾向、感情の乏しさ、衝動を制御する能力の欠如などによって特徴づけられ、犯罪と密接な関係にあると言われている。たとえば、ホブソンとシャインズ（Hobson and Shines 1998）によれば、英国の囚人一〇四人を対象とした研究では、その二六％が精神病質者であったという。また、ヘンフィルら（Hemphill et al. 1998）によれば、精神病質者の再犯率は、単に反社会的な行動を示す人の四倍であるという。精神病質にかんするこれらの知見もまた、犯罪者のなかには刑罰による矯正効果がない人々が一定数存在し、それらの人々が犯罪を繰り返しているということを示唆しているのである(2)。

これらのデータによれば、犯罪行為は誰もが経験するような意志の弱さの産物なのではなく、心における何らかの異常の産物であるように思われる。そして、この推測は、脳神経科学研究がもたらす知見とも合致する。反社会性にかんする脳神経科学研究のさきがけとなったのは、一九世紀アメリカにおけるフィニアス・ゲージの症例である（cf. Damasio 1994）。鉄道敷設現場で働く労働者であったゲージは、建設現場で起こった爆発で飛んできた鉄の棒が前頭部を貫通するという事故に遭遇した。奇跡的にゲージの命に別状はなく、彼はその後も一〇年以上生き続けることができた。しかし、温厚で勤勉だったゲージは、事故ののちに人格が豹変し、粗暴で社会性を欠いた人間となってしまったという。ゲージの症例は、反社会的行動には脳の何らかの異常が関連しているということを、劇的な形で示しているのである(3)。

脳を観察する手段がX線写真や脳波計などに限られていたこともあり、反社会的行動と脳の異常の関係にかんする研究には、その後しばらくのあいだ、大きな進展は見られなかった。このような研究が再び盛んになったのは、一九八〇年代以降である。その契機となった研究において、ルイスら（Lewis et al. 1986）は、一九七六年から一九八四年のあいだに死刑判決を受けた一五人の囚人を対象として、面接やX線写真などによって調査を行った。そして彼らは、一五人全員が過去に頭部を負傷した経歴があり、五人にけいれんや麻痺などの顕著な神経学的障害が、七人にめまいなどの軽度の神経学的障害があることを明らかにした。ルイスらは、多くの死刑囚は隠れた精神医学的な障害や脳神経科学的な障害を持っているのではないか、そして、そのことはそのような犯罪者の刑を軽減する理由になるのではないかとも論じている。

その後、ＭＲＩやＰＥＴといったイメージング技術の発展によって、脳の形状や活動を詳細に観察することが可能になった。このような技術上の発展に伴って、反社会的行動と脳の異常の関係にかんする研究も盛んになっていった。たとえばレインら（Raine et al. 1997）は、狂気を理由として無罪を主張した殺人犯四一人と犯罪歴のない健常者四一人の脳の代謝をＰＥＴによって計測し、殺人犯では前頭前野、左角回、上頭頂葉、脳梁などの代謝が低いことや、扁桃体、視床、海馬などの活動に左右半球で非対称性が見られることを明らかにした。これらは、感情やその制御、他人の表情のような社会的に意味のある刺激の認識などに重要な役割を果たしていると考えられている部位である。これにたいして、知覚や運動制御などにかかわる部位では、二つのグループのあいだで代謝量に有意な差は見いだされなかった。ここからレインらは、感情などに関係する機能の異常が反社会的行動を生み出しているのではないかと推測している。

そのほかにも、反社会的行動と脳の異常の関連性にかんする研究は数多くある（cf. Brower and Price 2001; Blair 2003; Pridmore et al. 2005）。脳の器質的な異常にかんしては、精神病質と判定された反社会性人格障害者は、健常者や薬物中毒者などとくらべて前頭前野の灰白質が一割ほど少ないという研究（Raine et al. 2000）や、脳内の神経伝達物質の代謝に関係するＭＡＯ－Ａという酵素を制御する遺伝子に欠陥があると、幼児期に虐待を受けた場合に成人後に反社会的行動を示しやすくなるという研究（Caspi et al. 2002）などがある。また、機能的な異常にかんしては、精神病質の犯罪者は、精神病質でない犯罪者や犯罪歴のない健常者とくらべて、扁桃体をはじめとする大脳辺縁系の活動が低いという研究（Kiehl 2001）や、セロトニン系の機能と衝動性には負の相関関係が見られるという研究（Dolan et al. 2002）などがある。こういった研究は、反社会的な行動には、脳の異常という物理的な原因が存在することを示唆しているのである。

これらの研究から、現在では次のような仮説が提出されている（cf. Abbott 2001; Blair 2003; Blair 2007）。前頭前野、帯状回、扁桃体などからなる大脳辺縁系は、衝動を制御すること、計画的に行動すること、共感を抱くことなどの機能を担っている。そして、このシステムの異常が、精神病質や反社会的行動を引き起こしていると考えられるのである(4)。

2　刑罰から治療へ

反社会的行動は脳の異常の産物であるという脳神経科学の知見は、現在の刑事司法システムのあり方に疑問を投げかける。反社会的行動が脳の異常な働きによって引き起こされたものであるとすれば、それは行為者が自らの意志によって行ったことではなくなるように思われるからである。そうだとすれば、犯罪者に犯罪行為の責任を問うことはできないように思われる。そして、犯罪者に犯罪行為の責任を問うことができないとすれば、犯罪行為にたいする罰を科すこともできないように思われるのである。

たとえば、わたしがあなたをわざと叩いたならば、わたしはそのことについて非難され、場合によっては罰を受けることになるだろう。これにたいして、わたしの腕の神経に何らかの異常があり、その異常のせいで腕が突然に動き、あなたにぶつかってしまったとすれば、わたしが非難されることはないだろう。これは、わたしの腕の動きがわたしの神経システムの異常な活動によって引き起こされたものであり、わたしの意志に基づく行為ではないと考えられるからである[5]。

今日の脳神経科学の知見によれば、反社会的行動の場合にも、これと同様の事態が生じているように思われる。犯罪行為は、脳の異常な過程によって引き起こされたものであり、犯罪者の意志に基づくものではないので、われわれはもはや、犯罪者にその責任を問うことはできず、犯罪者に刑罰を科すこともできないと考えられるのである。

脳に異常のある犯罪者に刑罰を科すことの妥当性について考えるためには、われわれはなぜ犯罪者に刑罰を科すのかということを考えてみる必要がある。なぜ刑罰は存在するのかという問いにたいしては、二つの有力な解答がある（cf. Von Hirsh 1998）。一つは、刑罰は新たな犯罪の発生を抑止し、再犯を防止するという有益な帰結を社会にもたらすので、犯罪者に刑罰を科すことは正当化されるという、帰結主義的な解答である。もう一つは、犯罪とはそれ自体が非難されるべきものであり、犯罪者は刑罰を受けるに値するがゆえに、犯罪者に刑罰を科すことは正当化されるという、応報主義的な解答である(6)。

では、それぞれの立場においては、脳に異常のある犯罪者の扱いはどうなるだろうか。まず、帰結主義の観点から考えてみよう。現在の脳神経科学の知見が正しいとすれば、脳の働きに異常のある重罪犯にたいしては、従来の刑罰は効果的でないと考えられる。そのような犯罪者は、衝動を抑制する脳の働きなどに問題があるので、その異常を治療しないかぎり、反社会的な行動傾向は改善されないと考えられるからである。したがって、帰結主義の観点からすれば、脳に異常のある犯罪者に禁固刑などの刑罰を科すことは正当化できないだろう(7)。

つぎに、応報主義の観点から考えてみよう。刑罰の根拠として応報主義をとるならば、犯罪者に刑罰を科す理由は、再犯防止や犯罪抑止の効果があるからではなく、犯罪行為が刑罰に値するからということになる。したがって、刑罰に矯正効果がないとしても、犯罪者は刑罰を科されるべきだということになるように思われる。

しかし、事態はそれほど単純ではない。従来の応報主義は、われわれは自由意志にもとづいて行為し、それゆえ自らの行為に責任を持つということを前提としていると考えられる。犯罪者が罰に値するのは、彼らが自らの意志で犯罪を行ったからなのである。しかし、犯罪者の脳に異常があるということは、その犯罪者には、正常な人に認められるような自由意志や責任能力がないということを示唆するように思われる。そうだとすれば、応報主義をとるとしても、脳に異常のある犯罪者にたいしては、刑罰を科すべきではないということになるのである。[8]

以上のように、刑罰の根拠としていずれの立場をとるにせよ、脳に異常のある犯罪者にたいして刑罰を科すことは適切ではないことになる。そのような犯罪者にたいしては、むしろ、脳神経科学的な介入によって脳の異常を治療することのほうが、再犯防止の効果が高いと考えられる。ここで脳神経科学的な介入として考えられているのは、脳内に不足している神経伝達物質を人工的に投与するというような神経薬理学的な介入や、脳神経の損傷した部位に人工的に培養した神経細胞を移植するというような神経工学的な介入である。[9] 脳に異常のある犯罪者にたいしては、通常の刑罰を科す代わりに、脳神経科学的な介入を行うほうが適切であるように思われるのである。

刑事司法システムをこのように修正することには、さらにいくつかの根拠を見出すことができる。第一に、タンクレディ（Tancredi 2005）が指摘するように、現在の脳神経科学の知見を受け入れるならば、脳の働きの異常に由来する逸脱行動であるという点で、犯罪は、本質的には精神疾患がもたらす逸脱行動と違いがないことになる。現在われわれは、精神疾患の結果として異常な行動を示す人々にたいしては、その責任を問い、罰を科すのではなく、行動を改善するために医学的な治療を行っている。そうであるとすれば、脳に異常がある犯罪者にたいしても、同様に医学的な治療を行うべきであるということになるだろう。ポール・チャーチランドの言葉を借りれば、「抑えきれない憤激状態を引き起こしている脳腫瘍を患者から摘出することと、耐えがたい痛みを引き起こしている弾丸を摘出することにはいささかの違いもない」（P. M. Churchland 1995: 312, 邦訳四一七頁）のである。

第二に、ファラー（Farah 2002）が指摘するように、ある種の犯罪者にたいしては、セラピーやリハビリテーションなどによって行動を変化させることが現在すでに認められているという事実がある。性犯罪者にたいして認知的、行動的な治療プログラムを課すというのがその一例である。このことは、刑務所への収容に代表される従来の刑罰は、再犯防止のための唯一の対策ではないし、最善の対策であるともかぎらないことを示していると考えられる。そうだとすれば、脳神経科学的介入もまた、従来の刑罰への代替案として、十分検討に値するものだといえるだろう。

以上の点からも、今日の脳神経科学の知見を受け入れるならば、脳に異常のある犯罪者にたいしては刑罰を科す代わりに脳神経科学的介入を行うべきであるという主張は、真剣な検討に値するものだと言えるだろう(10)。

3　責任能力の行方

では、われわれは、現在の刑事司法制度をただちにこのような方向に修正すべきなのだろうか。しかし、刑罰から治療へという方針転換には、いくつかの問題がある。以下では、それらの問題について考察していこう。

刑罰から治療への方針転換にかんする問題として第一に検討すべきであるのは、犯罪者の責任能力をめぐる問題である。犯罪者の脳に何らかの異常が見出される場合には、犯罪行為の責任を問うことはできないのではないか、というのが脳神経科学の発展から示唆される見方であった。このような見方によれば、現在の刑事司法制度は、責任能力を認めるべきではない犯罪者にたいしても、責任能力を認め、刑罰を科しているということになるだろう。たとえば、欧米の刑事司法制度で責任能力の判断基準として伝統的に用いられてきたマクノートン・ルールでは、責任能力が否定されるのは、正邪の区別ができない場合と、自分が悪いことを行っているということを認識できない場合だけである(cf. 山内 二〇〇六)。ここで念頭に置かれているのは、いわば認知能力に問題がある場合である。しかし、典型的な精神病質者は、知識や推論能力に問題があるわけではない。彼らは、殺人や窃盗は悪であるということを知っており、自らの行為が殺人や窃盗であると知っていながら、それでもそれらの犯罪行為を繰り返すのである。これが事実だとすれば、認知能力の有無だけを問題にしているマクノートン・ルールでは、責任能力を認めるべきではない人々にたいしても責任能力を認めてしまっていることになるのである。

しかし、犯罪者の脳に何らかの異常が見出される場合には責任能力を認めない、というような単純な方針をとることには、いくつかの問題がある。第一に、脳の異常がただちに反社会的行動に結びつくわけではない。たとえばレインら (Raine et al. 1994) の研究によれば、出生時の合併症が原因で脳に異常がある人や、生育環境に虐待などの問題があった人のグループを、どちらの要因もない人のグループと比べても、成人後の暴力的な傾向に大きな差はない。二つの要因をともに備えた人のグループでも、暴力傾向のある人は全体の一割弱と、どちらの要因もない人の二倍程度にすぎない。多くの場合、脳の異常は、生じれば必ず犯罪を引き起こすというようなものではないため、脳の異常だけで責任能力の有無を判断することは不適切であるように思われるのである。

第二に、原理的な問題として、何が脳の異常かをどのようにして決定できるのか、という問題がある。たとえば、前頭前野の灰白質の体積や代謝量には、個人間で大きなばらつきがあるだろう。そして、体積や代謝量がどれだけ少なければ異常であるかということは、その人がどのような行動を示すかということと独立には決定できないように思われる。たとえ前頭前野の灰白質の体積が平均より三割少ないとしても、平均的な体積の人と行動に目立った違いがなければ、それは正常の範囲内の個人差であり、脳の異常とは見なされないだろう。さらに、前頭前野の灰白質の体積が少ないことが異常であるかどうかということには、他の部位の働きも関係するだろう。前頭前野の灰白質の体積が少なく、たとえば衝動を抑制する機能が普通の人よりも弱いとしても、他の部位の働きによってそれを補うことができるとすれば、やはり反社会的な行動が生じることはなく、異常と見なされることはないだろう。

結局、反社会的行動を引き起こす脳の異常は、反社会的行動を引き起こすような脳の状態として定義するほかないように思われる。しかし、そうだとすれば、反社会的行動を生み出す脳の状態はすべて異常であることになってしまう。われわれが犯罪者の強欲や悪意による行為と考えるものも、それが反社会的な行動である以上、それを生み出した脳の状態にも何らかの異常があるに違いない、ということになってしまうのである。ひとたび脳の異常を持ち出せば、すくなくとも否定的に評価される行為にかんしては、自由意志に基づく行為と責任という現在われわれが採用している概念枠組そのものが、無効になってしまうかもしれないのである。

4　治療的介入の妥当性

刑罰から治療への転換にかんする第二の問題は、治療的介入という政策そのものの妥当性である。これまでに見てきたように、現在の脳神経科学の知見によれば、犯罪者の脳に異常がある場合には、懲役刑などを科すことは再犯防止に効果的ではなく、むしろ、投薬や脳神経外科手術などによる治療的介入が必要であるように思われる。現在の刑事司法制度のもとでも、精神疾患を理由に責任能力が認められなかった犯罪者にたいしては、刑罰を科す代わりに治療的な措置が行われる。脳に異常が見出される犯罪者にたいしても、同じように対処すべきであると考えられるのである。

しかし、ここにもいくつかの問題がある。第一に、犯罪者にたいして脳神経科学的な介入を行うことは犯罪者の権利という観点から許されないのではないか、と考える人がいるかもしれない。たとえば、さきにも述べたように、アメリカのいくつかの州では、性犯罪者にテストステロンを減少させるホルモンを投与して性的衝動を抑えるということが行われているが、このような処置にたいしては、犯罪者の権利という観点から批判も存在する。脳神経科学的な介入にも、同様の批判がなされることが考えられるだろう。さきに述べたように、多くの精神病質者は、正常な論理的思考力などを備えており、現在の基準では責任能力も認められている。彼らが治療的介入を拒否したとき、本人の意向を無視して治療的介入を行うことは許されるだろうか。

このような批判にたいしては、まず、従来の刑罰も犯罪者の権利を侵害しないわけではない、ということが指摘できる。われわれが、現在の刑事司法システムにおいて犯罪者を刑務所に収容することを認めているのは、それが犯罪者の権利を侵害しないからではなく、なんらかの理由によってその権利の侵害が正当化されるからである。たとえば、帰結主義の観点からは、犯罪者に刑罰を科すことは、一方では犯罪者に自由の剥奪という不利益を生じさせるが、他方では社会全体に再犯防止などの大きな利益を生じさせ、全体としては利益が不利益を上回るゆえに正当化される。また、権利論的な観点からも、犯罪者に刑罰を科すことは、犯罪者の自由権の侵害などを生み出すが、被害者やその他の一般市民の自由権や生命権の保護を可能にするという理由で正当化されうる。従来の刑罰にたいしてこのような正当化が可能であるとすれば、脳神経科学的介入にも同様の正当化は十分可能だろう。

しかし、ここで、脳神経科学的介入は従来の刑罰や教育よりも犯罪者の権利に重大な侵害を引き起こすのではないか、という批判がなされるかもしれない。たとえば、薬物の投与によって犯罪者の攻撃性を抑える場合、犯罪者は脳神経科学的介入によって性格や思考パターンを変容されることになるかもしれない。そして、ある人間の性格や思考パターンなどを変えるということは、その人の本質を変えるということであり、その人の自律や自己決定権の深刻な侵害になるのではないか、と考えられるのである(11)。

この問題にたいしては、つぎのような一般的な方針を立てることができるだろう。軽微な犯罪の再犯を防ぐために犯罪者の人格に深刻な変容をもたらす脳神経科学的介入を行うことは認めがたいが、社会に深刻な被害を引き起こす犯罪を防ぐために犯罪者に軽度の介入を行うことは、比較的容易に認められる。それゆえ、さきの批判によって、すべての脳神経科学的介入が禁じられるということはないだろう。しかし、中間的な事例にかんしては、犯罪者と一般市民の利益と不利益、あるいは権利の保障と侵害を、個別的に評価して判断を下すほかないだろう。

第二に、脳神経科学に基づく治療的介入にかんしては、コスト面での妥当性も問題となる。すくなくとも現在の脳神経科学の水準では、犯罪者に脳神経科学的な診断を下し、それに基づく介入を行うということには、かなりのコストがかかる。再犯防止のために、薬物を持続的に投与するという長期的な介入が必要になれば、このコストはさらに大きなものとなる。そうだとすれば、脳に異常のある犯罪者にたいして脳神経科学的介入を行うかどうかを考えるうえで、介入が、どの程度のコストによってどの程度の効果をもたらすかを考慮することも重要である。そして、この点で、脳神経科学的介入は、他の処置よりも優れているとはかぎらないのである。

一般に、脳神経科学的介入は、再犯防止に高い効果があると考えられるが、コストもそれなりに高い。これにたいして、刑務所への収容という従来の処置は、脳に異常のある犯罪者にたいしては矯正効果が期待できないとはいえ、収容期間は物理的に再犯を防止することができる。刑務所への収容のコストは脳神経科学的介入よりも高いかもしれないが、脳神経科学的介入によって再犯率を大きく改善できないとすれば、費用対効果の点で、やはり従来の刑罰が望ましいということになるかもしれないのである(12)。

治療的介入の妥当性にかんする第三の問題は、環境要因との関係である。さきに述べたように、多くの場合、反社会的行動は脳の異常だけによって引き起こされるわけではない。そうだとすれば、環境要因を改善するということもまた、犯罪の抑制に効果的なはずである。たとえば、突発的な怒りによる銃撃事件を防ぐためには、脳の抑制機能に異常がある人に投薬をしたり、神経外科手術をしたりすることも有効だが、銃の所有を禁止することも同様に有効である。しかも、銃の所有禁止という環境要因への介入は、投薬や神経外科手術よりもコストが低く、人権侵害の危険性も低い。このように、犯罪予防という目的を達成するためには、脳の異常という生物学的要因に働きかけるよりも、環境要因に働きかけるほうがコストも低く、倫理的かもしれない。そうだとすれば、脳神経科学的介入は、われわれが第一にとるべき選択肢ではないということになるだろう。

さらに、治療的介入にはもう一つ大きな問題がある。それは、脳に異常が見出されたとしても、それを治療する方法が存在しないとしたらどうすべきかという問題である。さきに述べたように、現在の脳神経科学の知識や技術のもとでできる治療的介入は、腫瘍の切除や向精神薬の投与に限られる。そうだとすれば、脳に異常が発見されても、それを治療する方法がないという事態が生じる可能性はきわめて高い(13)。このような場合、われわれはどうすべきだろうか。

ここで利用できる選択肢は三つある。第一の選択肢は、脳神経科学的介入によって犯罪者を無力化することである。この政策によれば、比較的低いコストで再犯防止の効果を上げることが可能だろう。ロボトミー手術はその極端な例である。たとえば、ロボトミー手術はその極端な例である。しかし、これは治療を目的とした介入ではなく、犯罪者の能力や自律を奪うことを目的とした介入であるので、犯罪者の権利の侵害という問題が深刻なものとなる。したがって、すくなくとも、著しい無力化を引き起こす場合には、このような政策は採用しがたいだろう。第二の選択肢は、脳神経科学的介入によって治療不可能な犯罪者は一生刑務所に収容する、というものである。この政策は、物理的に再犯を不可能にするものだが、コストの高さが問題になるだろう。第三の選択肢は、そのような犯罪者はすべて死刑にするというものである。この政策は、コストが低く、再犯防止効果も高い政策だが、犯罪者の権利の侵害もまた、もっとも深刻である。したがって、この政策も採用しがたいものである。結局、このなかでわれわれが受け入れることができるのは、穏健な無力化と長期的収容であろう。

しかし、長期的収容という政策には、一つ大きな問題があることに注意しなければならない。このような方針を採用すれば、同じ罪を犯したとしても、脳に異常がなければ短期間の禁固刑で済むが、脳に異常があり、刑罰による矯正が期待できない場合には、再犯防止の観点から長期間の禁固刑が科されるということになる。これは、現在の刑事司法制度の基本原則である罪刑比例の原則、すなわち同じ罪を犯した人には同じ罰が科されるという原則に反する措置である。再犯防止や社会防衛といった目的のために、刑事司法制度の基本原則に反して、脳に異常のある犯罪者の長期的収容という政策を採用すべきかどうかには、大いに議論の余地があるだろう。

5　予防的介入の可能性

脳神経科学の発展によって司法制度に生じる第三の問題は、予防的介入の可能性である。脳神経科学が発展すれば、ある人が実際に犯罪を起こすまえに、反社会的行動を引き起こすかもしれないような脳の異常があることが同定できるようになるかもしれない。では、そのとき、脳に顕著な異常がある人にたいして、犯罪を起こすまえに予防的な治療的介入を行うことは許されるだろうか。

対象が人間ではない場合には、このような予防的な措置を行うことは一般的である。たとえば、ある河川は洪水の危険性が高いということが判明したならば、われわれは、実際に洪水が生じるまえに、堤防を建設したり、ダムを建設したりする。また、対象が人間の場合にも、予防的な措置を行うことがある。たとえば、危険性の高い伝染病が流行しそうになれば、まだその病気に感染していない人々にも、強制的にワクチンを注射するだろう。このように、自然災害や病気の場合には、実際に被害が生じるまえに予防的な措置を行うことは一般的である。では、反社会的行動の場合にも、同じような措置を行うことは許されるだろうか。

犯罪にたいする予防的介入には、いくつかの問題がある。第一に、さきにも述べたように、脳神経科学が発展したとしても、犯罪行為を必ず引き起こす脳の異常を同定できる可能性は低い。同じ脳の異常があるとしても、周囲の環境などの要因によって、その異常が実際に犯罪行動を引き起こすかどうかは変わってくるだろう。たとえば、前頭前野の機能に異常があるために衝動を抑えることができない人が実際に暴力犯罪を引き起こすかどうかは、その社会に銃やナイフなどの武器がどれだけ流通しているかや、その人がどのような職業に就いているかによって変わってくる。脳の異常から言えることは、反社会的行動が生じやすいということでしかない。可能性でしかないことにたいして予防的介入を行うことには、大きな問題があるだろう。

第二に、予防的介入は思想・良心の自由の侵害につながるおそれがある。現在の民主主義社会では、どのような反社会的な思想であっても、それを抱くだけで罰せられることはないということが、広く基本的な原則とされている。しかし、予防的介入を認めるならば、脳に異常があるために反社会的な考えを抱き、さらにそれが実際の行動につながる可能性が高い場合には、投薬や脳神経外科手術によって、そのような考えを抱かないようにすることが認められることになる。これは、思想・良心の自由の侵害にほかならないように思われるのである(14)。

第三に、より本質的な問題もある。予防的介入の是非をめぐる議論は、犯罪と刑罰にかんするわれわれの見方に潜む内的緊張を明らかにするように思われるのである。われわれの常識的な概念枠組では、人とものは根本的に異なった地位を持っている。われわれは、人にたいしては、自由、責任、賞罰などからなる概念枠組を適用する。これにたいして、ものにたいしては、因果性や法則性からなる概念枠組を適用する。しかし今日では、脳神経科学の発展によって、一部の犯罪者にたいして、脳の異常という生物学的な説明からなる科学的な概念枠組を適用することが可能になりつつある。その結果、われわれは、犯罪を起こすまではある人を常識的な概念枠組のもとで理解するが、犯罪を起こしたのちに脳に異常が見出されれば、その人を、自然科学的な概念枠組のもとで、他の自然現象と同様の仕方で理解することになる。では、まだ罪を犯していないが脳に異常が見出される人にたいしては、どちらの概念枠組を適用すべきなのだろうか。ここで、これまでわれわれが採用してきた常識的な概念枠組と、脳神経科学の発展によって利用可能になった自然科学的な概念枠組のあいだに、緊張関係が生じるのである。

犯罪者に刑罰を科すことは、洪水を防ぐために河川に堤防を築くことや、伝染病の蔓延を防ぐために強制的に予防接種を行うことと、本質的に同じことなのだろうか。脳に異常があるがまだ犯罪を起こしていない人に予防的介入を行うということは、そのような人を自然科学的な概念枠組のもとで理解すること、言い換えれば、反社会性や悪を一種の病気と見なすことである。そのような見方は、常識的な概念枠組の適用領域を大幅に狭めてしまうように思われるのである[15]。

6 まとめ

脳神経科学の発展は、われわれの社会にさまざまな変化を引き起こす。たとえば、脳と機械を接続するブレイン・マシン・インターフェイスの技術は、四肢麻痺患者の生活を大きく改善するかもしれない。また、いわゆるスマート・ドラッグの利用の是非をめぐって、今後激しい論争が生じるかもしれない。しかし、脳神経科学がわれわれの社会にもたらすものは、このような新しい技術をめぐる変化だけではない。脳神経科学の発展は、われわれの社会制度や世界観にも大きな変化を引き起こすかもしれないのである。本章で考察してきた司法制度への影響は、その一つの具体例である[16]。

 本章の考察をまとめよう。脳神経科学の発展によって、犯罪者の一部、とくに再犯を繰り返す人々には脳に異常があるということが明らかになるかもしれない。このような人々には、懲役刑などの刑罰を科すことは無益であり、むしろ治療的介入を行うべきかもしれない。しかし、誰にたいしてどのような治療的介入を行うべきかは自明ではなく、治療的介入は、ときには深刻な倫理的問題を引き起こす可能性がある。さらに、刑罰から治療的介入への転換は、犯罪という現象を理解するための概念枠組の転換でもあり、この転換は、自由や責任にかんするわれわれの常識的な概念枠組そのものを切り崩してしまうかもしれないのである[17]。

これは、きわめて射程の長い、重大な問題である。このような問題にたいしては、実際に技術的な進歩が生じてから対処するのでは、適切な対応ができないかもしれない。われわれは、脳神経科学がもたらす変化が現実のものになるまえに、起こりうる変化を予見し、その倫理的、社会的影響について考えておかなければならないのである(18)。

注

（1）『犯罪白書平成一九年版』は、特集として「再犯者の実態と対策」と題された章を設けている。このことからも、再犯率の高さは現在の刑事司法制度が抱える大きな問題であることがうかがえる。

（2）ここで、精神病質者はつねに殺人などの重罪を犯すわけではないという点に注意する必要がある。精神病質者の反社会的な行動は、殺人のような暴力的な形をとることもあれば、窃盗や詐欺などの非暴力的な形をとることもある。両者に共通するのは、罪を犯した精神病質者に良心のとがめや罪の意識などが見られないということである。

（3）のちにダマシオら（Damasio et al. 1994）は、ゲージの頭蓋骨を調べ、ゲージは脳の眼窩前頭皮質および前頭前野腹内側と呼ばれる部位に損傷を受けたということを明らかにしている。

（4）このような仮説において異常があると指摘される部位は、道徳性にかんする脳神経科学研究において重要な役割を果たしていると指摘される部位でもある（cf. Greene and Haidt 2002; Casebeer 2003; Moll et al. 2005）。これらの部位が正常に機能することがわれわれの道徳的行動を生み出しており、その異常が反社会的行動を生み出しているのである。しかし、具体的にどのような異常が反社会性を生み出すのかということにかんしては、現在も研究者間で見解の相違がある。たとえば、レイン（Raine et al. 2000）は眼窩前頭皮質の機能不全が主な原因であると考えているのにたいして、ブレア（Blair 2003）は扁桃体の機能不全が主な原因であると考えている。

（5）そのような発作が生じうることをわたしが事前に知っていれば、あなたの近くに立っていたことを批判されるかもしれない。しかし、その場合にも、批判の対象となるのは、腕の動きそのものではない。

（6）近年では、これら二つの見方に加えて、犯罪者によって犯罪者自身、被害者、共同体にもたらされた危害の回復をもたらすという理由から、犯罪者に刑罰を科すことが正当化されると考える、修復的正義（restorative justice）と呼ばれる見方も存在するが、これについてはここでは論じない。

（7）ここで、脳に異常のある犯罪者に刑罰を科すことに再犯防止効果がないとしても、第三者にたいする抑止効果はあるのではないか、と考えられるかもしれない。しかし、抑止効果を理由に軽微な犯罪にたいして重い罰を科すことが一般的には認められないのと同様に、単純な帰結主義的考慮によってこのような方針が正当化されるかどうかには、おおいに議論の余地がある。

（8）ここで、被害者や遺族の感情を考慮に入れれば、犯罪者に脳の異常がある場合にも刑罰を科すべきではないか、と考えられるかもしれない。しかし、このような場合に被害者や遺族がどのような感情を抱くかは、それほど明らかではない。一方で、ある人が悪意を持って意図的に危害を加えてきたとき、われわれはその人にたいして強い憤慨や報復感情を抱く。他方で、われわれは、自然法則にしたがって生じる現象である洪水や雷にたいして報復感情を抱くことはない。犯罪者の脳に異常があるということが明らかになったとき、とくに、その詳細が明らかになったときに、被害者や遺族がどちらに似た感情を抱くかは、自明なことではない。彼らが怒りや憤慨を感じるとしても、それは犯罪者にたいするものではなく、犯罪者に必要な処置を施してこなかった国家や関係機関にたいするものであるかもしれない。

（9）　たとえば、チェレックら（Cherek et al. 2002）の実験によれば、うつ病治療などに使われる選択的セロトニン再取込阻害剤（ＳＳＲＩ）は、衝動的行動の抑制に効果があるという。

（10）　ここで、このような刑事司法制度の転換が生じるとしても刑罰がすべて廃止されるわけではない、という点に注意が必要である。第一に、これまでの刑事司法制度を見れば、犯罪者の脳に異常がない場合には、通常の刑罰にも矯正効果が期待できるだろう。第二に、犯罪者の脳に異常があるとしても、とくにその異常が軽微である場合には、その異常が通常の刑罰で治る可能性もある。これらの点をふまえれば、刑罰から治療的介入へという転換は、あくまでも限定的なものにとどまるだろう。

（11）　ここで、二〇世紀前半に広く行われたロボトミー手術を思い浮かべる人もいるだろう。ロボトミー手術とは、暴力的な精神疾患患者などにたいして行われた、前頭葉と他の部位の神経接続を切断するという脳神経外科手術である。この手術を受けた人の多くは、たんに暴力性が失われるだけでなく、能動性などを失い廃人状態となってしまったと言われている。犯罪者への脳神経科学的介入は、第二のロボトミー手術となるかもしれないのである。

（12）　もっとも、このような理由で犯罪者を刑務所などに収容する場合には、それは刑罰目的ではなく、再犯防止のための隔離が目的であるということになる。

（13）　チャーチランドもそのような可能性を示唆している。「さらに重要なのは、こうしたハイテク鑑定のおかげで、裁判所は罪のない大衆を守るためのより有効な決定を下すことが可能になるかもしれないということである。本当に問題のある犯罪者を同定できたならば、たとえかれらを社会から隔絶してしまう以外に対処法がないとしても、最初の一歩を踏み出したことにはなる」（P. M. Churchland 1995: 314, 邦訳四一九頁）。

（14）　思想・良心の自由を広く認めるという従来の原則は、何かを頭のなかで考えることと、それを実際に行うことの間には違いがあるということを前提としているように思われる。脳神経科学の発展によって、この前提が誤りであることが示されるかもしれない。しかし、反社会的な思想と反社会的な行動の関係が一〇〇％確実なものでないかぎり、予防的介入を安易に認めることはできないだろう。

（15） ここで、脳神経科学の知見が正しいとすれば、人間の行動はすべて脳の活動によって因果的に引き起こされたものであるということになるのだから、そもそも行為者に行為の責任を問うことはできないのではないか、言い換えれば、常識的な概念枠組の適用領域は残されていないのではないかという疑問が生じるかもしれない。これは、因果的決定論と意志の自由は両立しうるかという古典的な問題であり、ここでこの問題に解決を与えることはできない。しかし、因果的決定論と自由や責任といった概念は、いくつかの仕方で両立可能であるように思われる。第一に、モース（Morse 2006）が論じるように、責任概念は意志の自由という概念ではなく、合理性概念と密接に関連していると考えることができる。第二に、グリーンとコーエン（Greene and Cohen 2004）が主張しているように、自由意志が存在しないとしても、反社会的行動や犯罪の抑止などに役立つという帰結主義的な理由から、行為の責任を問うことを正当化できる。第三に、パトリシア・チャーチランド（P. S. Churchland 2002）が論じているように、自由に行為している人とそうでない人を脳神経科学的な違いに基づいて区別し、それによって自由を自然化することが可能かもしれない。

（16） 脳神経科学の発展が司法制度に与える影響には、刑罰の問題以外にもさまざまなものがある。第一に、イメージング技術を用いた嘘の探知が可能になったときに生じる諸問題がある（Ackerman 2006; Garland 2004）。第二に、陪審員の人種的偏見などを明らかにするためにイメージング技術を利用することは許されるかという問題がある（Garland 2004; Greely 2006）。第三に、記憶にかんする脳神経科学的研究によれば、目撃証言は従来考えられているよりも信頼できなくなるのではないかという問題がある（Gazzaniga

2005)。第四に、脳神経科学的な研究に基づいて、謀殺と故殺を明確に区別することは可能かという問題がある（O'Hara 2004)。

（17）このような転換は、犯罪にかんしてのみ生じるわけではない。たとえば消費行動や教育などにかんしても、自由意志を前提とした常識的な概念枠組から、脳の因果的メカニズムに基づく科学的な概念枠組へと、われわれの見方が転換する可能性がある。

（18）本章は、平成一九年度科学研究費補助金（若手研究（スタートアップ））（課題番号 18820041)、JST研究開発プロジェクト「文理横断的教科書を活用した神経科学リテラシー」、二〇〇七年度南山大学パッヘ研究奨励金I―A―2の研究成果の一部である。

参考文献

Abbott, A., 2001, "Into the mind of a killer", *Nature*, 410, 296-8.

Ackerman, S., 2006, *Hard Science, Hard Choices: Facts, Ethics, and Policies Guiding Brain Science Today*, New York: Dana Press.

Bartol, C. R., and A. M. Bartol, 2005, *Criminal Behavior: A Psychosocial Approach 7th Edition*, Upper Saddle River: Pearson Education. C・R・バートル、A・M・バートル／羽生和紀監訳、二〇〇六『犯罪心理学――行動科学のアプローチ』北大路書房

Blair, R. J., 2003, "Neurobiological basis of psychopathy", *British Journal of Psychiatry*, 182, 5-7.

Blair, R. J., 2007, "The amygdala and ventromedial prefrontal cortex in morality and psychopathy", *Trends in Cognitive Sciences*, 11, 387-92.

Brower, M. C. and B. H. Price, 2001, "Neuropsychiatry of frontal lobe dysfunction in violent and criminal behaviour: a critical review", *Journal of Neurology and Neurosurgical Psychiatry,* 71, 720-6.

Casebeer, W. D., 2003, "Moral cognition and its neural constituents", *Nature Reviews Neuroscience,* 4, 840-6.

Caspi, A., J. McClay, et al., 2002, "Role of genotype in the cycle of violence in maltreated children", *Science,* 297, 851-4.

Cherek, D. R., S. D. Lane, et al., 2002, "Effect of chronic paroxetine administration on measures of aggressive and impulsive responses of adult male with a history of conduct disorder", *Psychopharmacology,* 159, 266-274.

Churchland, P. M., 1995, *The Engine of Reason, the Seat of the Soul: A Philosophical Journey into the Brain,* Cambridge MA: MIT Press. P・M・チャーチランド／信原幸弘・宮島昭二訳、一九九七『認知哲学——脳科学から心の哲学へ』産業図書

Churchland, P. S., 2002, *Brain-Wise,* Cambridge MA: MIT Press. P・S・チャーチランド／松村太郎訳、二〇〇五『ブレインワイズ——脳に映る哲学』新樹会創造出版

Damasio, A., 1994, *Descartes' Error: Emotion, Reason, and the Human Brain,* New York: Putnam. A・ダマシオ／田中三彦訳、二〇〇〇『生存する脳——心と脳と身体の神秘』講談社

Damasio, H., T. Grabowski, et al., 1994, "The return of Phineas Gage: clues about the brain from the skull of a famous patient", *Science,* 264, 1102-5.

Dolan, M., W. Deakin et al., 2002, " Serotonergic and cognitive impairment in impulsive aggressive personality disordered offenders: are there implications for treatment?", *Psychological Medicine,* 32, 105-117.

Farah, M., 2002, "Emerging ethical issues in neuroscience", *Nature Neuroscience,* 5, 1123-1129.

Garland, B. (ed.), 2004, *Neuroscience and the Law: Brain, Mind and the Scales of Justice*, New York: Dana Press.

Gazzaniga, M., 2005, *The Ethical Brain: The Science of Our Moral Dilemmas,* New York: Dana Press. M・ガザニガ／梶山あゆみ訳、二〇〇六『脳の中の倫理――脳倫理学序説』紀伊國屋書店

Greene, J., and J. Cohen, 2004, "For the law, neuroscience changes nothing and everything", *Philosophical Transaction of the Royal Society of London B,* 359, 1775-1785.

Greene, J. and J. Haidt, 2002, "How (and where) does moral judgment work?", *Trends in Cognitive Sciences,* 6, 517-523.

Hare, R. D., 1993, *Without Conscience: The Disturbing World of the Psychopaths among Us,* New York: Guilford Press. ロバート・D・ヘア／小林宏明訳、一九九五『診断名サイコパス――身近にひそむ異常人格者たち』早川書房

Hemphill, J. F., R. D. Hare, and S. Wong, 1998, "Psychopathy and recidivism: a review", *Legal and Criminological Psychology,* 3, 139-170.

Hobson, J., and J. Shines, 1998, "Measurement of psychopathy in a UK prison population referred for long-term psychotherapy", *British Journal of Criminology,* 38, 504-515.

法務省法務総合研究所、二〇〇七『犯罪白書』佐伯印刷

Kiehl, K. A., A. M. Smith, et al., 2001, "Limbic abnormalities in affective processing by criminal psychopaths as revealed by functional magnetic resonance imaging", *Biological Psychiatry,* 50, 677-84.

Lewis, D. O., J. H. Pincus, et al., 1986, "Psychiatric, neurological, and psychoeducational characteristics of 15 death row inmates in the United States", *American Journal of Psychiatry*, 143, 838-45.

Moll, J., R. Zahn, et al., 2005, "Opinion: the neural basis of human moral cognition", *Nature Review Neuroscience*, 6, 799-809.

Morse, S. J., 2006, "Moral and legal responsibility and the new neuroscience", in J. Illes (ed.), 2006, *Neuroethics: Defining the Issues in Theory, Practice and Policy*, Oxford: Oxford University Press.

O'Hara, E. A., 2004, "How Neuroscience might advance the law", *Philosophical Transaction of the Royal Society of London B*, 359, 1677-1684.

Pridmore, S., A. Chambers, et al, 2005, "Neuroimaging in psychopathy", *Australian and New Zealand Journal of Psychiatry*, 39, 856-65.

Raine, A., P. Brennan, et al., 1994, "Birth complications combined with early maternal rejection at age 1 year predispose to violent crime at age 18 years", *Archives for General Psychiatry*, 51, 984-8.

Raine, A., M. Buchsbaum, et al., 1997, "Brain abnormalities in murderers indicated by positron emission tomography", *Biological Psychiatry*, 42, 495-508.

Raine, A., T. Lencz, et al., 2000, "Reduced prefrontal gray matter volume and reduced autonomic activity in antisocial personality disorder", *Archives for General Psychiatry*, 57, 119-27.

Tancredi, L., 2005, *Hardwired Behavior: What Neuroscience Reveals about Morality*, Cambridge: Cambridge University Press.

Von Hirsh, A., 1998, "Penal theories", in M. Tonry (ed.), *The Handbook of Crime and Punishment*, Oxford: Oxford University Press.

山内俊雄ほか編、二〇〇六『司法精神医学１　司法精神医学概論』中山書店

第一一章　道徳的判断と感情との関係

――fMRI実験研究の知見より

蟹池陽一

1　はじめに

倫理学／道徳哲学は、伝統的に、自然科学的探求の埒外にあったが、これは当然のこととされ、記述と規範との区別がその理由として挙げられてきた。確かに、「〜である」という文から、「〜べきである」という文は、既に一八世紀にヒュームが指摘したように、導出されない。しかし、このことは、記述と規範とが全く無関係でしかないということを意味するわけではない。道徳的規範について考察する上で、われわれが道徳的と呼んでいる行動についての諸事実を考慮することが有益である可能性は排除されていない。実際、われわれの道徳的行動についての観察や内省は、道徳的規範の根拠とはされなくても、道徳についての哲学的考察に於いて、程度の差はあれ、考慮されてきたと言ってよい(1)。

それならば、道徳的行動・判断についての自然科学的探究も、考慮されてよいと十分考えられる。さらに、個別の行為の道徳性について研究する規範倫理学に対し、一般に行為はいかにして道徳的たりうるかを問うメタ倫理学については、自然科学の結果がより大きな影響を及ぼし得る。道徳的判断・行為と呼ばれている諸判断・行為はどのようなものかということも、メタ倫理学では問われるのだから、そのような判断や行為についての自然科学的探究を考慮の外に置く方がむしろ不自然である。

とはいえ、長い間、道徳的判断や行動についての自然科学的探究自体が、そもそも存在していなかった。二〇世紀以降、心理学的研究が蓄積されてはきたが、行動主義的な研究だけでは、われわれの道徳的行動・判断の仕組みが十分に明らかにされたとは言い難い状況にあった。ところが、脳神経科学の昨今の急速な発展は、この状況を変えようとしている。脳神経科学は、われわれの様々な心的活動の神経相関物を明らかにしつつあり、道徳的感情・判断すらもその探求の対象となってきている。

脳神経科学における道徳行動についての研究は、以前は主として、疾病・けが等により脳に損傷・障害を生じた患者の症例研究によりなされていた。それらは発達心理学やその他の心理学の諸分野の研究とも関連していた。そうした損傷研究は、どのような脳部位の損傷・障害があると、道徳的判断・行動が妨げられるかを示しはするが、損傷・障害がない場合に実際にどのような脳部位が働いているかは、直接的には示さない。それに対して、近年急速に発展した脳機能イメージング研究、とりわけ脳内の血流の変化を利用するｆＭＲＩ（機能的（核）磁気共鳴画像法）による研究は、実際に人が道徳的判断・推論を行う際の脳の活動についての情報を与えてくれる。もちろん、ｆＭＲＩによって、脳の活動状態が細部まで完全に「見える」わけではなく、この技術の限界も様々な点である。だが、現状では、非侵襲的な検査手段としては、ｆＭＲＩが実際上最適なものであると言ってよいだろう。実際、ｆＭＲＩを使うイメージング研究の発達により、人間の道徳的判断・推論についての研究は、ここ数年間に飛躍的な増大を見た。ｆＭＲＩ研究が、損傷研究や心理学的研究と連携することで、人間の道徳性についての脳神経科学的理論が構築され始めている。

さて、道徳的判断・行動について特徴的なことは、それが感情と密接に結び付いていることである。近年の認知心理学的研究でも、道徳的判断・行動において感情が果たす役割が特に強調されている。例えば、心理学者のジョナサン・ハイトは、心理学的行動実験の諸結果に基づいて、道徳的判断は自動的な反応としての情動的な直観によって下されるとし、判断の正当化・理由は、後付け的なものに過ぎないと主張している（Haidt 2001）。そして、このような認知心理学的な研究や脳神経科学等の他の経験科学での諸研究を考慮して、情動により道徳的判断・行動を捉えようとする哲学者もいる。例えば、ジェッシー・プリンツは、道徳的概念は感情により構成されると主張している。即ち、道徳的概念を使用することは、何らかの感情状態にあること、または感情を要素とする状態にあることだと言うのである（Prinz 2007）。道徳的判断は、状況の知覚とそれに伴う情動により構成されるともプリンツは述べている（Prinz 2008）。

このような、感情による道徳性の理解は、どこまで妥当なのであろうか。感情が道徳的判断を引き起こすのだろうか。感情が道徳的概念を構成するのだろうか。本章では、こういった問いに対する答えを、脳神経科学の知見から探りたい。

2　ｆＭＲＩ実験研究の背景となった損傷研究

腹内側前頭前野（ventromedial prefrontal cortex, VMPFC）、とりわけその一部である前頭眼窩皮質（orbitofrontal cortex, OFC）[2]、の損傷を受けた患者には、知能等については変化はないにもかかわらず、社会的行動上の異常性や日常的・社会的意思決定上の障害が見られることが報告されてきた（Damasio, Tranel and Damasio 1990; Eslinger and Damasio 1985; Saver and Damasio 1991）。そのような患者の研究に基づき、ダマジオらは、ソーマティック・マーカー仮説を提案した。それによると、ＶＭＰＦＣは、状況の認知と、以前の同様な状況で経験した情動的状態その他の身体状態との結び付きを記憶しており、所与の状況に対応してのＶＭＰＦＣでの反応及びその結果としてのＶＭＰＦＣからの出力による扁桃体（感情の発現に関与する）や体性感覚皮質で生じる反応により、そのような状況に於いて以前経験したような身体状態が再構築される。ダマジオらは、状況の認知に対応して生じるそのような身体状態を、ソーマティック・マーカーと呼び、それが、合理的意思決定や社会行動に不可欠であるとした（Damasio, Tranel and Damasio 1991）。その後、ベカラ、ダマシオらによるさらなる損傷研究により、ＶＭＰＦＣやＯＦＣ等の損傷の結果として、自分の行為の帰結を予感して、予感を適切に行動に反映させることができなくなり、正常な意思決定ができなくなるということ（Bechara, Damasio, Damasio and Anderson 1994; Bechara, Tranel, Damasio and Damasio 1996）も示された。このような障害もソーマティック・マーカーの欠如によるものとされ、ソーマティック・

マーカーを反映する、感情の意思決定への影響を示唆するとされた（Bechara, Damasio and Damasio 2000）。

他方、VMPFCを含む前頭前野に損傷のある精神病質患者について、そのような損傷と反社会的・反道徳的行動との相関も示されてきた（Anderson, Bechara, Damasio, Tranel and Damasio 1999; Eslinger, Grattan, Damasio and Damasio 1992）。そして、VMPFC損傷患者が、知性や社会的知識を保持しているにも関わらず、反道徳的行動をとる（Saver and Damasio 1991）ことから、道徳的行動に対する感情の必要性が指摘された。これらの損傷研究を背景として、二〇〇〇年代になって、道徳的判断についてのいくつかのfMRI実験研究が行われた。

3　単純な道徳的判断における脳の活動

道徳的判断についてなされたfMRI実験には、端的に特定の道徳的行為についての判断を被験者に求めたものと、二つの選択肢からなる道徳的なジレンマを示して、ジレンマの一方の選択肢をとることの是非の判断を求めたものとがある。ここでは、先ず、前者のような、単純な道徳的判断（道徳的評価と言ってもいいかもしれない）に関するいくつかのfMRI研究に於いて、どのような脳部位の賦活が見られたかを見ていく。

そのような研究の最初のものの一つである、モルその他による二〇〇一年のfMRI実験（Moll, Eslinger and Oliveira-Souza 2001）では、道徳的内容を持つ文を被験者に聞かせて、それが「正しい」か「誤りである」かを無言で判断させ、そのときのｆＭＲＩ画像がとられた。道徳的内容の文としては、「彼らは無罪の者を絞首刑にした」といった、ある不特定の人の行為を記述して、道徳的違反を示す文や、「老人は役立たずだ」といった特定の条件を満たす人の性質についての価値判断を示す文、「あらゆる人間は生きる権利を持っている」といった道徳的普遍原理を示す文があった。道徳的内容を持たない、事実的な文の例としては、「石は水から成る」といった偽である文や、「どのテキストにも語がある」といった真である文等がある。

事実的な文についての判断と比較して、道徳的な判断をしている時に、最大の賦活を示した脳領域は、両半球の前頭極皮質及び内側前頭回であり、上側頭溝（superior temporal sulcus, STS）後部その他の右半球の前部側頭葉にも賦活が見られた(3)。

それに続く、モルらによる二〇〇二年の実験（Moll, de Oliveira-Souza, Bramati and Grafman 2002）では、感情を喚起させるような文を使って、道徳的内容の有無による諸脳部位の賦活の差異が調べられた。被験者に、道徳的内容を持つ不快な文（Ｍ文）、道徳的内容を持たず感情的に中立的な文（ＮＴＲ文）、道徳的内容を持たず不快な文（ＮＭ文）、及び無意味な乱文（ＳＣＲ文）をゴーグル型液晶ディスプレー上で読ませて、それが「正しい」か、「誤りである」かを無言で判断させ、そのときのｆＭＲＩ画像が分析された。それぞれの文の例は、以下のようである。

Ｍ文：「彼は被害者を射殺した」「老人は役立たずだ」「犯罪者は監獄へ入るべきである」

ＮＴＲ文：「彼は決してシートベルトを使わない」「老人は夜に昼より長く眠る」

NM文：「妊婦は吐くことが多い」「裁判官は腐った食べ物を食べる事が多い」
SCR[4]文：「息子たちは、押す、使う、食べる、働く」

M文の内容としては、不特定の人の行為の記述、特定の条件を満たす人の性質についての価値判断と、特定の条件を満たす人の為すべき行為の記述（例：「犯罪者は監獄へ入るべきである」）とがあった。

不快な道徳的内容の文を読んだときには、中立的な文を読んだ条件と比べて、左半球の内側ＯＦＣ、左半球の側頭極、及びＳＴＳが賦活された。不快ではあるが道徳的内容を持たない文を読んだときを基準にすると、道徳的内容の文を読んだときには、内側ＯＦＣ及びＳＴＳが相対的に賦活した。逆に、道徳的内容を持たない不快な文を読んだ場合を、中立的な文を読んだ場合と比べると、左半球の扁桃体及び左半球の外側ＯＦＣ等が賦活され、不快で道徳的内容のある文を読んだ場合と比べても、これらの賦活が見られた。二〇〇一年の実験と比べると、ＳＴＳの賦活は共通しているが、内側ＯＦＣは、二〇〇一年では賦活が見られなかった部位である[5]。

さて、今度はヘーケレンその他による実験を見てみる。ヘーケレンらは、モルらの研究その他を踏まえて、二〇〇三年に、道徳的判断と意味論的判断（文、表現の意味に関する判断）とを比べたｆＭＲＩ実験を行った（Heekeren, Wartenburger, Schmidt, Schwintowski and Villringer 2003）。そして、二〇〇五年には、二〇〇三年と同様な条件下で、被験者が読む文に身体的被害・暴力の表現が含まれるとどうなるかを調べた（Heekeren, Wartenburger, Schmidt, Prehn, Schwintowski and Villringer 2005）。

二〇〇三年の実験では、導入の文に続いて、道徳的判断の対象となるような行為を記述した文か、またはそうでない日常的な行為を記述した文か、が示された。被験者は、それぞれの場合について、その文が道徳的に適切な行為を記述しているかどうか、またはその文が意味論的に正しいかどうかを判断することを求められた。

例

導入文	道徳的判断	意味論的判断
Ａは車を買った	Ｂはその車をほめている	Ａは散歩をする
	Ｂはその車を盗む	Ａは散歩を待つ

この実験では、道徳的判断条件の下では、意味論的判断条件と比べると、左半球のＳＴＳ後部、中側頭回、両半球の側頭極、左半球の外側前頭前野及び両半球の中前頭回でＶＭＰＦＣに含まれる部分の賦活が観察された（Heekeren, Wartenburger, Schmidt, Schwintowski and Villringer 2003）。これに類似の二〇〇五年の実験では、同様な比較で、両半球の側頭極、内側前頭回（これもＶＭＰＦＣの一部になる）、後帯状皮質、ＳＴＳ後部の賦活が見られた（Heekeren, Wartenburger, Schmidt, Prehn, Schwintowski and Villringer 2005）。ヘーケレンらは、二〇〇五年の実験に於いて、ＶＭＰＦＣ、側頭部（ＳＴＳ後部、側頭極）、及び右半球の後帯状皮質から成るネットワークが、道徳的判断に対応

するという見解を示している。

これらの諸実験を通覧すると、ＳＴＳ後部は、モルその他による二回の実験で賦活が見られており、ＶＭＰＦＣの一部としての内側前頭回は、モルの二〇〇一年の実験で賦活が見られている。しかし、やはりＶＭＰＦＣの一部であるＯＦＣの賦活は、ヘーケレンの実験では見られていない。まとめると、単純な道徳的判断では、ＳＴＳ後部／側頭極、内側前頭回（ＶＭＰＦＣの一部）の賦活が、諸実験にほぼ共通して見られ、場合によっては、ＯＦＣや後帯状皮質の賦活も見られるということになる。これは、ＶＭＰＦＣやＯＦＣを、道徳的・社会的判断に不可欠の部分とする、前述の損傷研究に整合している。

4　自動的な反応としての道徳的感情

道徳的判断時に賦活が見られる脳の諸部位がどのような機能を持つのかを見る前に、一つ触れておくべきことがある。それは、それらの部位には、道徳的な判断を下すときにはじめて賦活するというよりも、判断の材料となる状況を見たり、判断対象の文を読んだりするだけで、無意識的、自動的、反射的に賦活するものもあるということである。

モルその他は、そのような自動的反応を、道徳的感受性・道徳感情として捉え、それについてのｆＭＲＩ実験を行った（Moll, de Oliveira-Souza, Eslinger, Bramati, Mourao-Miranda, Andreiuolo and Pessoa 2002）。この実験では、（１）道徳的内容を持ち、感情を喚起する一連の画像、（２）道徳的内容を持たず、快適なまたは不快な感情を喚起する一連の画像、（3）感情の喚起度はより低いが興味をそそるような画像、（4）中立的画像、及び（5）スクランブルをかけられた画像が刺激として使用された。被験者には、何種類かの一連の画像を注意深く見ることのみが指示され、何らかの判断・反応をすることは求められなかった。そして、被験者が画像を見ているときのｆＭＲＩ画像が解析された。

この実験の結果として、道徳的内容を持つ感情喚起的画像の場合も、道徳的内容を伴わない不快な感情喚起的画像の場合でも、共通して、扁桃体、島皮質、視床、及び中脳上部を含む脳領域ネットワークが賦活されることが示された。そして、道徳的内容を伴う刺激については、さらに、内側ＯＦＣ／内側前頭回及びＳＴＳ後部も賦活されることが示された。前節で、道徳的判断の際に賦活が示された領域は、判断をしないときでも、道徳的感情を誘発するような場合には、自動的に賦活されているのである。

さらに、モルらは、嫌悪と憤りという特定の感情に焦点を絞ったｆＭＲＩ実験を、二〇〇五年に行った（Moll, de Oliveira-Souza, Moll, Ignacio, Bramati, Caparelli-Daquer and Eslinger 2005）。この実験では、純粋な嫌悪を喚起するような文と道徳的な憤りを喚起するような文と中立的な文とを被験者に読ませたときの、[6] ｆＭＲＩ画像がとられた。刺激に使われた文は全て、「あなた」を主語とする被験者についての仮想的な状況を記述するものであった。嫌悪と憤りとに共通して、内側及び外側ＯＦＣ、左半球の下前頭回、及び内側上前頭回の賦活が見られた。憤りを嫌悪と比較すると、左半球の上前頭回前部（前頭極に近い部分）及び両半球のＯＦＣに賦活が見られた。嫌悪を憤りと比較した場合には、前帯状回及び右半球の下前頭回の賦活が示された。また、中立条件と比較した場合に、憤りについては、下側頭回前部の賦活も見られた（同様に、中立条件との比較で、嫌悪については、右半球の下側頭回の賦活が見られた）。

ロバートスンその他も、文章を使った、道徳的感受性についてのｆＭＲＩ実験を行っている（Robertson, Snarey, Ousley, Harenski, DuBois Bowman, Gilkey and Kilts 2007）。これは、ビジネススクール（経営学大学院）の学生である被験者に、現実にあり得るようなビジネスマンの日常的状況の話を読ませて、ｆＭＲＩ画像をとったものである。その文章は、以下のように分類される、多くの部分から成っていた。

◇正義：公正性・不偏性に関わる正義の観点上の道徳的争点を含む部分
◇配慮：慈愛・憐憫に関わる配慮の観点上の道徳的争点を含む部分
◇戦略：組織の業務上の戦略的決定に関わる部分
◇戦術：組織の業務上の戦術的決定に関わる部分
◇中立：以上のいずれにも属さない、主人公に関するお話の部分

正義部分の例としては、主人公が上司から、データの解釈を都合よく「曲げよ」という圧力を感じていたことを記した一節があった。また、配慮部分の例としては、休日出勤した主人公が、娘のバスケットボールの試合を見に行けなくて娘をがっかりさせたが、そうさせたくなかったと後悔しているこ

とを描いた一節があった。

ロバートスンらは、被験者が読んでいる部分に対応したｆＭＲＩ画像を比較して、各部分を読んだときの賦活を探った。その結果として、中立的部分を読んでいる場合との対比で、道徳的（正義／配慮）部分を読んでいるときには、後帯状回、内側前頭皮質、ＳＴＳ後部、島皮質の賦活が見られた。戦術・戦略部分を読んでいる場合との対比では、さらに、ＯＦＣの賦活も見られた。ここでも、道徳的判断の際に賦活が見られた領域の賦活が既に見られている。

このように、道徳的判断を行うときに賦活される部位には、判断に先だってすでに賦活されているところもある。このことは、道徳的判断が、無意識的・自動的に生じる心的状態を伴うことを示唆する。そのような心的状態がどのようなものであるかは、次に述べる。次節では、上記の諸実験で賦活された諸部位がそれぞれどのような機能をもつかを見ていき、これらの実験が意味するところを探りたい。

5　脳の各部位の機能と諸実験の結果の含意

それでは、道徳的判断時に賦活が示された脳の諸部位は、どのような機能を持つことが脳神経科学的に明らかにされているのだろうか。そして、それは、道徳的判断について何を示すのであろうか。

社会的認知

ＳＴＳ後部は、意図や行動目標の認知（Gobbini, Koralek, Bryan, Montgomery and Haxby 2007）等の社会的認知に関わるものとされている。そして、側頭極は、他人に心的状態を帰属させる仕組みとしての「心の理論」に対応する部位とされている（Gallagher and Frith 2003）。モルらも、ＳＴＳや側頭極を含む側頭部の賦活については、他人の意図・感情等の心的状態を理解することを中心とする社会的認知のメカニズムに対応するという理解をとっている。前節でみた諸実験では、他人の行動についての文章を読む場合が多かったが、映像の場合でも、ＳＴＳ後部は、賦活されている。モルらは、実験についての論文とは別の論考（Moll, de Oliveira-Souza, Moll, Ignacio, Bramati, Caparelli-Daquer and Eslinger 2005）で、表情、視線、抑揚、姿勢、ジェスチャー等の知覚から抽出される知覚特徴が、社会的認知のために必要な、文脈独立的な表象として、ＳＴＳ後部に記憶されるという解釈をしている。

このように、ＳＴＳ後部等の側頭葉領域の機能が、他人の意図・感情等の心的状態の理解を中心とする社会的認知に深く関わることを考慮すると、諸実験での側頭葉領域のほぼ一貫した賦活は、他人の行動についての社会的認知・理解が道徳的感情の喚起に伴うことや道徳的判断の前提となっていることを、示唆する。諸実験で使われた刺激は必ずしも、他人の行為を記述した文だけではなかったが、特定の人々についての価値判断や普遍的な社会規範についての判断にも、他人（の行為）についての社会的理解が埋め込まれている／前提されているのだと考えられる。

社会的・道徳的知識

前頭極皮質は、モルその他による単純な道徳的判断についての二〇〇一年の実験で賦活が見られたが、一般に、計画、問題解決、推論、エピソード記憶等に関わると考えられている（Braver and Bongiolatti 2002）。前頭極皮質は、とりわけ、長期的な計画目標の維持（Koechlin and Hyafil 2007）や行動上の副次的な目標の監視と統合（つまり、行動中に副次的な目標を覚えておいて、それを高次の目標に統合すること）（Braver and Bongiolatti 2002）に関わるとされている。[7] また、類推的な推論についての研究では、類推に必要であるような、抽象的な関係の統合を前頭極皮質が媒介するのではないかとも考えられている（Green, Fugelsang, Kraemer, Shamosh and Dunbar 2006）。モルらは、前頭極皮質が、社会的知識の諸側面を表象することに中心的役割を果たすと述べている（Moll, de Oliveira-Souza, Zahn and Grafman 2008）。

モルの二〇〇一年の実験では、また、前側頭葉の賦活も示されていた。最近のｆＭＲＩ研究では、道徳的知識を含む抽象的な社会的知識は、前側頭葉上部に於いて表象されることが示唆されている（Zahn, Moll, Krueger, Huey, Garrido and Grafman 2007）。前側頭葉の賦活は、道徳的知識や社会規範についての知識等の抽象的な社会的知識への依拠を示唆すると考えられる。前頭極皮質が、類推的推論に必要な抽象的関係の統合の機能や長期目標の維持機能を持つ、ということが示されていることをも考慮すると、単純な道徳的判断時の前頭極皮質と前側頭葉との賦活は、道徳的規範についての知識の想起と判断対象の事例へのその適用を反映している可能性がある。

報酬・価値・感情

内側前頭回が、絵と説明文を見ての感情の喚起に伴い賦活したという実験があり、その賦活は、情動に関係した意味の記憶へのアクセスを反映していると考えられている（Teasdale, Howard, Cox, Ha, Brammer, Williams and Checkley 1999）。最近の研究では、内側前頭回は、二つの飲料のどちらか好きな方を選ぶといった選好判断に関わっていることも示されている（Paulus and Frank 2003）。また、リスクの予測及びリスクの大きい選択や（Fukui, Murai, Fukuyama, Hayashi and Hanakawa 2005）、海馬・扁桃体を制御することによる感情的記憶の抑圧（Depue, Curran and Banich 2007）に関わっているとも示されている。二〇〇一年の実験では、モルらは、内側前頭回は認知的共感や主観的感情状態に対する注意に関わるとみなしている。これらのことを考慮すると、内側前頭回は、情動的な記憶へのアクセスや、選好判断・リスク選択等の、何らかの報酬予測を伴う意思決定に関わっていると言ってよいだろう。

ＯＦＣには、前帯状皮質、ＤＬＰＦＣ、視床下部等のその他の脳部位との間に双方向的な投射関係がある。ＯＦＣは、海馬等からの投射も受けているが、とりわけ、感情を喚起する刺激の処理や感情の発現に主要な役割を果たす扁桃体と強い結合がある（Kringelbach and Rolls 2004）。ＯＦＣは、刺激と報酬との連合学習に関わるが、特に、逆転学習に不可欠な役割を果たすとされている（Rolls 2000）。逆転学習とは、刺激と報酬との関係が変わったときにそれに対応して行動を修正する学習のことである。

内側ＯＦＣと外側ＯＦＣとでは、機能の違いが見られ、内側ＯＦＣは、強化学習での強化子の報酬価値を監視する役割を持つとされる（Kringelbach and Rolls 2004）。それに対して、外側ＯＦＣは、現在の行動の変更につながり得るような罰の評価に関係しているとされる（Kringelbach and Rolls 2004）。社会的規範の違反についての話を読む際に、外側ＯＦＣの賦活が見られたという研究もある（Berthoz, Armony, Blair and Dolan 2002）。

サルを使った動物実験では、サルの脳のＯＦＣのニューロンが、報酬の経済的価値を符号化することが示されている。そして、なおかつ、そのような符号化は、相対的選好を表すような仕方ではなく、選択肢とは独立に対象自体の経済的価値を表象するような仕方によるということが示されている（Padoa-Schioppa and Assad 2008）。また、別の研究によると、サルの脳では、ＯＦＣのニューロンが、予測される報酬の価値を符号化し、それに対して、背外側前頭前皮質（dorsolateral prefrontal cortex, DLPFC）のニューロンが、やや遅れて、報酬価値についての情報とサルの次の反応についての情報とを符号化することが判明している（Wallis 2007）。これらのことから、ＯＦＣと内側前頭前野とのニューロンが、意思決定に必要な様々な変数を統合して、抽象的価値を示す信号を出すのではないかという仮説が提案されている（Wallis 2007）。

人を被験者とするｆＭＲＩ実験でも、ＯＦＣは、抽象的な報酬を表象することが示唆されている（O'Doherty, Kringelbach, Rolls, Hornak and Andrews 2001）。また、メニューを見て、食べ物を選ぶときに内側ＯＦＣの賦活が見られたことが示されており、これは、目的選定に内側ＯＦＣが大きな役割を果たすことを示唆している（Arana, Parkinson, Hinton, Holland, Owen and Roberts 2003）。この実験では、被験者がそれを選ぶ動機を強く持っている品々のメニューから一品を選択する時には、外側ＯＦＣが賦活されたが、最も好ましい品を選ぶ際に、他の品々への反応を外側ＯＦＣが抑制していたと考えられている。さらに、別の実験では、被験者には知らせずに条件付け操作を行った刺激に対して、明示的には示されていない報酬による条件付け操作時に反応したのと同様なＯＦＣ領域が反応したという結果も出ている（Cox, Andrade and Johnsrude 2005）。これは、ＯＦＣが、報酬が伴う刺激と報酬価値を獲得した条件刺激との両方を表現する上で重要な役割を果たすことを示唆しているとされている。これらの諸実験から、ＯＦＣは、様々な対象の価値の表象において中心的役割を果たしていると考えられる。

モルらの二〇〇二年の道徳的判断についての実験、二〇〇二年の道徳的感情についての実験、及び二〇〇五年の嫌悪と憤りの感情についての実験では、ＯＦＣの賦活が見られた。感情の喚起についての特段の設定がなかったモルらの二〇〇一年の実験やヘーケレンの実験とは異なり、二〇〇二年のモルらの道徳的判断についての実験では、不快な感情の喚起を伴うような道徳的判断時の脳の賦活部位が、不快な感情の喚起のみのときの脳の賦活部位とどう異なるかが探求され、二〇〇五年の実験では、嫌悪の感情が生じる場合が、憤りの感情が生じる場合とどう異なるかが探求されたのであった。二〇〇二年の道徳的判断についての実験では、道徳的判断時に内側ＯＦＣが賦活しており、単に感情の喚起のみのときには、外側ＯＦＣが賦活していた。同年の道徳的感情についての実験でも、単なる不快な感情と比較すると、道徳的感情については、内側ＯＦＣの賦活が見られた。しかし、二〇〇五年の実験では、内側ＯＦＣも外側ＯＦＣも、嫌悪、憤りに共通して賦活された。

不快な感情を喚起させたときに、外側ＯＦＣが賦活したのは、罰の評価に関わる機能をそれが果たしているという知見に整合している。それに対して、道徳的判断時の内側ＯＦＣの賦活は、刺激の報酬価値の決定に関わっていると解釈できよう。そのように解釈するならば、（道徳的判断の対象とされるような）認知された状況ないしはそれについての判断が、何らかの条件付けにより報酬に結び付けられることになる。

道徳的判断に関して、どのような条件の下で、内側前頭回の賦活が生じ、どのような条件の下でＯＦＣの賦活が生じるのかについては、今のところ、それ程明らかではないし、それに特に焦点を絞った研究もない。ただ、ＯＦＣの賦活を伴った実験が、いずれも、道徳的規範の違反等の道徳的に望ましくない状態を示す刺激のみを使っていたこと及び、二〇〇五年のモルの実験で、憤りが生じたときにはＯＦＣの賦活が伴っていたことを考慮すると、不快感を伴うような、道徳的に望ましくない状態についての道徳的判断に於いてＯＦＣの賦活が生じたのだとも考えられる。他方、それ以外の実験では、モルの実験のように、不快な感情を伴う道徳的判断のみが使われたわけではなく、それ故、ＯＦＣの目立った賦活は観察されなかったのではないかとも考えられる。

さて、ヘーケレンの実験で賦活が見られた後帯状皮質については、それが、三人称的視点よりも一人称的視点に関わっているという研究がある（Vogeley, May, Ritzl, Falkai, Zilles and Fink 2004）。また、嫌悪の感情（Benuzzi, Lui, Duzzi, Nichelli and Porro 2008）や容赦の判断（Farrow, Zheng, Wilkinson, Spence, Deakin, Tarrier, Griffiths and Woodruff 2001）、感情移入（Vollm, Taylor, Richardson, Corcoran, Stirling, McKie, Deakin and Elliott 2006）に伴って、後帯状皮質の賦活が見られることも報告されている。さらに、否定的感情を与えるような文脈で記憶された単語の想起に伴う後帯状皮質の賦活も報告されている（Maratos, Dolan, Morris, Henson and Rugg 2001）。ヘーケレンは、後帯状皮質の言語的刺激の処理に於ける機能についての諸説には、食い違いがあることを認めつつ、後帯状皮質は、感覚刺激の感情的意味を処理するという説を支持しているようである（Heekeren, Wartenburger, Schmidt, Prehn, Schwintowski and Villringer 2005）。こうしたことから、後帯状皮質の賦活は、感情移入やその他の情動的な理解を示唆するとみてよいだろう。

以上のように、道徳的判断時に賦活する脳の部位がどのような機能を持つかを見てきた。これらをすべて考慮すると、道徳的判断は、報酬・罰に結び付いた価値を賦与することを基盤としていると言えるだろう。ロルズという脳神経学者は、感情を、「報酬又は罰により誘発される状態」として定義している（Rolls 1999）が、このような定義に従えば、道徳的判断には感情が伴い、道徳的と形容されることが多い特有の感情の喚起を、道徳的判断は前提とする、と言っていいだろう。ただし、ロルズ的な感情が報酬又は罰により誘発される一方で、道徳的判断は報酬又は罰に結び付いた価値を賦与することで成り立つのだから、感情が道徳的判断を引き起こすのではない。同様に、前節で見たような脳神経科学研究の諸結果の「自然な説明は、道徳性が感情的反応により構成されるというものである」（Prinz 2007: 23）とまでは言えない。

さらに、ここで考える必要があるのは、ロルズの定義による「感情」とわれわれが日常的に意味するところの「感情」とが、一致しているかどうかということである。報酬又は罰により誘発される状態に、通常の感情概念は確かに含まれるであろう。しかしながら、ロルズ的な感情概念は、通常の感情概念よりも広いのではないかと考えられる。「勘」や「直感」といった言葉でわれわれが表現するような心的状態の一部も、報酬や罰により誘発されるのではないだろうか。例えば、第2節で触れたダマジオ、ベカラらの損傷研究での患者の振る舞いは、報酬や罰により誘発される状態としての予感が働かないために合理的な意思決定をし損なっていると言えるだろう。

道徳的判断には、通常の感情を伴うものだけでなく、報酬・罰によって誘発されるその他の心的状態を伴うものもあると言うべきであろう。だが、道徳的判断が、そのような感情その他の心的状態によって構成されるとまで言えるかどうかは、未だ明らかではない。現状では、道徳的判断は、そのような心的状態を伴うと言うのに留めるのが、適切であると考えられる。

6　複雑な道徳的判断での「感情」と「認知」

最後に、道徳的判断における感情と認知との役割を探求した、グリーンその他による実験について触れる。グリーンらは、道徳的ジレンマを判断の対象とする、複雑な道徳的判断について、ｆＭＲＩ実験を行った。二〇〇一年の実験（Greene, Sommervile, Nystrom, Darley and Cohen 2001）[8]では、英米系の道徳哲学で伝統的に問題にされてきた「路面電車のジレンマ」と「太った男のジレンマ」と一般に呼ばれている二つの道徳的ジレンマにそれぞれ代表されるような、二種類のジレンマが取り上げられた。

路面電車のジレンマは、次のようなものである。路面電車が暴走しておりこのままでは、線路上で作業をしている五人が死ぬ。あなたはポイントを切り替えて路面電車を別の線路に向けることができるが、そうすると、その線路上にいる一人の作業員が犠牲になる。あなたはポイントを切り替えるべきか。太った男のジレンマでは、同じような状況で、線路上の歩道橋の上にいる一人の太った男を線路へ突き落として路面電車を止めることによりその五人を救うべきかということが問われる。

グリーンらは、これらに代表される二種類のジレンマを分ける鍵は、直接的な人体への危害にあると考え、それが関わるものを「人身的な道徳的ジレンマ」とした(9)。太った男のジレンマは、人身的ジレンマとなり、路面電車のジレンマは、非人身的なジレンマとなる。

二〇〇一年の実験でグリーンらは、人身的な道徳的ジレンマ、非人身的な道徳的ジレンマ、道徳的内容を持たないジレンマ、からなる六〇のエピソードを被験者に読ませ、そのときの被験者の脳のfMRI画像を解析した。人身的な道徳的ジレンマを読んでいる条件下では、その他の条件下に比べて、内側前頭回、後帯状回、及び両半球の角回が、賦活された。対照的に、右半球の中前頭回及び両半球の頭頂葉は、人身的な道徳的ジレンマの条件の下で、その他の条件下に比べて、賦活が下がった。グリーンらは、内側前頭回、後帯状回等を、感情処理に関わる領域としてとらえた。中前頭回や頭頂葉は、認知処理時に比べて感情処理時に活性が落ちる、作業記憶に関連付けられる領域とされた。非人身的な道徳的ジレンマでは、功利主義的計算（救われる人数の計算）が働いていて、人身的な道徳的ジレンマでは、道徳的な感情がそれに拮抗していると、グリーンらは考えた。

情動的過程と認知的過程との競合についてさらに探求しようと、グリーンらは、fMRI実験を再び行った（Greene, Nystrom, Engell, Darley and Cohen 2004）。彼らは、この実験で、処理時間が相対的に長く、「難しい」道徳的ジレンマを新たに取り上げた。そのようなジレンマの例としては、次のようなものがある。民間人であっても敵国人を見つけ次第殺そうとする侵略軍の兵士から逃れて、地下室に多数の人と共に隠れているという状況で、あなたの赤ちゃんが泣き出そうとする。赤ちゃんが死んでしまっても、その口を押さえ続けて、あなたは、他の人々を助けるべきかどうか。[10] このような難しいジレンマでは、認知的な功利主義的計算と感情的反応との葛藤が一層顕著に見られると考えられた。

前回と同じような手順で実験が行われた。[11] 難しい人身的な道徳的ジレンマの下では、容易なものとの対比で、両半球のＤＬＰＦＣ前部、頭頂葉下部、前帯状皮質の賦活増が見られた。加えて、後帯状皮質の賦活増も見られた。グリーンらは、難しい人身的な道徳的ジレンマの条件下での、推論や実行機能（行動管理機能）に関連するＤＬＰＦＣの賦活増は、抽象的推論・認知的制御を反映すると解釈した。そして、認知的葛藤と関連付けられる前帯状皮質の賦活増は、そのような競合を反映すると解釈された。これらの実験結果に基づいて、グリーンらは、道徳的判断に於いては、認知的過程と情動的過程とが対立・競合するという、二重過程説を唱えた。

だが、グリーンらによる諸実験の結果が、必ずしも、道徳的判断一般に於ける、認知的過程と情動的過程の「対立／競合」を意味するとは限らない。ジレンマについて判断させるという実験設定の結果として、対立する選択肢の考慮に伴う様々な認知的過程が生じる。しかしながら、それらが、個別の選択肢の評価に伴う情動的過程と対立するのではなく、並存しており、脳の資源配分上、賦活についての競合を思わせる状況があるに過ぎないという可能性もある。[12] つまり、次のようにも考えられる。

STS及びOFC／内側前頭回による自動的な反応により、各選択肢についての価値の賦与がなされ、道徳的評価が与えられる。そして、そのように評価された選択肢同士が、DLPFC及び前帯状皮質での認知過程で比較衡量され、一つの選択肢が選ばれ、最終的判断が下される。(13)

これに関しては、道徳的判断・行動は、前頭皮質—側頭皮質—辺縁系・旁辺縁系のネットワークにより支えられているという、モルらの主張（Moll, Zahn, de Oliveira-Souza, Krueger and Grafman 2005）に賛同したい。与えられた状況の出来事の表象が、前頭前皮質において生じる。それが、側頭皮質に記憶されている社会的知識と結び付いて社会的に理解され、辺縁系・旁辺縁系に於いて（いわば背景的に、常に存在する）感情へと関連付けられて、道徳的感情が生じる。その結果として、道徳的判断・行動が生じる。このように彼らは考える。そして、行動の選択肢が複数ある場合には、感情的価値が賦与された選択肢が、DLPFCで比較されて、道徳計算が行われるというのである。彼らは、認知と感情とを対立させるグリーンらを批判し、道徳的感情は、道徳的判断に於いて合理的過程と競合するわけではなく、むしろ、行動選択肢への感情的価値の賦与により、道徳的判断を導くのに貢献すると主張している。

7　まとめ

今まで述べてきたことを総括すると、道徳的判断は、報酬と罰とについての脳の自動的反応による価値賦与を反映し、報酬と罰とにより誘発される感情その他の心的状態を伴うと言ってよいと思われる。だが、この主張は、道徳的判断が感情により引き起こされる又は感情により構成されるという主張を必ずしも支持するわけではない。

「感情その他」と書いたように、実際のところ、道徳的判断に伴うそのような心的状態は、「感情」という語の一般的な用法に対応する心的状態に一致しているわけではなく、これを正確に表現する言葉をわれわれは今のところ持っていない。むしろ逆に、例えば、最近のモルの憤りや憐憫などの個別的な感情の神経科学的研究（Moll, de Oliveira-Souza, Zahn and Grafman 2008; Moll, R and Zahn 2008）に見られるように、具体的な情動的心的状態の神経科学的研究を進め、そこから、上記のような心的状態や価値賦与についての適切な表現やそれらに対応する概念を考え出していく方が適切だと考えられる。すなわち、道徳的判断・行動と関わる範囲での「感情」概念の解体と道徳的判断・行動に伴う心的状態についての諸概念の再構築とを、脳神経科学の結果は要求しているように思われる。また、同時に、前節の末尾で触れたように、「感情」と「認知」とを対立させる考え方の放棄も、要求されているのではないかと思われる。

他方、道徳的判断はわれわれの社会的認知を前提とするということも、道徳の脳神経科学が示す重要な結果である。また、道徳的知識その他の社会的知識の適用も、特に単純な道徳的判断では重要な役割を果たすことが、示唆されている。道徳的知識がどのような役割を果たし、それが、報酬と罰とに結び付いた価値賦与とどのように関わるか。これらのことの探求も、道徳的判断についての脳神経科学的研究及びそれと連携する哲学・倫理学的探求の重要なテーマとなるであろう。

注

（1）現代の倫理学には、三つの主要な流れがあるが、そのいずれについても、このことは見受けられる。古代ギリシアでのプラトン、アリストテレスらの倫理学的探求の現代復興版として始まった徳論的倫理学の下では、有徳とされる人の道徳的判断・行動に於ける傾向性や実践的知識が、倫理的規範を構成している。勿論、ここで有徳とされる人は、理想化されたものであるが、有徳な人の行動は、完全にではなくても、部分的には、現実のわれわれの行動に見出されよう。ベンサム、ミル以来の功利主義的倫理学は、われわれの行動の動機を快楽とする、われわれの行動一般についての基本的考察に基づいている。カント以来の義務論的倫理学でさえも、われわれが道徳的行動と考えるものの大部分を否定するようなことはない。

（2）厳密には、ＶＭＰＦＣに含まれるのは、内側ＯＦＣである。

（3）被験者が各文に対して下した判断による感情価の変動についての補正を施すと、前部側頭葉の賦活の程度は著しく減少したが、前頭極皮質及び内側前頭回の賦活は殆ど変わらなかった。

（4）これは低レベルの基準状態［baseline］として設定された。原文は、"Sons push use eat work."

（5）とはいえ、二〇〇一年の実験で賦活が見られた前頭極皮質の領域は、ＯＦＣと背外側前頭前皮質（dorsolateral prefrontal cortex, DLPFC）との中間に位置しており、ＯＦＣに隣接している（Moll, Eslinger, and de Oliveira-Souza 2001）。

（6）単に読ませただけで、何らの判断も求めなかった。

（7）将来の出来事を想定する際に、右半球の前頭極皮質の賦活が報告されてもいる（Addis, Wong, and Schacter 2007）。

（8）最初に路面電車のジレンマを持ち出したのは、フィリッパ・フットである（Foot 1978）。

（9）人身的ジレンマは次の規準を全て満たすものと定義された。

1．当該のジレンマで問題となっている行為が深刻な身体的被害を帰結すると十分予想され得る。
2．この被害が、特定の人物又は特定の集団の構成員に対するものである。
3．この被害が、既存の脅威を異なる当事者へ向けることの結果ではない。

グリーンは、後に（Greene 2008）、これらの定義は十分ではないとしており、それを改良するのが、現行の研究の目指すところであると言っているが、基本的に、直接的な人的被害が関わるものとそうでないものとの区別が念頭に置かれている。

(10) これに対して処理時間が相対的に短い「容易な」ジレンマの例としては、一〇代の母親が望まれざる新生児を殺してよいかどうかというものがあった。

(11) 因みに、前回の実験結果も再確認されたが、人身的な道徳的ジレンマと非人身的な道徳的ジレンマとの比較で、両半球のＳＴＳの相対的賦活増も見られた。

(12) 実際、二〇〇一年の実験でも、内側前頭回等の感情と関わる部位は、非人身的ジレンマでは、人身的ジレンマに比べて、相対的に賦活が下がってはいるものの、道徳的でないジレンマと比べると、賦活が見られてはいる（Greene 2001）。

(13) ちなみに、前述のサルのニューロンの活動を調べた動物実験（Wallis 2007a）の結果として、ウォリスは、ＯＦＣが行為の帰結の価値を符号化し、前帯状皮質を中心とする内側前頭前野が努力費用を決定し、ＤＬＰＦＣがそれらからの情報を使って、選択肢を作り出し、報酬結果の観点から比較するというモデルを提案している（Wallis 2007b）。

参考文献

Addis, D. R., A. T. Wong, and D. L. Schacter, 2007, "Remembering the past and imagining the future:

common and distinct neural substrates during event construction and elaboration", *Neuropsychologia* 45, 1363-77.

Anderson, S. W., A. Bechara, H. Damasio, D. Tranel, and A. R. Damasio, 1999, "Impairment of social and moral behavior related to early damage in human prefrontal cortex", *Nature Neuroscience* 2, 1032-7.

Arana, F. S., J. A. Parkinson, E. Hinton, A. J. Holland, A. M. Owen, and A. C. Roberts, 2003, "Dissociable contributions of the human amygdala and orbitofrontal cortex to incentive motivation and goal selection", *Journal of Neuroscience* 23, 9632-8.

Bechara, A., A. R. Damasio, H. Damasio, and S. W. Anderson, 1994, "Insensitivity to future consequences following damage to human prefrontal cortex", *Cognition* 50, 7-15.

Bechara, A., H. Damasio, and A. R. Damasio, 2000, "Emotion, decision making and the orbitofrontal cortex", *Cerebral Cortex* 10, 295-307.

Bechara, A., D. Tranel, H. Damasio, and A. R. Damasio, 1996, "Failure to respond autonomically to anticipated future outcomes following damage to prefrontal cortex", *Cerebral Cortex* 6, 215-25.

Benuzzi, F., F. Lui, D. Duzzi, P. F. Nichelli, and C. A. Porro, 2008, "Does it look painful or disgusting? Ask your parietal and cingulate cortex", *Journal of Neuroscience* 28, 923-31.

Berthoz, S., J. L. Armony, R. J. Blair, and R. J. Dolan, 2002, "An fMRI study of intentional and unintentional (embarrassing) violations of social norms", *Brain* 125, 1696-708.

Braver, T. S., and S. R. Bongiolatti, 2002, "The role of frontopolar cortex in subgoal processing during working memory", *Neuroimage* 15, 523-36.

Cox, S. M., A. Andrade, and I. S. Johnsrude, 2005, "Learning to like: a role for human orbitofrontal cortex in conditioned reward", *Journal of Neuroscience* 25, 2733-40.

Damasio, A. R., D. Tranel, and H. Damasio, 1990, "Individuals with sociopathic behavior caused by frontal damage fail to respond autonomically to social stimuli", *Behavioural Brain Research* 41, 81-94.

Damasio, A.R., D. Tranel, and H. Damasio, 1991, "Somatic markers and the guidance of behaviour: theory and preliminary testing", in H.S. Levin, H.M. Eisenberg, and A.L. Benton, eds., *Frontal lobe function and dysfunction,* New York: Oxford University Press.

Depue, B. E., T. Curran, and M. T. Banich, 2007, "Prefrontal regions orchestrate suppression of emotional memories via a two-phase process", *Science* 317, 215-9.

Eslinger, P. J., and A. R. Damasio, 1985, "Severe disturbance of higher cognition after bilateral frontal lobe ablation: patient EVR", *Neurology* 35, 1731-41.

Eslinger, P. J., L. M. Grattan, H. Damasio, and A. R. Damasio, 1992, "Developmental consequences of childhood frontal lobe damage", *Archives of Neurology* 49, 764-9.

Farrow, T. F., Y. Zheng, I. D. Wilkinson, S. A. Spence, J. F. Deakin, N. Tarrier, P. D. Griffiths, and P. W. Woodruff, 2001, "Investigating the functional anatomy of empathy and forgiveness", *Neuroreport* 12, 2433-8.

Foot, Philippa, 1978, "The Problem of Abortion and the Doctrine of Double Effect", *Oxford Review* 5, 5-15.

Fukui, H., T. Murai, H. Fukuyama, T. Hayashi, and T. Hanakawa, 2005, "Functional activity related to risk anticipation during performance of the Iowa Gambling Task", *Neuroimage* 24, 253-9.

Gallagher, H. L., and C. D. Frith, 2003, "Functional imaging of 'theory of mind'", *Trends in Cognitive*

Sciences 7, 77-83.

Gobbini, M. I., A. C. Koralek, R. E. Bryan, K. J. Montgomery, and J. V. Haxby, 2007, "Two takes on the social brain: a comparison of theory of mind tasks", *Journal of Cognitive Neuroscience* 19, 1803-14.

Green, A. E., J. A. Fugelsang, D. J. Kraemer, N. A. Shamosh, and K. N. Dunbar, 2006, "Frontopolar cortex mediates abstract integration in analogy", *Brain Research* 1096, 125-37.

Greene, J. D., L. E. Nystrom, A. D. Engell, J. M. Darley, and J. D. Cohen, 2004, "The neural bases of cognitive conflict and control in moral judgment", *Neuron* 44, 389-400.

Greene, J. D., R.B. Sommervile, L. E. Nystrom, J. M. Darley, and J. D. Cohen, 2001, "An fMRI Investigation of Emotional Engagement in Moral Judgment", *Science* 293, 2105-2108.

Greene, Joshua D., 2008, "The Secret Joke of Kant's Soul", in Walter Sinnott-Armstrong, ed., *Moral Psychology Volume 3: The Neuroscience of Morality: Emotion, Brain Disorder, and Development,* Cambridge: MIT Press.

Haidt, J., 2001, "The emotional dog and its rational tail: a social intuitionist approach to moral judgment", *Psychological Review* 108, 814-34.

Heekeren, H. R., I. Wartenburger, H. Schmidt, K. Prehn, H. P. Schwintowski, and A. Villringer, 2005, "Influence of bodily harm on neural correlates of semantic and moral decision-making", *Neuroimage* 24, 887-97.

Heekeren, H. R., I. Wartenburger, H. Schmidt, H. P. Schwintowski, and A. Villringer, 2003, "An fMRI study of simple ethical decision-making", *Neuroreport* 14, 1215-9.

Koechlin, E., and A. Hyafil, 2007, "Anterior prefrontal function and the limits of human decision-making", *Science* 318, 594-8.

Kringelbach, M. L., and E. T. Rolls, 2004, "The functional neuroanatomy of the human orbitofrontal cortex: evidence from neuroimaging and neuropsychology", *Progress in Neurobiology* 72, 341-72.

Maratos, E. J., R. J. Dolan, J. S. Morris, R. N. Henson, and M. D. Rugg, 2001, "Neural activity associated with episodic memory for emotional context", *Neuropsychologia* 39, 910-20.

Moll, J., R. de Oliveira-Souza, I. E. Bramati, and J. Grafman, 2002, "Functional networks in emotional moral and nonmoral social judgments", *Neuroimage* 16, 696-703.

Moll, J., R. de Oliveira-Souza, P. J. Eslinger, I. E. Bramati, J. Mourao-Miranda, P. A. Andreiuolo, and L. Pessoa, 2002, "The neural correlates of moral sensitivity: a functional magnetic resonance imaging investigation of basic and moral emotions", *Journal of Neuroscience* 22, 2730-6.

Moll, J., R. de Oliveira-Souza, F. T. Moll, F. A. Ignacio, I. E. Bramati, E. M. Caparelli-Daquer, and P. J. Eslinger, 2005, "The moral affiliations of disgust: a functional MRI study", *Cognitive and Behavioral Neurology* 18, 68-78.

Moll, J., P. J. Eslinger, and R. Oliveira-Souza, 2001, "Frontopolar and anterior temporal cortex activation in a moral judgment task: preliminary functional MRI results in normal subjects", *Arquivos de Neuro-psiquiatria* 59, 657-64.

Moll, J., D. E. Oliveira-Souza R, and R. Zahn, 2008, "The neural basis of moral cognition: sentiments, concepts, and values", *Annals of the New York Academy of Sciences* 1124, 161-80.

Moll, J., R. Zahn, R. de Oliveira-Souza, F. Krueger, and J. Grafman, 2005, "Opinion: the neural basis of human moral cognition", *Nature Reviews Neuroscience* 6, 799-809.

Moll, Jorge, Ricardo de Oliveira-Souza, Roland Zahn, and Jordan Grafman, 2008, "The Cognitive Neuroscience of Moral Emotions", in Walter Sinnott-Armstrong, ed., *Moral Psychology Volume 3: The Neuroscience of Morality: Emotion, Brain Disorder, and Development,* Cambridge: MIT Press.

O'Doherty, J., M. L. Kringelbach, E. T. Rolls, J. Hornak, and C. Andrews, 2001, "Abstract reward and punishment representations in the human orbitofrontal cortex", *Nature Neuroscience* 4, 95-102.

Padoa-Schioppa, C., and J. A. Assad, 2008, "The representation of economic value in the orbitofrontal cortex is invariant for changes of menu", *Nature Neuroscience* 11, 95-102.

Paulus, M. P., and L. R. Frank, 2003, "Ventromedial prefrontal cortex activation is critical for preference judgments", *Neuroreport* 14, 1311-5.

Prinz, Jesse, 2007, *The Emotional Construction of Morals,* Oxford: Oxford University Press.

Prinz, Jesse, 2008, "Resisting the Linguistic Analogy: A Commentary on Hauser, Young, and Cushman", in Walter Sinnott-Armstrong, ed., *Moral Psychology Volume2: The Cognitive Science of Morality: Intuition and Diversity,* Cambridge: MIT Press.

Robertson, D., J. Snarey, O. Ousley, K. Harenski, F. DuBois Bowman, R. Gilkey, and C. Kilts, 2007, "The neural processing of moral sensitivity to issues of justice and care", *Neuropsychologia* 45, 755-66.

Rolls, E. T., 1999, *The Brain and Emotion,* Oxford: Oxford University Press.

Rolls, E. T., 2000, "The orbitofrontal cortex and reward", *Cerebral Cortex* 10, 284-94.

Saver, J. L., and A. R. Damasio, 1991, "Preserved access and processing of social knowledge in a patient with acquired sociopathy due to ventromedial frontal damage", *Neuropsychologia* 29, 1241-9.

Teasdale, J. D., R. J. Howard, S. G. Cox, Y. Ha, M. J. Brammer, S. C. Williams, and S. A. Checkley, 1999,

"Functional MRI study of the cognitive generation of affect", *American Journal of Psychiatry* 156, 209-15.

Vogeley, K., M. May, A. Ritzl, P. Falkai, K. Zilles, and G. R. Fink, 2004, "Neural correlates of first-person perspective as one constituent of human self-consciousness", *Journal of Cognitive Neuroscience* 16, 817-27.

Vollm, B. A., A. N. Taylor, P. Richardson, R. Corcoran, J. Stirling, S. McKie, J. F. Deakin, and R. Elliott, 2006, "Neuronal correlates of theory of mind and empathy: a functional magnetic resonance imaging study in a nonverbal task", *Neuroimage* 29, 90-8.

Wallis, J. D., 2007a, "Neuronal mechanisms in prefrontal cortex underlying adaptive choice behavior", *Annals of the New York Academy of Sciences* 1121, 447-60.

Wallis, J. D., 2007b, "Orbitofrontal cortex and its contribution to decision-making", *Annual Review of Neuroscience* 30, 31-56.

Zahn, R., J. Moll, F. Krueger, E. D. Huey, G. Garrido, and J. Grafman, 2007, "Social concepts are represented in the superior anterior temporal cortex", *Proceedings of the National Academy of Sciences of the United States of America* 104, 6430-5.

第一二章　神経神学は神を救いうるか

髙村夏輝

宗教は古くから、そしてほとんどすべての文化に見られる社会的現象であるが、その長い歴史の中で、天文学におけるコペルニクス革命や進化論など、幾度となく科学からの厳しい挑戦を受けてきた。そしてこれらの科学的世界観が収めた成功が大きいほど、その分だけ宗教的世界観は説得力を失ってきた。しかしながら宗教はこうした挑戦にしぶとく抵抗し、生き延びてもいる。それどころか、近年ますます勢いを増しているようにすら思われる。話を日本に限定しても、宗教やいわゆる「精神世界」、オカルティズムへの関心は、オウム真理教事件で一種のカタストロフを迎えたかと思われたが、近年の「スピリチュアル」ブームは改めてその根の深さ、しぶとさを見せつけた。

なぜ宗教はこうもしぶといのだろう。一つの理由としては、宗教という文化的・社会的現象を維持することが、人間にとって合理的であるということがあるだろう。たとえば信仰を共有することで信頼関係が強化されたり、あるいは大きな不幸に見舞われたときに、信仰によって救われるということがある。もう一つ大きな理由として、私たちは好むと好まざるとにかかわらず、宗教的としか言いようのない経験をしてしまうということがある。たとえば私は科学的な世界観を真に受けており、現在は何の信仰心も持っておらず、魂が死後も存続するとは微塵も思っていないが、寺院に行けばそれなりに厳かな気持ちになるし、幼い子どもが死んだニュースを聞けば、いまはもう存在しないはずのその子の魂が安らかであるよう、存在しない神に祈るような気持ちにもなる。人によってはもっと強烈で、神と出会いなすべきことを告げられたとか、自己と世界とが実は一つのものであるといった内容の経験をすることもある。そうした宗教経験は非常に強い迫真性を持ち、人をして宗教の語ることこそが正しいのだ、宗教的世界観こそより深い真実を描き出しているのだと確信させるだろう。このような経験のもたらす力がなかったとしたら、どれほど合理性があろうとも、科学からの挑戦に宗教がここまで持ちこたえることはなかっただろう。

宗教のしぶとさは、つまるところ宗教経験の存在に根を持つ。しかし科学はあらゆる出来事の生起を、いかなる超自然的な存在や目的を持ち出すことなく説明しようとするものであり、宗教経験を例外とはしない。それゆえ、宗教経験がいかにして生じ、それがいかなる本性を持つ出来事とみなすかが、科学と宗教の大きな対立点となる。

ここで大きな役割を果たすのが、脳神経科学であり、ＰＥＴやＳＰＥＣＴ、ｆＭＲＩのような脳イメージング技術を用いた研究である。現在、脳イメージング技術によって、宗教経験が生じている際の脳の活動状態を撮影し、どの部位の活動が増進しているかを調査する試みが数多くなされている。

宗教経験の生起と相関して活性化する脳の部位（これを「神経相関物」と呼ぶことにする）が特定される可能性はかなり高い。そこで、神経相関物が実際に特定されれば、神のような超自然的存在を認めずとも宗教経験の生起が説明できるため、神の存在を主張する一つの根拠が科学的に否定されることになるとする論者も出てくる（Churchland 2002）。ひいては宗教という制度の存立基盤が崩され、今度こそ科学によって宗教の息の根が止められるのではないかとの希望（もしくは危惧の念）が抱かれることもある。このように、いわゆる「宗教の自然化」が唱えられる一方で、脳神経科学的研究によって、宗教経験の正しさが示されるとする研究者もいる。その可能性を追求する試みは、論者自身によって「神経神学 neurotheology」と呼ばれているが、もしそれが可能ならば、神経神学は新たな神の存在証明を与えるものと言えるだろう。

本章では、脳神経科学の発展は神経神学への道を開くのか、それとも宗教の自然化を推し進めるのかという問題を考察する。第1節では、かつては唯一の研究方法であった、精神病理学的知見から宗教経験の神経相関物を特定しようというアプローチについて、手短にまとめる。第2節では、一九九〇年代後半から盛んになった、脳イメージング技術を用いた研究の例として、故ユージーン・ダキリとアンドリュー・ニューバーグの仕事に注目し、宗教経験の神経相関物と、それが生じる神経プロセスに関する彼らの仮説を紹介する。続く第3節では、ダキリとニューバーグによる、脳神経科学的研究によって神の存在を示そうとする議論を批判的に検討する。そしてそこでの議論を手がかりとしつつ、より一般的な観点から、宗教の自然化の可能性について第4節で検討する。

1　病理学的アプローチ

宗教経験は人間に特有の心的状態であり、動物実験ができない。それゆえこれまでは信仰心の異常な高まりなどの、宗教に関連する特異な症状を示す病気に注目し、それに対する神経学的・生理学的知見に基づいて、宗教経験の神経相関物が探求された。特に注目されたのは側頭葉てんかんである。一九世紀以来、患者が見せる特徴と宗教的な体験の関係について数多くの研究が蓄積され、多くの宗教者や、深い宗教的傾向を持つことで有名な人物も、残された記録からてんかんをわずらっていたのではないかと言われている(1)。

側頭葉てんかんの発作時の経験のうち、宗教体験との類似性があるものとして特に有名なのが、恍惚発作である。恍惚発作には、認知内容はさまざまだが深い喜びが伴う感情的な経験と、調和や統一性、世界が実は精神的な存在であることなど、宗教的とも言える内容を持つ経験の二通りがある。小説などを通じて紹介されていることもあり、恍惚発作の存在はよく知られているが、しかし事例としては非常にまれである。それでも、たとえば最近の恍惚発作の複数の臨床例では、患者のすべてが側頭葉てんかんだったように、恍惚発作は側頭葉および辺縁系に起因すると考えられている（Saver and Rabin 1995:503）。

てんかんと宗教との関係についてこれまで最も注目されてきたのが、側頭葉てんかんの患者が発作間欠期、つまり発作が起きていない平常な状態にある期間に、過度の宗教性や道徳性を見せるという事実である。この期間の症状は、特定の時点における発作現象とは特別な関係を持たないが、てんかんを発症させる脳の器質的なあり方に原因があるとされる。異常な宗教性と深い哲学的、宇宙論的関心は、側頭葉てんかん患者の発作間の主たる人格的特性だとされ、また側頭葉てんかん患者は一般の患者に比べても、また情動に関する障害がある患者、側頭葉以外のてんかんの患者にくらべても、宗教的特徴を持つ度合いが高いという（Bear and Fedio 1977）。こうした理由から、側頭葉てんかんにおける発作間の脳の状態や、発作によって生じた脳の器質的な変化が、感覚系と辺縁系の結合を強め、中立的な刺激に対して誇張された情動的なトーンと重要性を与えるのではないかと考えられている（Saver and Rabin 1995:504）。

こうした病理学的知見に基づく研究のうち、最も注目されているのがマイケル・パーシンガーの研究である。(2) 彼は、ＴＭＳ（経頭蓋磁気刺激装置）を用いて側頭葉や辺縁系を磁気的に刺激し、側頭葉てんかんの発作に類似した小規模の発作（微小発作）を誘発することで、宗教経験やそれに類似した経験を生じさせるという介入的な実験を行っているが、その結果、約八割の被験者にそうした経験を生じさせることが出来たと報告している（Persinger 2003b; Persinger et al. 2000; 2001; Hill and Persinger 2003）。彼はここから、宗教経験と相関する部位を側頭葉および辺縁系であるとし、宗教経験の生起を説明する仮説を提起している（Persinger 1983; 1992; 1993; 2003a; 2003b）。しかし、てんかんの発作時の経験と宗教経験では内容上の違いも大きいため、病理学的知見に基づく仮説の妥当性には疑問の余地がある。また、パーシンガーの実験結果に対しては否定的な見解が出されており（Granqvist et al. 2005）、さらには彼が実験に用いている脳波計やＴＭＳは、脳の特定の領域だけを測定もしくは刺激することが難しく、宗教経験の神経相関物を正確に特定するにはかなりの困難があると思われる。それゆえ本論文では彼の研究と仮説について、立ち入った検討は行わないことにする。

2　宗教経験はいかにして生じるか

一九九〇年代後半に発展したＰＥＴやｆＭＲＩなどの脳機能画像装置は、脳の活性化している部位をかなりの空間的な分解能で特定することが出来る。そのため、宗教経験の神経相関物を特定するための手段としても有効であると考えられ、実際に利用されている。中でも最も精力的に取り組んでいるのは、ダキリとニューバーグを中心とする研究グループである。

ダキリとニューバーグは、一九九七年から二〇〇三年にかけ、計四回にわたってＳＰＥＣＴという撮影装置を用いて祈りや瞑想中の脳の活動状態を調べた（Newberg et al. 1997a; 1997b; 2001; 2003）。ＳＰＥＣＴは、クリプトン81ｍやテクネチウム99ｍなどの半減期の短い同位体が崩壊するときに光子を放出することを利用して、脳の活動状況を撮影する装置である。活動が活性化した脳の部位には、そうでない部位に比べより多くの血液が流入するので、血液中に微量の同位体を注入しておいて、部位ごとの光子の放出状況を撮影すれば、活性化している部位を特定できることになる。ダキリとニューバーグはこれを利用し、一九九七年の二回と二〇〇一年にはチベット仏教の僧侶を、二〇〇三年にはフランシスコ会の修道尼を被験者として、瞑想のピーク時の脳状態を調べ、宗教経験の神経相関物を特定しようとした。そして瞑想の進め方や、宗教とは関係のない課題遂行中の脳状態に関するデータを参照することによって、神経相関物とされた部位の果たす機能について、詳細な仮説を立てている。

一九九七年の二回の測定は六人のチベット僧を被験者として行われ、左右の前頭前野では血流量の増加が、左の後上頭頂葉では血流量の減少が見られた。また左の前頭前野の背外側部と左の後上頭頂葉は強い逆相関の関係があり、前者の血流量が増加すればするほど後者の血流量が減少することが確認された。以上の結果に基づき、左右の前頭前野の背外側部の血流量の増加は瞑想中の深い精神集中と関係し、左の後上頭頂葉における減少は瞑想のピーク時における自他の区別の消滅という変性意識状態と関係するとしている。二〇〇一年には、八人のチベット僧に対して同様のSPECTスキャンがなされ、脳の各部位の血流量の変化と相関関係を測定している。そして前二回と同様、両半球において、前頭前野の背外側部、さらには前頭葉の下部や眼窩面などで血流量の増加が見られた。後上頭頂葉は顕著な減少を示さなかったものの、左の前頭前野の背外側部と左の後上頭頂葉が有意な逆相関を示していることが明らかとなった。そしてここから、やはり前頭葉の血流量の増加は精神集中を反映し、また左半球における前頭前野の背外側部と後上頭頂葉の逆相関関係は、やはり瞑想中の時間、空間感覚の変容を反映しているのではないかとの推測がなされている。

二〇〇三年には、三人のフランシスコ会の修道尼が祈っている際の血流量の変化を、これまでと同様の手続きで測定している。その結果、今回もまたやはり両半球の前頭前野、さらには頭頂葉の下部、前頭葉の下部で血流量が増加しており、また前頭前野における増加は、それぞれおなじ半球の後上頭頂葉での減少と強い逆相関関係を示していた。そしてこの測定結果を、二〇〇一年の測定と（宗教とは関係ない）注意集中課題に関するその他の結果とつき合わせ、チベット仏教の僧は思い浮かべたイメージに集中することによって、フランシスコ会の修道尼は特定のフレーズを繰り返し唱えることによって瞑想もしくは祈りを開始するが、前頭前野背外側部の血流量の増加はこの意識の集中状態と対応しているのではないかと推測している。

以上のような測定結果に基づき、ダキリとニューバーグは瞑想のような宗教経験がいかにして生じるかを説明する、次のような神経心理学的モデルを立てている(3)。

まず、彼らの説明にとって基本的な概念である「認知オペレーター」と「求心路遮断」の二つを解説したい。ダキリとニューバーグは心の機能を、認知オペレーターという基本的機能の組み合わせによって分析する（MM:50-8; WGWGA: 46-53, 邦訳七七〜八四頁）。認知オペレーターは感覚を通じて入力された脳内の情報を処理する神経組織の機能のことであり、その処理は各オペレーターに特有な仕方で要素を関係付けることによってなされる。彼らは最大で八つの認知オペレーターを挙げるが、瞑想の経験にとって重要なのは、右脳の後上頭頂葉に位置づけられる、感覚情報を一つに（特に空間的に）まとめ上げる「全体オペレーター」と、左脳の同じく後上頭頂葉に位置づけられる、与えられた感覚情報をその部分へと分析し、たとえば自己と他者や世界を識別するよう働く「還元オペレーター」である。

求心路遮断とは脳の組織に対する情報入力が断たれることであるが、中でもとくに情報入力が完全に断たれる「全面的な求心路遮断状態」が重要な概念である（MM: 41-2, WGWGA: 113-7, 邦訳一七二〜六頁）。脳の各部位は通常、非常に多くのほかの部位からの影響を受けている。しかし組織にかなりの水準で求心路遮断が生じると、その組織のニューロンは他の組織からの入力をまったく受け付けずに、その組織に内在的な論理に従って、すなわちその組織が実現している認知オペレーターの機能を純粋に果たすような仕方で活動し始めるという。

ダキリとニューバーグによる宗教経験のモデルでは、(4)チベット仏教の僧はイメージに意識を集中することによって、フランシスコ会の修道尼は祈祷のための言葉に意識を集中することによって瞑想を始める。これに相関しているのが右の前頭前野の活性化である。右の前頭前野は、視覚的イメージや文章を、右の後上頭頂葉（ここでは感覚的情報内容を空間的座標内に定位する機能である全体オペレーターが実現されている）にたいして提示するように活動する。その結果、後上頭頂葉はそのイメージや文章に注意を集中するように活性化される。それと同時に、右の前頭前野から海馬、扁桃体を経て視床下部へと刺激が送られ、さらに逆に視床下部から扁桃体、海馬を経て前頭前野へと刺激が返されるという事態が起こる。つまり前頭前野―視床下部―前頭前野という、刺激がフィードバックする回路が成立する。視床下部には他の脳組織の活動を活性化するよう働く覚醒系と、活動を抑えるよう働く抑制系からなるが、このフィードバック回路に含まれるのは覚醒系である。そのため、この回路の上を何度も刺激が通過するうち、それを形成する脳組織はどんどん活性化されてゆく。ダキリとニューバーグによれば、覚醒系への刺激が一定以上のレベルに達すると「決壊」が起き、抑制系も最大限に刺激されるという。そしてこの抑制系から、先の回路をたどり、左右の前頭前野が最大級の抑制系の刺激を受けることになる。

その結果、まずは左脳に関して言えば、左の前頭前野からの最大級の抑制性の刺激が左の後上頭頂葉に送られ（これは前頭前野と後上頭頂葉が逆相関関係にあったという実験結果を反映している）、この部位の完全な求心路遮断状態が生じる。認知オペレーターは通常、感覚入力に対してのみ、それゆえその源である個別の事物に対してのみ適用されるが、認知オペレーターを実現している組織が完全な求心路遮断状態にあるときには、適用されるべき感覚入力がない。左脳の後上頭頂葉の場合、自己と他者や世界の認知に利用される感覚情報が途絶えるため、還元オペレーターは自他を区別するという その機能を果たすことができない。つまりここでの完全な求心路遮断状態は、瞑想の際に経験される、自他の区別が消失するという状態の神経相関物となる。

右脳の前頭前野へも抑制系の最大級の刺激が送られるが、しかしこの部位は、右脳の後上頭頂葉をイメージに集中させるための、最大限に興奮した状態にある。したがって興奮性の状態と抑制系の刺激とが拮抗する状態になる。このとき、左の後上頭頂葉が完全な求心路遮断状態にあるため、瞑想者は自他の区別ができず、集中しているイメージと自らが一体化したような経験をするという。しかし瞑想者が自発的に、あるいは体力的な問題等の理由で、イメージへの集中をやめると、右脳の後上頭頂葉においても完全な求心路遮断状態が生じる。この部位がこの状態になると、左脳と同様に、全体オペレーターがまったく情報を受け入れることなく活動することになる。このとき、自他の区別だけでなく、存在者の間の境界や時間の経過、空間的延長の感覚までもが消滅し、純粋な空間の感覚のみが経験されるという。これを彼らは「絶対的統一存在 Absolute unitary being」の経験と呼び、すべての宗教において報告されているもっとも高度な神秘体験であり、瞑想の終着点であるとしている。(5)

3　新たなる神の存在証明

脳イメージング技術を用いた、ダキリとニューバーグの調査結果は、何を明らかにしえているだろうか。彼ら自身が第一に挙げるのは、宗教経験が「神経学的に実在する」ことである（WGWGA: 3, 143, 邦訳一四頁、二一〇頁）。つまり脳画像という証拠によって神経相関物が特定されたのだから、そうした体験を持ったという主張や記憶が間違ってはいないことが示された、ということである。これまではしばしば、宗教経験など本当は生じておらず、そうした主張はある種の妄想に基づくものと考えられることがあったが、そうした考えを覆すに足るだけの証拠能力を脳画像は持っているとダキリとニューバーグは主張していることになる。現時点で脳画像や神経相関物についての主張がそこまで高い蓋然性を持っているかどうか、疑問が出せないわけではないが、本章ではこの点では彼らの言い分を受け入れておくことにする。

より重要な問題は、宗教経験の存在が何を意味するかということである。そうした体験の内容である、一切の差異・区別のない統一的な実在や神が実際に存在し、宗教経験をつうじて体験者はそうした存在と出会っているのだろうか。それとも体験者がそうした内容の体験をしたというだけで、実際に出会ってなどいないのだろうか。言い換えれば、目の前にあるさまざまなものを見ている経験と同様の、正しい内容を持つ経験なのだろうか、それとも夢や幻覚に比すべき間違った内容を持つ経験なのだろうか。脳画像そのもの、そして宗教経験の存在自体は、どちらの可能性とも両立しうる。

唯物論的、自然主義的な傾向を持つ科学者や哲学者はもちろん後者の可能性のほうがもっともらしいと論じるだろうが、ダキリとニューバーグ自身は、自分たちの研究はむしろ前者の可能性のほうがもっともらしいことを示すと論じている（*ibid.*: 143, 邦訳二一一頁）。彼らの議論は次のようにまとめることができる。(6)

前提1　表象主義。実在の世界がいかなるあり方をしているのであれ、我々はそうした世界を直接経験することはできず、世界を表象する脳状態を通じて間接的にしか知覚できない（MM:16, 44, 199; WGWGA:146, 邦訳二一五頁）。

前提2　経験された内容が正しいかどうかの判定は、その経験主体によって感じられる迫真性に基づいて下される（MM:191; WGWGA: 152, 邦訳二二三頁）。

前提3　宗教経験の内容は、日常的・常識的な世界についての経験内容よりも、より本当らしい、迫真性を持ったものとして経験される（MM: 199; WGWGA: 152-3, 邦訳二二三頁）。

結論　日常的・常識的な世界についての経験よりも、宗教経験のほうがより正しい経験であり、日常的な世界よりも「より高次の実在」が存在している。

まず前提1についてであるが、私たちは普通、知覚経験の際に意識される色や形、硬さといった性質が足元の大地や今座っている椅子の性質であると、それゆえ自分は外界に実在する大地や椅子そのものを意識しているのだと考えているが、表象主義はこうした考えを否定するのである。ただし「間接的な神経的知覚としてのみ、つまり頭蓋の中の神経経路上を走る火花としてのみ知られる（WGWGA: 146, 邦訳二一五頁。訳文は引用者による）」という言い方に見られるように、ダキリとニューバーグの考えにはあいまいなところがある。彼らが言いたいのは、「色や形、硬さといった性質を持つのは脳内の神経的出来事であり、それゆえ我々が意識しているのはそうした神経的出来事だ」ということだろうか。それとも「神経的出来事は絵や文章のような一種の表象として働くのであり、我々はあくまで大地や椅子とその性質を意識しているのだが、しかし外界に実在する大地や椅子そのものではなく、それらに関して神経的出来事が表象している内容を意識しているのだ」ということだろうか。現在の神経科学や認知科学において共有されている見解であるという点を重視し、ここでは後者の解釈をとることにする。ただし彼らの立場が前者だとしても、（その議論からして）経験の外部の実在を想定し、意識内容である神経的出来事と実在との間に表象関係が成立すると考えていることに違いはなく、いずれにせよダキリとニューバーグは表象主義を前提していると言える。我々は普段、自分が経験している色や形、手触りや温かさ、味やにおいなどの性質は、机や椅子、リンゴなどの物体が持っている性質だと考えているが、表象主義が正しいとすれば、実はそうではない。我々の経験の内容は、脳が表象している性質であって、身体の外部にある物体そのものの性質ではないのである。

ダキリとニューバーグが経験内容についての表象主義を強調するのは、経験の内容である限り、日常的な知覚の内容と宗教経験の内容とでは存在論上の違いはない、と論じるためである（MM: 199）。つまり彼らの意図は、「日常的な知覚経験の内容は机や椅子などの物体そのものであるのに対し、宗教経験の内容は表象するという仕方で脳が生み出した非現実的な内容に過ぎない」という考えを封じることにある。しかし表象主義が正しいとすると、神についての経験の存在は神の存在を示さないため、宗教経験の存在を脳画像の存在によって保証しておいて、「宗教経験において私たちは神そのものを経験しているのだから、神は存在するのだ」と論じることもできない。経験とその外部との関係に注目し、日常的な知覚経験と宗教経験のどちらが実在に対応しているのかという問題を考えなければならなくなるのである。

しかし、日常的と宗教的、どちらの経験が実在に対応しているかを、どうやって決めればよいのだろうか。なぜなら、我々はさまざまな経験を通してしか、実在について知ることができず、それゆえ日常的経験と宗教経験のそれぞれの内容を、実在そのものとつき合わせるなどということは不可能だからである。経験内容と比較できるのは別の経験内容だけであり、我々はこの経験内容のサークルの外に出ることは出来ない。したがって、あえてどちらが正しいか、どちらが実在そのものと対応しているかを決定しようとすれば、経験内容に認められる何らかの特徴を基準として利用しなければならない。ダキリとニューバーグが判定基準とするのは、経験主体自身にどれだけ真に迫ったものとして経験されるかであり、それを述べているのが前提2である。たとえば夢の内容は、その夢見の間にどれほど真に迫ったものとして経験されたとしても、目が覚めた後でそれと知覚という経験の内容とを比べてみれば、知覚の内容よりも迫真性においてはるかに劣ることが判明する。ダキリとニューバーグによれば、夢が実在に対応しないとされるのはこのためである。

前提3は、迫真性に関しては、宗教経験の内容のほうが、通常の知覚内容よりも強力であると論じるものである。宗教体験を自然主義的に説明しようとする論者は、宗教体験を夢や幻覚になぞらえて理解する。しかし、夢や幻覚の内容が知覚の内容に比べて迫真性を欠くのに対し、宗教経験をした人は、そうした経験が終わり日常的な知覚経験をするようになってからでも、宗教経験の内容に知覚の内容よりもより大きな迫真性を認め、自分はより深い世界のあり方を体験したのであって、常識的な世界のほうがかりそめの姿なのだと主張するという、大きな違いがある。そして前提2で示された判定基準に従うなら、宗教経験の内容のほうが日常的な知覚経験より正しいということになる。神、もしくは絶対的統一存在こそより深い実在のあり方であって、日常的に出会われる世界は、まったくの虚構とは言わないまでも、我々の脳が不十分な仕方で表象した限りでの世界に過ぎないのである。

以上の議論の問題点は前提2にある。ここでは、表象主義が正しいということ、それゆえ実在と突き合わせることによっては経験内容の正しさを確認できないということ、これらを認めることにしよう。しかしだからと言って、一つ一つの経験が主体自身に対して持つ迫真性という基準が正しいとは思われない。たとえば我々は、ひどく酔っているときの知覚経験よりも、夢の中での体験のほうがより強い迫真性を持ちうるが、それでも我々は前者のほうが正しく後者が間違いだとみなすだろう。それはその経験の内容や、その経験についてのおそらくはおぼろげな記憶が、酔いが醒めてはっきりした意識状態でなされる知覚（たとえば散らかった部屋）など、さまざまな他の経験と整合的だからである。つまり、整合性や記憶を介した連続性などによって諸経験がまとまり一つの世界観となるがゆえに、その中に含まれる経験が正しいとみなされるのであり、このまとまりの中に入り込めず、はじき出された経験が夢や幻覚とされ、間違った内容の経験とみなされるのである。「一つ一つの経験が、まずはその迫真性の度合いに応じて正しい経験と間違った経験に振り分けられ、そうして正しい経験だけがまとまり、一つの世界像となる」という次第にはなっていない。したがって、宗教経験をした人がどれほど自らの経験の迫真性を訴えたとしても、他のさまざまな経験や他者の証言（たとえば瞑想中、その人がどういう状態でいたかなど）と整合化させられない限り、それは正当な主張とは認められず、宗教経験を正しい経験とみなすことはできない。

さらに、自らの研究が宗教経験の正しさを示唆するとするダキリとニューバーグの主張には、より根本的な問題がある。それは、表象主義と、宗教経験の生起に関する彼らの説明という二つの前提が正しいとすれば、宗教経験は正しい経験ではありえなくなるという問題である。かりに実在が絶対的統一存在と類似のあり方をしていたとしても[7]、宗教経験をそうした実在についての正しい経験とみなすことはできなくなる。それは次の理由による。

表象主義によれば、実際にりんごを食べその甘さを感じているときでも、我々が経験しているのは実在のりんごそのものやその味ではない。りんごを食べる夢や幻覚において同じ内容の経験がなされうるのであり、表象主義によれば、それらの場合と実際に食べている場合とで、経験される内容の存在性格に違いはないからである。しかしそれでもなお、我々の経験は実際に食べているりんごについての正しい経験である。「経験が実在についての正しい経験であるということはいかなることか」は恐ろしく難しい問題であるが、表象主義の立場に立つ限り、因果性が必要不可欠だと思われる。つまり今私が感じている甘さがみかんの味ではなくりんごの味であり、それもテーブルの上のまだ包丁が入れられていないりんごではなく、私が手に持った皮をむかれたりんごの味であるのは、私が今まさにその手に持ったりんごをかじることで、そのりんごの成分が舌を刺激し、そしてその後に続くしかるべき神経的出来事間の因果関係を通じて、その味を表象する脳状態が生じたからである。かりにテーブルの上のりんごがまったく同じ味覚経験を引き起こしうるとしても、私の経験はそのりんごについての正しい経験ではない。そのりんごは私の経験（すなわち脳状態）と、しかるべき因果関係に立っていないからである。

ダキリとニューバーグによれば、宗教経験の際に経験される内容も表象内容である。しかし、彼らは、空間的配置や自他の区別の認識という役割を果たす後上頭頂葉が最大限に活性化しつつ、そこへの入力が完全に断たれることにより、絶対的統一存在の経験が生じるとする。つまり宗教経験が一定の内容を持つのは、後上頭頂葉が正常に機能するための条件が成立していないためだということをこの仮説は述べているのであって、彼らの言う「絶対的統一存在」や神、あるいは物理学が描き出す究極の実在が因果的に脳に働きかけるとはされていない。それゆえ、彼らの仮説に従う限り、宗教経験は一種の幻覚とみなされざるをえない。かりに宗教経験をした人が自分の経験を言語化したとき、その内容がたとえば物理学が描き出す実在にどれほど似ていたとしても、宗教経験はそうした実在についての経験であるとはみなせない。内容の一致は偶然の一致とすべきものでしかない。

4　脳神経科学は宗教を葬り去れるか

以上のように、ダキリとニューバーグの見解は、宗教経験の正しさを示すどころか、それを一種の幻覚とみなすことのほうがもっともらしいという結論を導くものである。この前節での議論から、宗教と脳神経科学の関係について、どのような一般的な結論を引き出せるだろうか。彼らが行ったような脳イメージング技術を用いた研究や、その結果得られた脳画像がそれ自体として、宗教経験が偽である動かぬ証拠となり、宗教は自然化されるという結論になるだろうか。そうはならないと思われる。脳画像に神の息の根を止める力はない。ましてや、脳神経科学の発展にしたがって、宗教という社会的制度が消え行く運命にあると結論することは出来ない。

前節の議論では、ダキリとニューバーグの研究のうち、脳画像そのものと、それによる宗教経験の神経相関物の特定については一応の信頼性を認めておいた。しかし宗教経験と脳の特定の部位のある状態が相関関係にあるということは、宗教経験と脳の関係の具体的なあり方について、特定の立場を導きはしない。両者が相関関係にあることは、それらが同一の出来事である（たとえば唯物論者であればそう考えるだろう）という見解とも、つねに同時に生じるだけで存在としては別ものである（心身二元論の立場ならそうなる）という考えとも両立可能である。ましてや、宗教経験の正誤についても何も示しはしない。それゆえ、脳画像と神経相関物に関する主張が正しいということに同意したとしても、宗教が自然化されるという結論はそこからは出てこないのである（断るまでもないかもしれないが、神経神学が可能になるということにももちろんならない）。

ダキリとニューバーグの場合、表象主義と宗教経験の生起に関する自らの仮説という二つの前提をさらに立て、自分たちの研究が宗教経験の正しさを示すと結論しようとした。それにより彼らは、まさに宗教経験と脳状態が相関関係にあるという、信頼性が認められる領域から外へと踏み出したが、まさにその一歩によって、宗教経験の正しさを疑う理由が与えられてしまったのである。しかしその二つの前提は、現時点ではそれほど高い蓋然性を認められるものではなく、宗教経験の擁護者はそれらを拒否することができる。そしてこの二つに代わる、研究者たちに共有されており、高い蓋然性が認められている特定の立場があるわけでもない。それゆえ脳神経科学の現状では、宗教が自然化されると一般的に論じることはできないのである。

まず、宗教経験の生起に関する仮説についてだが、ダキリとニューバーグの仮説の問題点は、宗教経験の生起を、それに相関する脳の部位が正常に機能していない状態にあることによって説明していることにあった。しかし脳の各部位の機能に関する彼らの仮説は、ダキリとニューバーグの高度に思弁的な解釈であって、決して脳神経科学において確立された見解ではない。たとえば「認知オペレーター」の概念は脳神経科学の研究者に共有されてはおらず、批判を浴びてさえいる(8)。さらに、彼らとは別の研究グループの調査による、祈りの最中に前頭前野の活性化が見られたという報告があるが、そこでは前頭前野は人の社会的相互関係に関わる部位であることが注目され、祈りが神との人格的関係であることと結びついているのではないかと示唆されている（Azari et al., 2001, 2005）。つまり相関する部位に関してはダキリとニューバーグと一致するが、そこが果たしている機能に関しては別仮説が現に立てられてさえいるのである。脳神経科学の現状としては、宗教経験の生起に関しては特別に有力と言える立場はなく、ダキリやニューバーグの仮説のように、脳の部位が正常に機能しないことで宗教経験の生起を説明してしまうために宗教の自然化に有利に働く仮説が、正しいと前提することはできない。

また表象主義という前提のほうにも多くの問題があり、近年では、心身の関係について表象主義に代わる理論がいくつも提案され、真剣に検討されている。それゆえ、表象主義を前提して宗教経験が幻覚だと論じようとしても、宗教の擁護者はその前提を退けることが（少なくとも今のところは）可能である。そして重要なのは、表象主義が正しいかどうかという問題は脳神経科学によって決着がつけられるものではない、ということである。もちろんその問題について論じるときには、脳神経科学がもたらす知見を無視することは出来ない。しかしそれ以外にも、精神疾患に関する研究や生物学、あるいは我々が心に関して持っている常識的な理解なども重要な手がかりなのであり、心身の関係はそれらをもとに総合的に考えられるべき問題である。それゆえ、表象主義を前提して宗教の自然化を主張する議論は、宗教経験の正誤や神の存否について経験科学によってはっきり白黒をつけるものというよりも、かなり哲学的な性格の強い議論であり、自然化に抗するために表象主義を拒否することは、宗教の擁護者にとって有効な選択肢なのである。

また、仮に表象主義とダキリとニューバーグの仮説（もしくはそれに類似した説）が正しいと判明したとしよう。そしてそれゆえ、宗教経験とは脳の神経的活動によってその内容が決定された、一種の幻覚だと結論されたとしよう。しかしここから宗教が自然化されるとは、すなわち宗教が誤った見解であることが一般に認知され、我々の社会から宗教が消滅するとは、必ずしも言えない。むしろその場合、人間はその脳の構造からして宗教経験を体験せざるを得ない生物であることが示されたことになり、宗教を捨てることの困難こそが明らかになるのではないだろうか。宗教が自然化されるとしても、それはあくまでも科学的認識のレベルの話であり、現在の科学的啓蒙活動の影響力の小ささを見る限り、科学的世界観が宗教的世界観を駆逐する可能性はあまり高くないと思われる。逆に、宗教と科学の対立が先鋭化し、さまざまな倫理的・社会的問題（たとえば同じ共同体の中で、科学を支持する集団と宗教を支持する集団とが分かれ、利害が対立することなど）が生じさえするかもしれない。だが、現時点でそうした問題の可能性を言い立てることは控えるべきであり、宗教と科学の関係に対する神経科学の影響は、今のところ予想しがたいとすべきだと私には思われる。こうした態度に煮え切らなさを感じる人も多いだろう。そこで最後にこの点を弁明しておきたい。

脳神経倫理学には、脳神経科学の研究手法やそこで得られたデータの取り扱いに関する問題と、脳神経科学の知見が我々の道徳や法制度などに与える社会的な影響の問題という、二つの課題があるとされている。本章で論じてきたのは後者の部類に属するが、しかしこれらとは別に、もう一つ課題があるように思われる。それは脳という器官についての、そして脳神経科学という学問についての、我々の社会で流通しているイメージが引き起こす倫理的問題を考察するという課題である。そしてこれは、脳神経科学の現在の研究段階を見る限り、先の後者の課題よりも緊急性の高い問題ではないだろうか。少なくとも宗教と脳神経科学の関係に関する限り、私にはそう思われる。

脳神経科学が人間の脳や心について、着実に研究成果を上げていることは事実である。しかしながら、実験的に裏付けられたさまざまな知見ですら、動物の脳に関するものであったり、かなり限定された実験状況での人間の脳に関するものであり、現実の生活状況における人間にどれだけ当てはまるか、決して定かではない。さらに心と脳の関係という根本的なレベルの問題にいたっては、いまだに難問が山積している。科学者自身はこうした限界を自覚しつつ慎重に研究を進めていると思われるが、しかし科学者の手を離れ、脳神経科学の知見が社会の中に流通するとき、往々にしてそうした限界や慎重さは忘れられているのではないだろうか。今の日本には、脳が心のあり方を決定し、またその決定のあり方について脳神経科学が確定的な知見をもたらしているかのように語られるという現状があると思われる。たとえば、ゲームの影響や早期教育に関する論調に見られるように、ときにそれは非常に脅迫的なトーンを帯び、親や教育者を心理的に圧迫し、一部の行政の長に根拠薄弱な見解を植えつけることを通じて、現に日本の教育環境を悪化させていると思われる。

脳および脳神経科学をめぐるこうした現状もまた、脳神経倫理学が問題にすべき事柄であろう。そして重要なのは、脳神経倫理学の言説自身が、そうした状況を悪化させる一因にもなりうるということである。現在の脳神経科学の知見から今後を予想し、問題が生じる可能性を言い立てることは、脳神経科学が人間の脳や心について確定的なことを知りえているというイメージを補強しうるし、さらにはそれ自身が問題の原因になりうる。たとえば私がここで、宗教が自然化され消滅すると予測したとする。この予測自身は根拠薄弱であるが、しかしそれによって原理主義的な宗教団体が、科学を公共知として受け入れている市民社会に対する敵対的態度を強化するということは十分にありうる。それゆえ、倫理的問題が生じる可能性を安易に言い立てるべきではないと思われる。脳神経倫理学を論じるものは、自らの言説自身が倫理的に有害でありうることを自覚すべきであり、脳神経科学だけでなく、脳神経倫理学自身をも批判的考察の対象とすべきであろう。

注

（1）パウロ、ムハンマド、ジャンヌ・ダルク、モルモン教の創設者のジョン・スミス、ドストエフスキー、ゴッホなどである。Saver and Rabin 1995: 501-502 の表1を参照。

（2）他には、たとえば Ramachandran, et al. 1995; Ramachandran and Blakeslee 1998 がある。

（3）彼らのモデルは MM および WGWGA でまとめられている。

（4）以下の解説は主に MM: ch6 および WGWGA: ch6 に基づく。

（5）ダキリとニューバーグは、瞑想には何らかの対象やイメージに思考を集中することから始まる能動的瞑想と、一切の思考を意識から排除しようとすることから始まる受動的瞑想があるとするが、以上のまとめは能動的瞑想のモデルである。受動的瞑想は、瞑想開始時点での前頭前野の働きと、決壊後の右脳における拮抗状態の点で能動的瞑想と異なるが、大差はない。

（6）以下の議論は主として WGWGA, ch8. に基づく。

（7）ダキリとニューバーグ（WGWGA: 153-5, 邦訳二二三〜六頁）のみならず、多くの研究者が、宗教が描き出す世界像と量子論などの先端的な科学の世界像とが類似しているということを指摘する。Barbour 2000 は特にこの点を強調し、宗教と科学はともに実在のあり方を探求するパートナーだとしている。

（8）Atran 2003: 163-164 や Watt 1999: 335 を参照。ダキリとニューバーグに対する批判としては、「絶対的統一存在」の概念や研究手法についての疑問（Andresen 2001: 266）、オースティンによる実験方法（Austin 2006: 222-3）や統計的処理（ibid: 219-220）に関する問題点の指摘など、他にも多数ある。

参考文献

Andresen, J., 2001, "Conclusion: Religion in the Flesh: Forging New Methodologies for the Study of

Religion" in Andresen, J. (ed.) *Religion in Mind,* Cambridge: Cambridge university press, 257-287.

Atran, S., 2003, "The Neuropsychology of Religion." in Joseph, R. (ed.), 147-166.

Austin, J. H., 2006, *Zen-Brain Reflections,* Cambridge: The MIT Press.

Azari, N. P., Nickel, J., Wunderlich, G., Niedeggen, M., Hefter, H., Tellmann, L., Herzog, H., Soterig, P., Brinbacher, D., and Seitz. R. J., 2001, "Neural Correlates of Religious Experience," *European Journal of Neuroscience* 13, 1649-1652.

Azari, N. P., Missimer, J., and Seitz. R. J., 2005, "Religious Experience and Emotion: Evidence for Distinctive Cognitive Neural Patterns," *The International Journal for the Psychology of Religion* 15 (4), 263-281.

Barbour, I. G., 2000, *When Science Meets Religion: Enemies, Strangers or Partners?* New York: HarparCollins. I・G・バーバー／藤井清久訳、二〇〇四『科学が宗教と出会うとき』教文館

Churchland, P. S., 2002, *Brain-Wise,* Cambridge: MIT Press.

d'Aqili, E., and Newberg, A., 1999, *The Mystical Mind,* Minneapolis: Fortress Press, 1999. (ＭＭと略す)

d'Aqili, E., Newberg, A., and Rause, V., 2001, *Why God Won't Go Away,* New York: Ballantine Books. ニューバーグ、ダキリ、ローズ／茂木健一郎監訳、二〇〇三『脳はいかにして〈神〉を見るか』ＰＨＰ研究所（ＷＧＷＧＡと略す）

Granqvist, P., Fredrikson, M., Unge, P., Hagenfeld, A., Valind, S., Larhammar, D., Larsson, M., 2005, "Sensed Presense and Mystical Experience Are Predicted by Suggestibility, not by the Application of Transcranial Weak Complex Magnetic Field," *Neuroscience Letters* 379, 1-6.

Hill, D. R., and Persinger, M. A., 2003, "Application of Transcerebral, Weak (1 microT) Complex

Magnetic Fields and Mystical Experience: Are They Generated by Field-Induced Dimethyltyptamine Release from the Pineal Organ?" *Perceptual and Motor Skills* 97, 2003, 1049-1050.

Joseph, R., (ed.) 2003, *NeuroTheology,* San Jose: University Press.

Newberg, A., Alvai, A., Baime, M., d'Aquili, E., Mozley, P. D., 1997a, "Cerebral Blood Flow during Intense Meditation Measured by HMPAO-SPECT: A Preliminary Study," *Clinical Nuclear Meditine* 23, 57.

Newberg, A., Alvai, A., Baime, M., Mozley, P. D., d'Aquili, E., 1997b, "The measurement of regional cerebral blood flow during the complex cognitive task of meditation Using HMPAO-SPECT Imaging," *Journal of Nuclear Meditine* 38, 95.

Newberg, A., Alvai, A., Baime, M., Pourdehnad, M., Santanna, J., and d'Aquili, E., 2001, "The Measurement of Regional Cerebral Blood Flow during the Complex Cognitive Task of Meditation: a Preliminary SPECT Study," *Psychiatry Research: Neuroimaging Section* 106, 113-122.

Newberg, A., Alvai, A., Pourdehnad, M., and d'Aquili, E., 2003, "Cerebral Blood Flow during Meditative Prayer: Preliminary Findings and Methodological Issues," *Perceptual and Motor Skills* 97, 625-630.

Persinger, M. A., 1983, "Religious and Mystical Experience as Artifacts of Temporal Lobe Function: A General Hypothesis," *Perceptual and Motor Skills* 57, 1255-1262.

Persinger, 1992, "Enhanced Incidence of "The Sensed Presence" in People Who Have Learned to Meditate: Support for the Right Hemispheric Intrusion Hypothesis," *Perceptual and Motor Skills* 75, 1308-1310.

Persinger, 1993, "Vectorial cerebral Hemisphericity as Differential Sources for the Sensed Presence,

Mystical Experience and Religious Conversions" *Perceptual and Motor Skills* 76, 915-930.

Persinger, 2003a, "The Temporal lobe: The Biological Basis of the God Experience" in Joseph (2003), 273-278.

Persinger, 2003b, "Experimental Simulation of the God Experience: Inmplications for Religious Beliefs and the Future of the Human Species" in Joseph (2003), 279-292.

Ramachandran, V. S., Hirstein, W. S., Armel, K. C., and Iragui, V., 1997, "The Neural Basis of Religious Experience" *Society for Neuroscience* 23, 1316.

Ramachandran, V. S., and Blakeslee, S., 1998, *Phantoms in the Brain.* New York HarparCollins, ラマチャンドラン、ブレイクスリー／山下篤子訳、一九九九『脳の中の幽霊』、角川書店

Saver, J. L., and Rabin, J., 1997, "The Neural Substrates of Religious Experience" *Journal of Neuropsychiatry* 9 (3), 498-510.

Watt, F. N., 1999, "Cognitive Neuroscience and Religious Consciousness." in R. J. Russell, N. Murphy, T. C. Meyering and M. A. Aribib (eds.), *Neuroscience and the Person: Scientific Perspectives on Divine Action,* Vatican City State and Berkley: Vatican Observatory Publications and Berkeley Center for Theology and the Natural Sciences, 327-346.

あとがき

脳神経倫理学はまだ産声をあげたばかりの学問である。二〇〇二年五月にサンフランシスコで国際会議「脳神経倫理学——領域のマッピング」が開催され、総合議長のウィリアム・サファイアが脳神経倫理学の定義と課題を明示した。これによって脳神経倫理学は正式に成立したといえる。

今日、脳神経科学の発展には、まことに瞠目すべきものがある。脳を解き明かすことによって、心の神秘が解き明かされ、やがて脳を操作することによって、心を操作することも可能になるだろう。脳神経科学は、われわれの心に直接、関わるだけに、それがもたらす社会的な影響も計り知れない。実用的な応用によってさまざまな恩恵がもたらされる反面、いろいろな害悪も出てくるだろう。また、われわれの人間観に及ぼされる影響も、非常に深刻なものとなろう。脳神経倫理学は、脳神経科学がもたらす可能性のあるさまざまな社会的な影響を多面的に考察することによって、脳神経科学をわれわれの社会にとって望ましい方向に発展させることを目指す学問である。

　本書の母体となったのは、二〇〇六年五月に立ち上げた「ＵＴＣＰ神経倫理学研究班」の研究活動である。その当時、編者の一人である原塑さんがドイツから脳神経倫理学の知見を携えて帰国し、東京大学の駒場キャンパスで推進されているＣＯＥプログラム「共生の哲学」（ＵＴＣＰ、小林康夫リーダー）の研究員となった。原さんはさっそくＵＴＣＰの若手研究者たち一〇人ほどと「神経倫理学研究班」を立ち上げ、脳神経倫理学の本格的な研究をスタートさせた。この研究班の活動は二〇〇七年三月に『ＵＴＣＰ研究論集第８号　神経倫理』として結実した。

　この論集に収められた論文のテーマを各著者がさらに深く研究して完成させたものが、本書の骨格（四章〜一二章）となっている。これらはいずれも、脳神経倫理学のある特定のトピックを扱ったものである。本書は、これらのほかに、脳神経倫理学の学問的な性格、その成立と展開、過去における脳神経倫理的な問題をそれぞれ扱った三つの章を加えることによって、脳神経倫理学の全体的な展望を与える書とすることができたと自負している。

「脳神経倫理学」の原語は neuroethics である。この原語をどう訳すかについては、ずいぶん迷った。日本語としては「神経倫理学」、「脳神経倫理学」、「脳倫理学」の三つがすでに用いられており、それぞれ長所と短所がある。そこで、脳神経倫理学を早くから研究されている何人かの方にご意見をうかがい、それを参考にして最終的に「脳神経倫理学」とすることに決定した。この訳語は、ちょっと長い感じがするものの、「脳」と「神経」の両方を含んでいて、より正確に意味を表すことができると思われるからである。

本書の成立にさいしては、多くの方々のお世話になった。とくに東京大学の佐倉統氏には、UTCP神経倫理学研究班の発足当初から、脳神経倫理学の動向や基本問題について貴重な示唆をいただいた。この研究班の活動は現在、同じくUTCP内の「脳科学と倫理」プログラムの研究活動として継承されているが、佐倉氏にはこの現在のプログラムにおいても引き続き重要な示唆をいただいている。また、熊本大学の高橋隆雄氏には、二〇〇六年一二月に熊本大学で開催された脳神経倫理学にかんするシンポジウムに編者ら二人を招いて講演の機会を与えてくださるなど、たいへんお世話になってきた。

最後になったが、本書の出版を引き受けていただいた勁草書房の土井美智子さんに深く感謝の意を表したい。土井さんには、煩瑣な編集の労だけではなく、索引の作成まで行っていただいた。また、脳神経科学に不案内な読者の方々の便を考えて、本書に出てくるおもな脳の部位を示した図と、脳の様子を調べる代表的な装置を簡単に解説した文を付したが、これらの図と解説文を作成していただいた西堤優さんにも、あつくお礼を申しあげたい。本書が多くの読者を得て、脳神経科学と社会をめぐる諸問題に多くの方々が関心を寄せていただければ幸いである。

二〇〇八年六月

信原幸弘

編者略歴

信原幸弘（のぶはら　ゆきひろ、序章）

1954年生まれ。東京大学大学院総合文化研究科教授。著書に『意識の哲学』（岩波書店、2002年）、『考える脳・考えない脳』（講談社現代新書、2000年）、『心の現代哲学』（勁草書房、1999年）、『シリーズ新・心の哲学』全3巻（編著、勁草書房、2014年）ほか。

原　塑（はら　さく、第六章）

1968年生まれ。東北大学大学院文学研究科准教授。著書に『脳神経科学リテラシー』（共著、勁草書房、2010年）、訳書にメッツィンガー『エゴ・トンネル』（共訳、岩波書店、2015年）ほか。

執筆者略歴

香川知晶（かがわ　ちあき、第一章）

1951年生まれ。山梨大学医学部教授。著書に『死ぬ権利』（勁草書房、2006年）、『生命倫理の成立』（勁草書房、2000年）ほか。

福士珠美（ふくし　たまみ、第二章）

1971年生まれ。㈱医薬品医療機器総合機構調整専門員。著書に『生命科学とバイオセキュリティー』（共著、東信堂、2013年）、*Neurodegenerative Disorders as Systemic Diseases*（共著、Springer, 2015年）ほか。

奥野満里子（おくの　まりこ、第三章）

1970年生まれ。Assistant Professor, The University of Alabama at Birmingham (UAB) School of Medicine. 著書に『シジウィックと現代功利主義』（勁草書房、1999年）、訳書にシンガー『私たちはどう生きるべきか』（共訳、法律文化社、1999年）、ヘア『道徳的に考えること』（共訳、勁草書房、1994年）ほか。

染谷昌義（そめや　まさよし、第四章）

1970年生まれ。高千穂大学准教授。著書に『岩波講座哲学5　心／脳の哲学』（共著、岩波書店、2008年）、『シリーズ心の哲学Ⅱ ロボット篇』（共著、勁草書房、2004年）、訳書にエルスター『合理性を圧倒する感情』（勁草書房、2008年）など。

小口峰樹（おぐち　みねき、第四章）

1980年生まれ。玉川大学脳科学研究所特任助教。著書に『シリーズ新・心の哲学Ⅰ 認知篇』（共著、勁草書房、2014年）、『ワードマップ 批判的思考』（共著、新曜社、2015年）、訳書にピリシン『ものと場所』（勁草書房、2012年）。

河島一郎（かわしま　いちろう、第五章）
1972 年生まれ。東京大学大学院総合文化研究科博士課程単位取得退学。2015 年歿。訳書に『自由と行為の哲学』（共訳、春秋社、2010 年）、主論文に「行為の一般性と個別性」（『哲学・科学史論叢』8 号、2006 年）。

植原　亮（うえはら　りょう、第七章）
1978 年生まれ。関西大学総合情報学部准教授。著書に『実在論と知識の自然化』（勁草書房、2013 年）、『脳神経科学リテラシー』（共著、勁草書房、2010 年）、訳書にチャーチランド『脳がつくる倫理』（共訳、化学同人、2013 年）ほか。

中澤栄輔（なかざわ　えいすけ、第八章）
1975 年生まれ。東京大学大学院医学系研究科助教。著書に *The Future of Bioethics*（共著、Oxford University Press、2014 年）、『脳神経科学リテラシー』（共著、勁草書房、2010 年）ほか。

近藤智彦（こんどう　ともひこ、第九章）
1976 年生まれ。北海道大学大学院文学研究科准教授。著書に『西洋哲学史 II』（共著、講談社、2011 年）、『愛（「愛・性・家族の哲学」第 1 巻）』（共著、ナカニシヤ出版、2016 年）、訳書に『アリストテレス全集 1』（共訳、岩波書店、2013 年）ほか。

鈴木貴之（すずき　たかゆき、第一〇章）
1973 年生まれ。南山大学人文学部教授。著書に『ぼくらが原子の集まりなら、なぜ痛みや悲しみを感じるのだろう』（勁草書房、2015 年）、訳書にドレツキ『心を自然化する』（勁草書房、2007 年）ほか。

蟹池陽一（かにいけ　よういち、第一一章）
1962 年生まれ。國學院大學兼任講師。著書に『哲学の歴史 11　20 世紀 II　論理・数学・言語』（共著、中央公論新社、2007 年）、訳書にハーマン＆クルカルニ『信頼性の高い推論』（勁草書房、2009 年）。

髙村夏輝（たかむら　なつき、第一二章）
1972 年生まれ。松蔭大学経営文化学部講師。著書に『ラッセルの哲学［1903-1918］』（勁草書房、2013 年）、訳書にラッセル『論理的原子論の哲学』（ちくま学芸文庫、2007 年）、ラッセル『哲学入門』（ちくま学芸文庫、2005 年）ほか。

人名索引

あ 行

アームストロング　Armstrong, D.M.　236
アザリア　Azaria, J.　58
アリストテレス　Aristotle　307
アルパート　Alpert, S.　119
アンスコム　Anscombe, G.E.M.　237
アンドリアセン　Andreasen, N.C.　132
位田隆一　67
イレス　Illes, J.　28, 43, 45, 58
ウィンクラー　Winkler, E.R.　17
ウィンクラー　Winkler, M.G.　183
ウェーバー　Weber, R.　165-6
ウェグナー　Wegner, D.M.　234
ウェルニッケ　Wernicke, C.　75
ヴェルマンズ　Velmans, M.　237, 242
ウォリス　Wallis, J.D.　308
ウォルター　Walter, H.　47
ウォルプ　Wolpe, P.R.　186
エイマー　Eimer, M.　232-3
エクマン　Ekman, P.　113
エックルス　Eccles, J.C.　230
エビングハウス　Ebbinghaus, H.　204-5
エンゲルス　Engels, E.-M.　47
オースティン　Austin, J.H.　337
オコナー　O'Connor, T.　240

か 行

ガザニガ　Gazzaniga, M.S.　44, 174, 176
カス　Kass, L.R.　32-4
片山容一　52
カッツ　Katz, J　21
神谷康之　106
ガル　Gall, F.J.　73-8, 80
川島隆太　170
カント　Kant, I.　201, 307
キャプラン　Kaplan, L.V.　248
ギャラガー　Gallagher, S.　244
キャラハン　Callahan, D.　22
キロガ　Quiroga, R.Q.　122
クーム　Combe, G.　75, 79
クランフォード　Cranford, R.E.　42, 62
グリーリー　Greely, H.　62
グリーン　Greene, J.D.　277, 302-5, 308
ケイン　Kane, R.　240
ゲージ　Gage, P.　135, 144, 257, 274
ケラー　Keller, I.　232, 239
小泉英明　50, 61
コーエン　Cohen, J.　277
ゴールトン　Galton, F.　80
コッホ　Koch, C.　248
ゴメス　Gomes, G.　244
コルンフーバー　Kornhuber, H.H.　230

コンティ　Conti, F.　48

さ　行

佐倉統　50, 61
サファイア　Safire, W.　25-7, 30-1, 34, 42
サポルスキー　Sapolsky, R.　134-6
ジェイコブソン　Jacobson, C.F.　84-5
シェリー夫人　Shelly, M.　31
下條信輔　247, 249
シャインズ　Shines, J.　257
シュプルツハイム　Spurzheim, J.G.　74-5, 77-9
シュライファー　Shleifer, T.　47, 66
ジョンセン　Jonsen, A.　62
スピノザ　Spinoza, B. de　234
セイノフスキー　Sejnowski, T.J.　113
ゼラゾ　Zelazo, P.R.　62

た　行

ダーウィン　Darwin, C.　7, 30
ダーウィン　Darwin, E.　30
高木美也子　52, 61
滝沢武久　143
ダキリ　d'Aqili, E.　317, 320-34, 337
ダマシオ　Damasio, A.R.　135, 274, 286
タンクレディ　Tancredi, L.　262
ダンディ　Dandy, W.E.　84
チェレック　Cherek, D.R.　276
チェン　Chen, D.　58
チャーチランド　Churchland, P.M.　262
チャーチランド　Churchland, P.S.　277
チルドレス　Childress, J.F.　23
デーケ　Deecke, L.　230
デネット　Dennett, D.　237
トレヴィーナ　Trevena, J.A.　235

な　行

ナータネン　Naatanen, R.　243
永岑光恵　124
ナム　Naam, R.　191, 196-7
ニーチェ　Nietzsche, F.W.　234
ニコラス　Nicholas, B.　48
ニューバーグ　Newberg, A.　317, 320-34, 337
信原幸弘　59, 124

は　行

パーシンガー　Persinger, M.A.　319
ハート　Hart, A.J.　123
ハーバーマス　Habermas, J.　249
パーフィット　Parfit, D.　219-20
ハーリー　Hurley, S.　160
バイロン　Byron, G.G.　31
ハガード　Haggard, P.　232-4, 248
パッシンガム　Passingham, R.E.　247
ビーチャム　Beauchamp, T.L.　23
ビットナー　Bittner, T.　236
ピットマン　Pitman, R.K.　209, 214
ヒューム　Hume, D.　283
開一夫　164, 170
ファーウェル　Farwell, L.A.　106
ファウラー兄弟　Fowler, L. and Fowler, O.　75
ファラー　Farah, M.　262
フェルプス　Phelps, E.A.　104, 108, 112
フォースター　Forster, T.I.　73
福島章　131
ブッチャー　Butcher, J.　183

フット　Foot, P.　307
ブラウン　Brown, L.J.　33
プラトン　Plato　307
フラナガン　Flanagan, O.　240, 243
フランクファート　Frankfurt, H.G.　242
フランケンシュタイン　Frankenstein, V.　31-2
フランツ一世　Franz I　74
フリート　Fried, I.　247
フリーマン　Freeman, W.　83, 87, 89-92
ブリガム博士　Dr. Brigham　78
ブリックナー　Brickner, R.　84-5
プリンツ　Prinz, J.　285
ブルクハルト　Burckehardt, G.　90, 92
フルトン　Fulton, J.F.　84-5
ブルネット　Brunet, A.　209-10, 214, 224
ブレア　Blair, R.J.　275
フレッチャー　Fletcher, J.　31-2
フロイト　Freud, S.　234
ブローカ　Broca, P.　75
ベアード　Baird, A.　135-6
ヘーケレン　Heekeren, H.R.　289-91, 299-301
ベカラ　Bechara, A.　286
ヘックハウゼン　Heckhausen, H.　232, 239
ベンサム　Bentham, J.　307
ペンフィールド　Penfield, W.　247
ヘンフィル　Hemphill, J.F.　257
ボエティウス　Boethius, A.M.T.S.　201
ホブソン　Hobson, J.　257
ポリドリー　Polidori, J.　31
ポンティウス　Pontius, A.A.　42, 62

ま 行

マクルーア　McClure, S.　103
マズリッシュ　Mazlish, B.　62
松田剛　164, 170
マレー　Murray, T.H.　115
ミラー　Miller, J.　235
ミル　Mill, J.S.　307
メイサー　Macer, D.　58
メッツィンガー　Metzinger T.　47, 59
メレ　Mele, A.R.　239-40
モース　Morse, S.J.　248, 277
モール　Malle, B.F.　246-7
モニス　Moniz, A.E.　83-5, 87
モル　Moll, J.　287-9, 291-2, 296-7, 299-300, 305-6

や 行

ヤング　Young, G.　244

ら 行

ライク　Reich, W.T.　18, 23
ラウ　Lau, H.C.　248
ラングリーベン　Langleben, D.D.　105, 110
リベット　Libet, B.　230-49
リマ　Lima, A.　84
ルイス　Lewis, D.O.　258
ルドゥー　LeDoux, J.E.　208, 214-5
レイン　Raine, A.　258, 264, 275
レヴィ　Levy, N.　43, 49, 59
ローゼンソール　Rosenthal, D.M.　237
ロート　Roth, G.　249
ロスキーズ　Roskies, A.　27-8
ロバートスン　Robertson, D.　293-4
ロルズ　Rolls, E.T.　301

わ 行

事項索引

さ　行

た　行

な　行

は 行

脳を調べる主な装置

MRI：Magnetic Resonance Imaging、磁気共鳴画像

脳内の水素の原子核に強い磁場を作用させると、磁化された原子核は強制的に同一方向に整列させられるが、磁場の作用を解除すると、原子核はすばやくもとの状態に戻る。この復帰速度は生体組織ごとに異なり、それぞれの組織で定常状態に復帰する際に光子が放出される。この光子を検出することによって、脳の組織構造を推定して画像化する装置がMRIである。その空間分解能は1㎜の数分の一にまで達しており、脳内の損傷領域などを際立たせて表示することもできる。磁力線が骨に対して透過性をもつことや放射線による被曝のおそれがないことから、MRIは脳出血，脳梗塞，脳腫瘍などによって生じる脳の構造的変化の臨床診断に広く利用されている。

fMRI：Functional Magnetic Resonance Imaging、機能的MRI

脳内で神経活動が高まると、その高まった部位で血流中の酸素が増加する。それを検出して、脳の活動部位を推定して画像化する装置がfMRIである。fMRI装置は、(1)非侵襲的であり（脳への外科的な介入がない)、(2)脳の構造だけでなく機能についても情報を得ることができ、(3)空間分解能が高く、(4)放射線被曝のおそれがないので何度も繰り返して使用できるという利点をもっている。しかし、時間分解能はきわめて低い。この装置は、脳の認知研究において最もよく使われる画像化装置である。

PET：Positron Emission Tomography、ポジトロン断層法

脳内での神経活動が高まると、その高まった部位でグルコース代謝量およびそれと連動して血流量が増大する。そこで、この血流量を測定するために、血管に半減期の短い放射性同位元素をトレーサーとして投与してやる。このトレーサーは、体内で崩壊して1個の陽電子を放出し、この陽

電子は近くにある電子と結びついて消滅するが、そのさい、ガンマ線が放出される。PET は、このガンマ線を検出して、脳の活動領域を推定して画像化する装置である。PET のスキャン解像度は空間分解能、時間分解能ともに高くはないが、定量化に優れており、アルツハイマー病など多くの中枢神経変性疾患の診断に役立つグルコース代謝の低下を詳細に画像化する手法として有効である。

NIRS：Near-Infrared Spectroscopy、近赤外線スペクトロスコピー

NIRS は、近赤外線を利用して、血流増加に伴う血液中の酸化ヘモグロビンの相対的増加を検出し、脳の活動領域を推定して画像化する装置である。NIRS の空間分解能は高くないが、人体に無害な近赤外線を利用していること、また非常に高い時間分解能をもち連続計測可能である点は、他のイメージング技術にはないメリットである。NIRS は、近年、普及してきた脳機能計測装置である。今後は、精神疾患や睡眠療法、発達認知科学における利用が期待されている。

TMS：Transcranial Magnetic Stimulation、経頭蓋磁気刺激

頭皮上に置いた電磁コイルに通電してパルス磁場を発生させると、コイル直下の神経細胞に電流が発生する。TMS は、このやり方で脳の神経細胞を刺激するために開発された装置で、たとえば大脳の運動野に単発もしくは二連発の刺激を与えて運動機能を調べるといった検査に利用されている。最近では、脳の神経機能検査だけではなく、パーキンソン病などの運動中枢系疾患やうつ病などの精神疾患の治療に TMS を利用する試みも行われている。

MEG：Magnetoencephalography、脳磁図

脳の神経活動に伴って、脳に微弱な磁界が発生する。MEG は、この微弱な磁界を検出することによって、神経系の活動を推定して画像化する装置である。MEG により、聴覚、視覚、体性感覚などの一次感覚野から、記憶や言語活動などの高次機能を担う脳部位まで、さまざまな脳活動において機能的に連携して働く脳部位を推定し画像化することができる。MEG は PET や MRI（fMRI）と比較して、空間分解能ではほぼ同等であるが、時間分解能に関してははるかに優れている。

脳神経倫理学の展望

2008年 8 月25日　第 1 版第 1 刷発行
2016年 5 月20日　第 1 版第 2 刷発行

編著者　信原幸弘
　　　　原　　塑

発行者　井村寿人

発行所　株式会社　勁《けい》草《そう》書房

112-0005 東京都文京区水道2-1-1　振替　00150-2-175253
（編集）電話　03-3815-5277／FAX　03-3814-6968
（営業）電話　03-3814-6861／FAX　03-3814-6854
日本フィニッシュ・松岳社

©NOBUHARA Yukihiro, HARA Saku　2008

ISBN978-4-326-15397-8　Printed in Japan

JCOPY ＜㈳出版者著作権管理機構　委託出版物＞
本書の無断複写は著作権法上での例外を除き禁じられています。
複写される場合は、そのつど事前に、㈳出版者著作権管理機構
（電話 03-3513-6969、FAX 03-3513-6979、e-mail: info@jcopy.or.jp）
の許諾を得てください。

＊落丁本・乱丁本はお取替いたします。

http://www.keisoshobo.co.jp

信原幸弘、原塑、山本愛実 編著　**脳神経科学リテラシー**　Ａ5判　三〇〇〇円

香川知晶　**死ぬ権利**　カレン・クインラン事件と生命倫理の転回　四六判　三三〇〇円

香川知晶　**生命倫理の成立**　人体実験・臓器移植・治療停止　四六判　二八〇〇円

村上喜良　**基礎から学ぶ生命倫理学**　Ａ5判　二七〇〇円

ダニエルズ、ケネディ、カワチ　**健康格差と正義**　公衆衛生に挑むロールズ哲学　四六判　二五〇〇円

信原幸弘編　**シリーズ心の哲学**　全3巻　Ⅰ 人間篇／Ⅱ ロボット篇／Ⅲ 翻訳篇　四六判　各二八〇〇円

信原幸弘・太田紘史編　**シリーズ新・心の哲学**　全3巻　Ⅰ 認知篇／Ⅱ 意識篇／Ⅲ 情動篇　四六判　Ⅰ各三〇〇〇円　Ⅱ各三二〇〇円　Ⅲ各二八〇〇円

信原幸弘　**心の現代哲学**　四六判　二七〇〇円

R・G・ミリカン　**意味と目的の世界**　生物学の哲学から　信原幸弘訳　三五〇〇円

F・ドレツキ　**心を自然化する**　鈴木貴之訳　三一〇〇円

＊表示価格は二〇一六年五月現在。消費税は含まれておりません。